古今名医临证实录丛书

名医临证实录丛书

发热

主编◎肖　莹

编委　颜嘉欣　吴小翠　黎建海　毕华奋
陈智奋　周　晨　李大炜

中国医药科技出版社

内容提要

本书为古今名医临证实录丛书之一，分为古代医家和近现代医家两部分，书中选取了各位医家对发热病的证治经验，并且多选取对其确有阐发，有医案佐证的医家经验，部分加入医家对该病的医论医话及常用效方，旨在为临床中医诊治发热这一疾病提供借鉴。该书内容翔实，具有极高的临床应用价值和文献参考价值，能够帮助广大中医学生、中医临床医生、中医爱好者增进学识。

图书在版编目（CIP）数据

发热/肖莹主编．—北京：中国医药科技出版社，2013.4（2024.11重印）
（古今名医临证实录丛书）
ISBN 978-7-5067-5983-0

Ⅰ．①发…　Ⅱ．①肖…　Ⅲ．①发热-中医内科-临床医学-经验-中国
Ⅳ．①R255.1

中国版本图书馆 CIP 数据核字（2013）第 041760 号

美术编辑　陈君杞
版式设计　郭小平

出版　中国医药科技出版社
地址　北京市海淀区文慧园北路甲 22 号
邮编　100082
电话　发行：010-62227427　邮购：010-62236938
网址　www.cmstp.com
规格　710×1020mm 1/16
印张　20 3/4
字数　338 千字
版次　2013 年 4 月第 1 版
印次　2024 年 11 月第 2 次印刷
印刷　北京印刷集团有限责任公司
经销　全国各地新华书店
书号　ISBN 978-7-5067-5983-0
定价　52.00 元

《古今名医临证实录丛书》

编委会

出版者的话

古人说“熟读王叔和，不如临证多”。古今名医莫不是在临证中推求理论，提高理论，并且善于解决临床疑难问题者，来源于临证、应用于临床的理法方药也才经得起反复验证。编辑本套丛书的主旨，是将古今名医对疾病的认识与其实际诊治案例结合起来，呈现于读者，是以定名为“古今名医临证实录”。

本丛书共分为22册：发热、咳喘证、糖尿病、肿瘤、高血压、冠心病、中风、心律失常、痹证、肾病、肝胆疾病、胃肠病、月经带下病、不孕不育症、妊娠产后病、妇科杂病、儿科病（古代医家和近现代医家）、男科病、皮肤病、睡眠障碍、癫痫。

丛书以历代临床中医名家为纲，分古代医家和近现代医家两大部分。文献的来源，均列于文后。

古代文献的选辑，以明清文献为主，根据病症的不同，适当选录了各朝代医家，如胃肠病选录了金元时期的李杲等等。原则以相关病种享有盛誉的中医临床家的文献为主。现代医家统一选择国家级名老中医、国医大师，或某领域获得业内和社会公认的名老中医。

古代文献中的计量单位，悉遵古制；近代医家部分，因部分医家涉及到医论医话中的行文剂量，故将其计量单位保持了原貌，没有换算为国家法定计量单位。现代医家文献则统一改为国家法定计量单位。

每一医家下设：【医家简介】、【主要学术思想和主张】、【医论医话】、【验方效方】、【精选案例】。一般要求入选的名医均有论、有方、有案，以较完整地反映他对该病的认识和经验。其论不求面面俱到，但求切中要旨，能够启发临床；其方多为有独到运用心得的实用效验方；其案则精选效验显著、案例完整，并能反映医家诊治思想的病例。

本丛书力求全面地反映古今名医的临床经验，其最大特点是理论、方药和案例结合，故堪称全面反映古今名医诊治“实录”。相信本丛书对中医临床各科均能起到很好的参考和指导作用。

中国医药科技出版社

2013年1月

编写说明

西医学认为，当机体在致热源的作用下或各种原因引起体温调节中枢的功能障碍时，体温升高超出正常范围，称为发热。引起发热的原因很多，许多疾病亦伴随着发热的症状，甚至有许多原因尚不明确的发热。

传统中医对发热的分类，大致分为外感和内伤两类。外感发热，因感受六淫之邪及疫疠之气所致；内伤发热，多由饮食劳倦或七情变化等生活状态失调，导致阴阳失调、气血失和所致。而现代临床以发热为主症的疾病主要归属于疾病的系统属性。中西医的认识及归类显然存在差异，本书在编写过程中力求在两方面寻找一个契合点，既要符合中医认识的固有特点，又要满足现代临床的思维习惯，因此进行了归纳分类上的尝试，根据所收集的资料，大体分为外感发热或感染性发热；长期发热或不明原因发热；免疫相关发热；肿瘤相关发热；妇产科相关发热等。

本书体例，分为“古代医家”与“近现代医家”两部分。古代医家重点选择有学术创见或临证较具特色的医家，以利于读者了解各家诊治发热病证的独特经验和论述。近现代医家经验的收录，采取了贴合现代临床思维习惯的方法进行分类。各部分皆下设“医论医话”、“常用效方”、“精选案例”栏目，“医论医话”辑录各医家对发热的论述，“常用效方”一栏收录各医家所创制或喜用之验方（自拟方均为所述医家自创方），各家临证医案选编为“精选案例”一栏。本书医案与医论医话结合，融理论和实践于一体，以便于读者对名家经验的传承、学习，希望能为临床医师诊治发热病证提供参考，亦希望能够成为广大患者的良师益友。因编者水平有限，疏漏之处在所难免，望读者不吝赐教，以期再版时有所修正提高。

编　者

2012 年 12 月

目录

上篇　古代医家

下篇　近现代医家

上篇

古代医家

缪希雍

（重脾胃倡甘凉补脾阴，善用石膏治外感热病）

【医家简介】

缪希雍（1546～1627），字仲淳，号慕台，人称“虞山儒医”。明代著名医家，擅治外感，药偏寒凉。

相关著作：《先醒斋医学广笔记》、《神农本草经疏》、《本草单方》等。

【主要学术思想和主张】

缪希雍临证重视气血调治，处处顾及脾胃，认为补脾气固然重要，但脾阴的受损亦不容忽视；善用石膏治疗外感病证，强调外感热病养阴为要，用药轻灵、甘柔。

【医论医话】

1. 三阳治法总要

（1）太阳病：其症发热，畏寒，恶风，头痛，项强，腰脊强，遍身骨痛，脉虽浮洪而不数，多不传经。烦躁，脉数急者，是欲传经。宜先发汗以解表邪。其药以羌活汤为主：羌活三钱，前胡二钱，甘草八分，葛根二钱，生姜三片，枣二枚，杏仁九粒，去皮尖，研烂。水煎服。秋深冬月，应用此方，亦可量加紫苏、葱白。如冬月天气严寒，感邪即病，服此药不得汗，本方加麻黄一钱，生姜四片，共前七片，得汗，勿再服。如病人自觉烦躁，喜就清凉，不喜就热，兼口渴，是即欲传入阳明也。若外症头疼，遍身骨疼不解，或带口渴，鼻干，目疼，不得卧，即系太阳阳明证。羌活汤中加石膏、知母、麦冬，大剂与之，得汗即解。如自汗，烦躁，头疼，遍身骨疼不解者，羌活一钱，桂枝七分，石膏一两二钱，麦冬六钱，知母三钱，淡竹叶一百二十片，白芍药二钱，甘草八分。如冬月即病太阳证，畏寒，畏风，头疼，遍身骨疼，自汗，不渴，宜用桂枝八分，芍药二钱，甘草一钱，大枣二枚，生姜一片。太阳病不解，热结膀胱，其人如狂，血自下者愈。其外证不解者，不可下，当先解表；表证罢，少腹急结者，乃可下之，桃仁承气汤。无蓄血证，大承气汤。

（2）正阳阳明病：正阳阳明者，胃家实是也。其症不大便，自汗，潮热，口渴，咽干，鼻干，呕或干呕，目眴眴不得眠，畏人声，畏木声，畏火，不畏寒，反畏热，或先畏寒，不久旋发热，甚则谵语，狂乱，循衣摸床，脉洪大而长。宜急解其表，用竹叶石膏汤大剂与之。不呕，无汗，与葛根汤，亦须大剂。若表证已罢，脉缓，小便利，是病解矣。若表证罢后，邪结于里，大便闭，小便短赤，宜用调胃承气汤或小承气汤下之。下后，按其腹中不作痛而和，病即已解；如作痛，是燥粪未尽也，再用前药下之，以腹中和，二便通利为度。阳明病不能食，若其人本虚，勿轻议下。阳明病头眩，咳而咽痛者，用葛根、甘草、桔梗、麦冬四味浓煎，数数与之。阳明病无汗，小便不利，心中懊恼者，当发黄。急用栀子、麦冬、淡豆豉，大剂浓煎与之。如已见身黄，急加茵陈为君主之。阳明病，衄血，此缘失于发汗，宜用荆芥二钱，葛根三钱，麦冬五钱，牡丹皮一钱五分，蒲黄二钱，茅根二两，侧柏叶二钱，生地黄三钱，浓煎与之，兼饮童便。阳明病，心下硬满者，此邪未入于腹中，慎勿下之。用竹叶石膏汤，加瓜蒌一个，捣碎，桔梗二钱，黄连一钱。阳明病，邪结于里，汗出身重，短气，腹满而喘，潮热，手足濈然汗出者，此大便已硬也。六七日已来，宜下之，用小承气汤；不解，换大承气汤，勿大其剂。若大便不硬者，慎勿轻下。阳明病，发汗不解，腹满急者，亟下之。伤寒六七日，目中不了了，睛不和，无表证，大便难，宜承气汤下之。阳明病，下之早，外有热，手足温，不结胸，心中懊恼，不能食，但头汗出，栀子豉汤主之。阳明病，发潮热，大便溏，胸满不去者，与小柴胡汤去人参，加瓜蒌、黄连。阳明病自汗出，或发汗后小便利，津液内竭，大便虽硬，不可攻之。须俟其自大便，用蜜导或胆导法通之。大下后，六七日不大便，烦不解，腹满痛，本有宿食，宜再用承气汤下之。食谷欲呕，属阳明，非少阳也。胸中烦热者，竹茹汤主之。竹茹三钱，麦冬五钱，枇杷叶拭去毛，三大片，芦根三两。内无热证者，小便利，口不渴，此为阳明虚也，吴茱萸汤主之。吴茱萸二钱，人参三钱，生姜一钱五分，大枣三枚，水煎，日三服。凡阳明病，多汗，津液外出，胃中燥，大便必硬，硬则谵语，以小承气汤下之。若一服谵语止者，勿再服。阳明谵语，发潮热，脉滑而数者，小承气汤主之。服药后腹中转气者，更与一服；若不转气者，勿更与之。若服药后，次日不大便，脉反微涩者，里虚也，为难治，勿复议下。阳明病，下血谵语者，此为热入血室，汗止在头。用荆芥三钱，葛根三钱，黄芩一钱五分，麦冬五钱，牡丹皮一钱五分，生蒲黄二钱，浓煎，以童便对饮之。阳明病，脉浮紧，咽燥口苦，腹满而喘，发热，汗出，畏热身重。若下之，则胃中空虚，客气动膈，心中懊恼，舌上有苔者，栀子豉汤主之。若渴欲饮水，舌燥者，白虎汤加人参主之。若脉浮，发热，口渴，小便不利者，猪苓汤主之。阳明病，协热下利者，宜六一散；心下痞者，以黄连瓜蒌汤调服之；脉浮迟，表热里寒，下利清谷者，四逆汤主之。附子、干姜、甘草。趺阳脉浮而涩，小便数，大便硬，其脾为约，麻子仁丸主之。麻仁十三两，芍药四两，枳实四两，大黄八两，厚朴三两，杏仁六两，蜜丸如梧子大。每用十丸，日三服。阳明实则谵语，虚则郑声。郑声者，重语也。直视，谵语，喘满者死；下利者亦死。发汗多，若重发其汗，谵语，脉短者死；脉和者不死。若吐若下后不解，不大便五六日，或至十余日，日晡时发潮热，不畏寒，独语如见鬼状；若剧者，发则不识人，循衣妄撮，惕而不安，微喘直视，脉弦者生，涩者死（涩者阳证见阴脉也）。微者，但发热谵语者，大承气汤下之。利，勿再服。阳明病发狂，弃衣而走，登高而歌，此阳明实也；以承气汤亟下之；如便不结者，大剂白虎汤灌之。石膏四两，麦冬二两，知母一两五钱，加大青叶一两，甘草七钱。太阳阳明病，协热下利者，宜六一散，以黄连煎汤调服之。太阳阳明并病，六七日表证仍在，其人发狂者，以热在下焦，少腹当硬满，小便自利，下其血乃愈，当用桃仁承气汤。又二阳并病，太阳证罢，潮热，汗出，大便难，谵语者，宜大承气汤。

（3）少阳病：其症口苦，咽干，目眩，往来寒热，胸胁痛，胸满或痛，耳聋。脉法弦细。头痛发热者，属少阳。少阳不可发汗，发汗则谵语。胃和者当自愈，不和者则烦而悸。伤寒三日，少阳脉小者，欲已也。凡太阳病不解，传入少阳者，胁下硬满，干呕不能食，往来寒热，未经吐下，脉沉紧者，与小柴胡汤。柴胡二钱四分，人参九分，黄芩九分，甘草九分，半夏一钱五分，生姜九分，大枣二枚，水煎，温服，日三次。加减法：若胸中烦而不呕，去半夏、人参，加瓜蒌实一枚。若胁下痞硬，去大枣，加牡蛎二钱半。若渴者，去半夏，加人参、栝楼根。若腹中痛者，去黄芩，加芍药三钱。若心下悸、小便不利者，去黄芩，加茯苓二钱。若不渴、外有微热者，去人参，加桂一钱，夏勿用。温覆，取微汗愈。若咳者，去人参、大枣，加五味子一钱，少佐以干姜。阳明少阳并病，必下利，脉滑而数，有宿食也。当承气汤下之。若已吐下、发汗，谵语，柴胡汤证罢，此为坏病。知犯何逆，以法治之。

三阳合病，脉大，上关上，但欲睡眠，目合则汗。药用百合一两，麦冬五钱，炙甘草一钱，知母二钱，淡竹叶五十片，栝楼根二钱，鳖甲如法，三钱，白芍药二钱。三阳合病，腹满，身重，谵语，遗尿，白虎汤加百合主之。伤寒六七日，无大热，其人烦躁者，此为阳去入阴故也。伤寒三日，三阳为尽，三阴当受邪。其人反能食而不呕，此为三阴不受邪也。

2. 三阴治法总要

三阴病，其证有二。一者病发于三阳，不时解表，以致邪热传入于里。虽云阴分，病属于热，粪结宜下，腹满不可按宜下，有燥粪协热下利宜下。腹痛下利，宜芍药、黄芩、炙甘草以和之。如便脓血，即加滑石、黄连，佐以升麻、干葛。如邪虽入里，粪犹未结，宜清其热。渴者用白虎汤、竹叶石膏汤；不渴或心下痞者，宜黄连、黄芩、芍药、枳壳、麦冬、瓜蒌辈以清之。或邪未结于下焦，少腹不坚痛，而误用芒硝以伐真阴，洞泄不已，元气将脱，宜用人参、白术、炙甘草、大枣、干姜、芍药，大剂与之；不止，佐以升提，升麻、葛根、柴胡之类。

若从无阳邪表证，从不头疼、发热，寒邪直中阴经，此必元气素虚之人，或在极北高寒之地，始有是证。法宜温补以接其阳，附子、人参、干姜、官桂，大剂与之。阳回寒退，即以平补之剂调之。勿过用桂、附，以防其毒。三阴各经见证，悉从仲景《伤寒论》法治之。如少阴咽痛，咽中生疮，声不出，用苦酒汤，到咽即效。故知古人立法，非今人可及也。

3. 春温夏热病大法

冬伤于寒，至春变为温病，大都头疼、发热，或渴或不渴。三阳证俱。然亦间有先微寒，后即发热者，大抵发热其常也。药用辛温，佐以辛寒，以解表邪。太阳宜羌活汤。阳明宜白虎汤；无汗不呕者，间用葛根汤。少阳往来寒热等证，不可汗、吐、下，宜和解，小柴胡汤。渴者去半夏，加栝楼根；耳聋热盛，去人参，加麦冬、知母、栝楼根，渴亦加之。

至夏变为热病，其表证大约与春温同，但热比于温则邪气更烈耳。解表用白虎汤、竹叶石膏汤。有太阳证则加羌活；有少阳证则加柴胡、黄芩。如发斑，白虎汤、竹叶石膏汤加玄参、栀子、桔梗、鼠黏、连翘、大青、小青、青黛，大剂与之。二证若大便秘，宜按之。其邪已结于内，便硬，宜察邪结中焦，小承气汤、调胃承气下之。邪结下焦，少腹坚痛，始用大承气汤下之。

伤寒、瘟疫，其不可治及难治者，皆属下元虚。

伤寒、瘟疫，三阳证中，往往多带阳明者，以手阳明经属大肠，与肺为表里，同开窍于鼻；足阳明经属胃，与脾为表里，同开窍于口。凡邪气之入，必从口鼻，故兼阳明证者独多。邪在三阳，法宜速逐，迟则胃烂发斑。或入于里，则属三阴。邪热炽者，令阴水枯竭，于法不治矣。此治之后时之过也。

近代医师鲁莽，既不明伤寒治法，又不识杂症类伤寒，往往妄投汗、下之药，以致虚人元气，变证丛生。元气本虚之人，未有不因之而毙者矣。戒之哉！汗、下之药，焉可尝试也？时气伤寒除阴证不可服。

苦参一两，水、酒各一碗，煎八分；重者，水、醋各半服之。一汗而愈。不论伤寒久近，立效。《本草》云：天行尤良。

（录自《先醒斋医学广笔记》）

【精选案例】

案1 史鹤亭太史，丁亥春患瘟疫，头痛，身热，口渴，吐白沫，昼夜不休。医师误谓太史初罢官归，妄投解郁行气药，不效；又投以四物汤，益甚。诸医谢去，谓公必死。遣使迎仲淳至，病二十余日矣，家人具以前方告。仲淳曰：误也。瘟疫者，非时不正伤寒之谓，发于春故谓瘟疫。不解表，又不下，使热邪弥留肠胃间，幸元气未尽，故不死。

亟索淡豆豉约二合许，炒香，麦冬两许，知母数钱，石膏两许。

一剂，大汗而解。时大便尚未通，太史问故？仲淳曰：昨汗如雨，邪尽矣。第久病津液未回，故大便不通，此肠胃燥，非有邪也。

令日食甘蔗二三株，兼多饮麦门冬汤。不三日，去燥粪六十余块而愈。

案2 章衡阳铨部患热病，病在阳明，头痛，壮热，渴甚且呕，鼻干燥，不得眠，诊其脉洪大而实。仲淳故问医师，医师曰：阳明证也。曰：然。问所投药，曰：葛根汤。仲淳曰：非也。曰：葛根汤非阳明经药乎？曰：阳明之药，表剂有二：一为葛根汤，一为白虎汤。不呕吐而解表，用葛根汤。今吐甚，是阳明之气逆升也，葛根升散，故用之不宜。

白虎汤（硬石膏、知母、甘草）。加麦冬、淡竹叶，名竹叶石膏汤。

石膏辛能解肌，镇坠能下胃家痰热；肌解热散则不呕，而烦躁壮热皆解矣。遂用大剂竹叶石膏汤，疏方与之，且戒其仲君曰：虏荆非六十万人不可，李信二十万则奔还矣。临别去，嘱曰：斯时投药，五鼓瘥。天明投药，朝餐瘥。已而果然。或谓呕甚，不用半夏，何也？仲淳曰：半夏有三禁，渴家、汗家、血家是也。病人渴甚而呕，是阳明热邪炽甚，劫其津液，故渴；邪火上升，故呕。半夏辛苦温而燥，有毒，定非所宜。又疑其不用甘草，何也？曰：呕家忌甘，仲景法也。

案3 姚平子伤寒，头疼，身热，舌上苔，胸膈饱闷，三四日热不解，奄奄气似不属者。一医以其体素弱，病久虚甚，意欲投参少许。仲淳叱曰：参一片入口死矣。

亟以大黄一两，瓜蒌二枚，连子切片，黄连，枳实下之。

主人惊疑，不得已减大黄之半。二剂便通，热立解，遂愈。

案4 应敛之一庄仆，因受寒发热，头痛如裂，两目俱痛，浑身骨内疼痛，下元尤甚，状如刀割，不可堪忍，口渴甚，大便日解一次，胸膈饱胀，不得眠，已待毙矣。敛之以其症来告，为疏一方。

干葛三钱　石膏一两半　麦冬八钱　知母三钱半　羌活二钱半　大瓜蒌半个，连子打碎　枳壳一钱　桔梗一钱　淡竹叶一百片

河水煎服。四剂而平。此太阳阳明病也。

贫人素多作劳，故下体疼痛尤甚。以羌活去太阳之邪；石膏、淡竹叶、干

葛、知母、麦冬解阳明之热；瓜蒌、枳壳、桔梗疏利胸膈之留邪，故遂愈。

案5 臧玉涵子岁半，盛夏咳嗽7日，因浴受惊，又伤食，大热倦顿3日，不敢与药，目翳唇茧舌干。谋之仲淳，曰：此暑病也，当与白虎汤。玉涵曰：腹泻，石膏无害乎？曰：先以天水散探之。

服二钱，少顷，药夹痰而吐，微汗身凉，黄昏复热。

又以天水散二钱，不效。仲淳曰：其为暑症无疑，当以白虎汤加人参。因儿患肺热且止。仲淳再诊之曰：暑邪客于皮肤分肉，有热无寒，是为瘅疟。

断当用白虎汤。连服二剂，不效。鼻露，眼开，口不纳气，势甚危，叩仲淳曰：此正气不足胜邪也。偶思《刺疟论》有云，凡疟先时一食顷乃可治，过时则失之也。又云，无刺熇熇之热，无刺浑浑之脉，无刺漉漉之汗。意者服药不得时耶！

将前药并剂，煎露一宿，鸡鸣温服之，病顿失。更不须调理，精神渐复，经年无病。以此知仲淳察病望气，灵心慧眼，又知服药贵及时。当早服晚投，当晚服早投，当热而温，当温而热，均失之也。

案6 任丘裴在涧弃家逃禅，持戒茹素，遍游五岳，足迹几满天下，偶客金坛，寓西禅寺僧舍，酷暑中坐卧小楼，日持准提咒三千，念佛号三万。忽患头痛如斧劈，身热发躁，口干，日饮冷水斗余，渴犹未解，自分必死。庄敛之怜其旅病，时过视疾。一日，急走苍头召敛之永诀，以所携书画玩器尽授敛之，泣而言曰：兄其为我收藏，吾死后，切勿用世俗礼葬我，惟以两缸盛吾尸其中，以三尺地埋之耳！敛之涕泗填胸，束手无策。余此时游梁溪阳羡间，敛之命余仆克勤相追归，视其脉知系受暑，为疏竹叶石膏汤方。敛之如方制药，躬为煎服。不二剂，发热、口渴俱止；几十剂，病始退；旋加健脾药十余剂而安。

（录自《先醒斋医学广笔记》）

张景岳

（论阴阳一体善温补，治伤寒亟需顾护正气）

【医家简介】

张介宾（1563～1640），字会卿，号景岳，别号通一子，明代著名医学家。临证反对滥用寒凉，擅用温养补虚法。医理多与易学相通，疗病思想以为中心，认为“人体虚多实少”，强调命门在人体中之重要性，常重用熟地黄，故人有“张熟地”之称。是为温补学派之主要代表人物，于后世有重大影响，人多赞誉其说，虽则亦有反对其见解者。

相关著作：《类经》、《类经附翼》、《类经图翼》、《景岳全书》、《质疑录》等。

【主要学术思想和主张】

张介宾主张医易同源，论医理从阴阳一体论出发，指出“阳非有余，真阴不足”，治疗则主张阴阳并补，制左归、右归诸方；临证喜用熟地黄，后世称其为“张熟地”；注重用药规范严谨，仿排兵布阵列新方、古方八阵；重视心理因素在疾病中的影响，总结探讨包括怒郁、思郁、忧郁三种类型的情志郁的病机规律及用药心得。

【医论医话】

凡伤寒治法在表者宜散，在里者宜攻，此大则也。然伤寒死生之机则全在虚实二字。

夫邪之所凑，其气必虚，故伤寒为患多系乘虚而入者。时医不察虚实，但见伤寒则动曰伤寒无补法，任意攻邪，殊不知可攻可愈者原非虚证，正既不虚，邪自不能害之，及其经尽气复，自然病退，故治之亦愈，不治亦愈，此实邪之无足虑也。

惟是夹虚伤寒则最为可畏，使不知固本御侮之策，而肆意攻邪，但施孤注，则凡攻散之剂未有不先入于胃而后达于经，邪气未相及而胃气先被伤矣！即不尽脱能无更虚？元气更虚，则邪将更入，虚而再攻，不可何待？是以凡患伤寒而死者，必由元气之先败，此则举世之通弊也。

故凡临证者，但见脉弱无神、耳聋手颤、神倦气怯、畏寒喜暗、言语轻微、颜色青白诸形症不足等候，便当思顾元气。若形气本虚而过散其表，必至亡阳，脏气本虚而误攻其内必至亡阴，犯者必死。即如元气半虚而邪方盛者，亦当权其轻重而兼补以散，庶得其宜。若元气大虚，则邪气虽盛亦不可攻，必当详察阴阳，峻补中气。如平居偶感阴寒，邪未深入，但见发热身痛，脉数不洪，内无火证，素禀不足者，即当和理阴煎加柴胡或加麻黄，连进一二服，其效如神。此常用第一方也。

此外诸证，如虚在阳分，则当以四柴胡饮、补中益气汤或八珍汤、理中汤、温胃饮之类，此温中自能发散之治也。若虚在阴分，而液涸水亏不能作汗，则当用补阴益气煎、三柴胡饮，或三阴煎、左归饮之类。此壮水制阳、精化为气之治也。若阴盛格阳、真寒假热者，则当以大补元煎、右归饮、崔氏八味丸料之类。此引火归源之治也。其有阴盛阳衰之证，身虽发热而畏寒不已，或呕恶，或泄泻，或背凉如水，或手足厥冷，是皆阳虚之极，必用大温中饮或理阴煎，不可疑也。若果邪火热甚，而水枯干涸者，或用凉水渐解其热。表未解而固闭者，或兼微解，渐去其寒。若邪实正虚，原有主客不敌之势，使但能保定根本，不令决裂，则邪将不战而自解。此中大有玄妙，余常藉此而存活者，五十年业若千人矣。谨书之以为普济者之则。

（录自《景岳全书》）

喻昌

（治医重纲目规矩，治热证重保护阴液）

【医家简介】

喻昌（1585～1664），字嘉言，号西昌老人，明末清初著名医家，与张路玉、吴谦齐名，号称清初三大家。擅治内科杂症。

相关著作：《寓意草》、《尚论篇》、《尚论后篇》、《医门法律》等。

【主要学术思想和主张】

喻昌研究《伤寒论》倡导纲目学说；重视对中医基础理论问题的探讨，其以大气论阐发胸中阳气的重要，以秋燥论而创清燥救肺汤；强调医家临证，宜尊规范守法律；临床治疗注重实效，手法灵活，如逆流挽舟法、单腹胀三法、蓄鱼置介法、救脱法等。

【医论医话】

喻昌曰：燥之与湿，有霄壤之殊。燥者，天之气也；湿者，地之气也。水流湿，火就燥，各从其类，此胜彼负，两不相谋。春月地气动而湿胜，斯草木畅茂。秋月天气肃而燥胜，斯草木黄落。故春分以后之湿，秋分以后之燥，各司其政。今指秋月之燥为湿，是必指夏月之热为寒然后可，奈何《内经》病机一十九条，独遗燥气。他凡秋伤于燥，皆谓秋伤于湿，历代诸贤，随文作解，弗察其讹。昌特正之，大意谓春伤于风，夏伤于暑，长夏伤于湿，秋伤于燥，冬伤于寒。觉六气配四时之旨，与五运不相背戾，而千古之大疑始一决也。然则秋燥可无论乎？夫秋不遽燥也，大热之后，继以凉生，凉生而热解，渐至大凉，而燥令乃行焉。经谓阳明所至，始为燥终为凉者，亦误文也。岂有新秋月华露湛，星润渊澄，天香遍野，万宝垂实，归之燥政？迨至山空月小，水落石出，天降繁霜，地凝白卤，一往坚急劲切之化，反谓凉生，不谓燥乎？或者疑燥从火化，故先燥而后凉，此非理也。深乎！深乎！《上古脉要》曰：春不沉，夏不弦，秋不数，冬不涩，是谓四塞。谓脉之从四时者，不循序渐进，则四塞而不退也。所以春夏秋冬孟月之脉，仍循冬春夏秋季月之常，不改其度。俟二分二至以后，始转而从本令之王气，乃为平人顺脉也。故天道春不分不温，夏不至不热，自然之运，悠久无疆。使在人之脉，方春即以弦应，方夏即以数应，躁促所加，不三时而岁度终矣。其能长世乎？即是推之，秋月之所以忌数脉者，以其新秋为燥所胜，故忌之也。若不病之人，新秋而脉带微数，乃天真之脉，何反忌之耶？且夫始为燥，终为凉，凉已即当寒矣。何至十月而反温耶？凉已反温，失时之序，天道不几顿乎。不知十月之温，不从凉转，正从燥生，盖金位之下，火气承之，以故初冬常温，其脉之应，仍从乎金之涩耳。由涩而沉，其涩也，为生水之金；其沉也，即为水中之金矣。珠辉玉映，伤燥云乎哉？然新秋之凉，方以去暑也，而夏月所受暑邪，即从凉发。经云：当暑汗不出者，秋成风疟。举一疟，而凡当风取凉，以水灌汗，乃至不复汗而伤其内者，病发皆当如疟之例治之矣。其内伤生冷成滞下者，并可从疟而比例矣。以其原来皆暑湿之邪，外内所主虽不同，同从秋风发之耳。若夫深秋燥金主病，则大异焉。经曰：燥胜则干。夫干之为害，非遽赤地千里也。有干于外而皮肤皱揭者；有干于内而精血枯涸者；有干于津液而荣卫气衰，肉烁而皮着于骨者。随其大经小络，所属上下中外前后，各为病所，燥之所胜；亦云熯矣。至所伤则更厉，燥金所伤，本摧肝木，甚则自戕肺金。盖肺金主气，而治节行焉，此惟土生之金，坚刚不挠，故能生杀自由，纪纲不紊。若病起于秋而伤其燥，金受火刑，化刚为柔，方圆且随型埴，欲仍清肃之旧，其可得耶？经谓咳不止而出白血者死，白血谓色浅红，而似肉似肺者，非肺金自削。何以有此？试观草木菁英可掬，一乘金气，忽焉改容，焦其上首，而燥气先伤上焦华盖，岂不明耶。详此则病机之诸气膹郁，皆属于肺；诸痿喘呕，皆属于上。二条明指燥病言矣。生气通天论谓秋伤于燥，上逆而咳，发为痿厥。燥病之要，一言而终。与病机二条适相吻合。只以误传伤燥为伤湿，解者竟指燥病为湿病，遂至经旨不明。今一论之，而燥病之机，了无余义矣。其左胠胁痛，不能转侧，嗌干面尘，身无膏泽，足外反热，腰痛惊骇筋挛，丈夫㿗疝，妇人少腹痛，目昧眦疮，则燥病之本于肝，而散见不一者也。《内经》燥淫所胜，其主治必以苦温者，用火之气味而制其胜也。其佐以或酸或辛者，临病制宜，宜补则佐酸，宜泻则佐辛也。其下之亦以苦温者，如清甚生寒，留而不去，则不当用寒下，宜以苦温下之。即气有余，亦但以辛泻之，不以寒也。要知金性畏热，燥复畏寒，有宜用平寒而佐以苦甘者，必以冷热和平为方，制乃尽善也。又六气凡见下承之气，方制即宜少变。如金位之下，火气承之，则苦温之属宜减，恐其以火济火也。即用下，亦当变苦温而从寒下也。此《内经》治燥淫之旨，可赞一辞者也。至于肺气膹郁，痿喘呕咳，皆伤燥之剧病，又非制胜一法所能理也。兹并入燥门，细商良治，学者精心求之，罔不获矣。若但以润治燥，不求病情，不适病所，犹未免涉于粗疏耳。

究竟肺为娇脏，寒冷所伤者，十之二三。火热所伤者，十之七八。寒冷所伤，不过裹束其外。火热所伤，则更消烁其中，所以为害倍烈也。然火热伤肺，以致诸气膹郁，诸痿喘呕而成燥病，百道方中，率皆依样葫芦。如乌药、香附、紫苏、半夏、茯苓、厚朴、丁、沉、诃、蔻、姜、桂、莪、棱、槟榔、益智之属，方方取足。只因《内经》脱遗燥证，后之无识者，竞皆以燥治燥，恬于操刃，曾不顾阴气之消亡耳。

燥金虽为秋令，虽属阴经，然异于寒湿，同于火热。火热胜则金衰，火热胜则风炽，风能胜湿，热能耗液，转令阳实阴虚，故风火热之气，胜于水土而为燥也。

肝主于筋，风气自甚；燥热加之，则液聚于胸膈，不荣于筋脉而筋燥。故劲强紧急而口噤，或瘛疭昏冒僵仆也。

风热燥甚，怫郁在表而里气平者，善伸数欠，筋脉拘急，或时畏寒，或筋惕而搐，脉浮数而弦。若风热燥并郁甚于里，则必为烦满，必为闷结，故燥有表里气血之分也。

五脏五志之火，皆有真液以养之，故凝聚不动，而真液尤赖肾之阴精，胃之津液，交灌于不竭。若肾胃之水不继，则五脏之真阴随耗，五志之火，翕然内动，而下上中三消之病作矣。河间云：燥太甚而脾胃干涸，则成消渴，亦其一也。

燥病必渴，而渴之所属各不同，有心肺气厥而渴；有肝痹而渴；有脾热而渴；有肾热而渴；有胃与大肠结热而渴；有小肠痹热而渴；有因病疟而渴；有因素食肥甘而渴；有因醉饮入房而渴；有因远行劳倦，遇大热而渴；有因伤害胃干而渴；有因风而渴。五脏部分不同，病之所遇各异，其为燥热亡液则一也。另详消渴门。

治燥病者，补肾水阴寒之虚，而泻心火阳热之实；除肠中燥热之甚，济胃中津液之衰；使道路散而不结，津液生而不枯，气血利而不涩，则病日已矣。

凡秋月燥病，误以为湿治者，操刃之事也。从前未明，咎犹可诿。今明知故犯，伤人必多，孽镜当前，悔之无及。

凡治燥病，燥在气而治血，燥在血而治气，燥在表而治里，燥在里而治表，药不适病，医之过也。

凡治杂病，有兼带燥证者，误用燥药，转成其燥，因致危困者，医之罪也。

凡治燥病，须分肝肺二脏见证。肝脏见证，治其肺燥可也。若肺脏见证，反治其肝，则坐误矣！医之罪也。肝脏见燥证，固当急救肝叶，勿令焦损。然清其肺金，除其燥本，尤为先务。若肺金自病，不及于肝，即颛力救肺。焦枯且恐立至，尚可分功缓图乎？

凡治燥病，不深达治燥之旨，但用润剂润燥，虽不重伤，亦误时日，只名粗工，所当戒也。

……

凡虚劳病，畏寒发热者，卫虚则畏寒，荣虚则发热耳。当缓调其荣卫，俾不相亢战，则寒热自止。若以外感少阳经主寒热，用小柴胡汤治之，乃至汗多而卫伤于外，便溏而荣伤于内，寒热转加，医之罪也。

凡虚劳病，多有发热者，须辨其因之内外，脉之阴阳，时之早晚，而定其治。若通套退热之药，与病即不相当，是谓诛伐无过，邪反不服，乃至热久血干津竭，十死不救，医之罪也。

凡治骨蒸发热，热深在里，一切轻扬之药，禁不可用。用之反引热势外出而增其炽，灼干津液，肌肉枯槁四出，求其止在内里，时蒸时退，且不可得，安望除热止病乎？医之罪也。

凡治痨瘵发热，乘其初成，胃气尚可胜药，急以峻剂加入人参，导血开囊，退热行瘀，全生保命，所关甚大。迟则其人胃虚气馁，羸瘠不堪，即医良法妙，亦何为哉。此非医罪，绳趋尺步，昧于行权，隐忍不言，欲图侥幸，反为罪也。

凡治小儿五疳，即大人五劳也。幼科知用五疳之成方，而不知五劳曲折次第。初起者，治之可以得效。胃虚者，服之有死而已。盖胆草、芦荟、胡黄连，极苦大寒，儿不能胜耳。大方亦然，谓五脏有虚劳实劳，恣用苦寒，罪莫逃也。

妇女痨瘵，十中二三，冲为血海，瘀积不行，乃至血干经断，骨蒸潮热，夜梦鬼交，宜急导其血，加人参以行之，成功旦夕可也。若以丸药缓治，王道缓图，坐以待毙，医之罪也。常富后贫，名曰脱荣。常贵后贱，名曰失精。脱荣失精，非病关格，即病虚劳，宜以渐治其气之结，血之凝，乃至流动充满，成功计日可也。医不知此，用补用清，总不合法，身轻骨瘦，精神其能久居乎？此非医罪，迁延贻误，薄乎云尔。

（录自《医门法律》）

【精选案例】

案1 袁仲卿乃郎，入水捉蟚蜞为戏。偶仆水中，家人救出，少顷大热呻吟。诸小儿医以镇惊清热合成丸散与服二日。遂至昏迷不醒，胸高三寸，颈软头往侧倒。气已垂绝，万无生理，再四求余往视。诊其脉；止似蛛丝，过指全无。以汤二茶匙，滴入口中，微有吞意，谓之曰：吾从来不惧外症之重，但脉已无根，不可救矣。一赵姓医曰：鼻如烟煤，肺气已绝，纵有神丹不可复活。余曰：此儿受症，何至此极，主人及客俱请稍远，待吾一人独坐，静筹其故。良久曰：

得之矣。其父且惊且喜。医者愿闻其说。余曰：惊风一症，乃前人凿空妄谭，后之小儿受其害者，不知几千百亿兆，昔与余乡幼科争论，殊无证据，后见方中行先生《伤寒条辨》后，附痉书一册，颛言其事，始知昔贤先得我心。于道为不孤，如此症因惊而得。其实跌仆水中，感冷湿之气，为外感发热之病。其食物在胃中者，因而不化，当比夹食伤寒例，用五积散治之。医者不明，以金石寒冷药镇坠外邪，深入脏腑，神识因而不清。其食停胃中者，得寒凉而不运，所进之药皆在胃口之上，不能透入，转积转多，以致胸高而突，宜以理中药运转前药，倘得症减脉出，然后从伤寒门用药，尚有生理。医者曰：鼻如烟煤，肺气已绝，而用理中得毋重其绝乎？余曰：所以独坐沉思者，正为此耳。盖烟煤不过大肠燥结之征，若果肺绝，当汗出大喘，何得身热无汗，又何得胸高而气不逼，且鼻准有微润耶，此余之所以望其有生也。于是煎理中汤一盏与服，灌入喉中，大啖一口。果然从前二日所受之药，一齐俱出。胸突顿平，颈亦稍硬，但脉仍不出，人亦不苏。余曰：其事已验，即是转机。此为食之未动，关窍堵塞之故。再灌前药些少，热已渐退，症复递减，乃从伤寒下例，以玄明粉一味化水，连灌三次，以开其大肠之燥结。是夜下黑粪甚多，次早忽言一声云：我要酒吃。此后尚不知人事，以生津药频灌，一日而苏。

案2 金鉴春月病温，误治二旬，酿成极重死症。壮热不退，谵语无伦，皮肤枯涩，胸膛板结，舌卷唇焦，身蜷足冷，二便略通，半渴不渴，面上一团黑滞。从前诸医所用之药，大率不过汗下和温之法，绝无一效。求救于余。余曰：此证与两感伤寒无异，但两感证日传二经，三日传经已尽即死。不死者，又三日再传一周，定死矣。此春温证不传经，故虽邪气留连不退，亦必多延几日，待元气竭绝乃死。观其阴证阳证，两下混在一区，治阳则碍阴，治阴则碍阳，与两感证之病情符合。仲景原谓死证，不立治法，然曰发表攻里，本自不同。又谓活法在人，神而明之，未尝教人执定勿药也。吾有一法，即以仲景表里二方为治，虽未经试验，吾天机勃勃自动，忽生变化，若有鬼神相助，必可效也。于是以麻黄附子细辛汤，两解其在表阴阳之邪。果然皮间透汗，而热全清，再以附子泻心汤，两解其在里阴阳之邪。果然胸前柔活，人事明了，诸症俱退，次日即思粥。以后竟不需药，只此二剂，而起一生于九死，快哉。

案3 徐国祯伤寒六七日，身热目赤，索水到前，复置不饮，异常大躁，将门牖洞启，身卧地上，展转不快，更求入井。一医汹汹急以承气与服。余症其脉洪大无伦，重按无力。谓曰：此用人参、附子、干姜之证。奈何认为下证耶？医曰：身热目赤，有余之邪，躁急若此，再以人参、附子、干姜服之，逾垣上屋矣。余曰：阳欲暴脱，外显假热，内有真寒，以姜附投之，尚恐不胜回阳之任，况敢纯阴之药，重劫其阳乎？观其得水不欲咽，情已大露，岂水尚不欲咽，而反可咽大黄芒硝乎？天气燠蒸，必有大雨，此证顷刻一身大汗，不可救矣。且既认大热为阳证，则下之必成结胸，更可虑也。惟用姜、附，可谓补中有发，并可以散邪退热，一举两得，至稳至当之法，何可致疑，吾在此久坐，如有差误，吾任其咎。于是以附子、干姜各五钱，人参三钱，甘草二钱，煎成冷服，服后寒战，戛齿有声，以重绵和头覆之，缩手不肯与诊，阳微之状始著。再与前药一剂，微汗热退而安。

案4 钱仲昭患时气外感三五日，发热头痛，服表汗药，疼止热不清，口干唇裂，因而下之，遍身红斑，神昏谵语，食饮不入，大便复秘，小便热赤，脉见紧小而急。谓曰：此证全因误治，阳明胃经表里不清，邪热在内，如火燎原，津液尽干，以故神昏谵语。若斑转紫黑，即刻死矣。目今本是难救，但其面色不枯，声音尚朗，乃平日保养，肾水有余，如旱田之侧，有下泉未竭，故神虽昏乱，而小水仍通，乃阴气未绝之征，尚可治之。不用表里，单单只一和法，取七方中小方，而气味甘寒者用之，惟如神白虎汤一方，足以疗此。盖中州元气已离，大剂急剂复剂俱不敢用，而虚热内炽，必甘寒气味，方可和之耳，但方须宜小，而服药则宜频。如饥人本欲得食，不得不渐渐与之，必一昼夜频进五七剂，为浸灌之法，庶几邪热以渐而解，元气以渐而生也。若小其剂复旷其日，纵用药得当，亦无及矣。如法治之，更一昼夜而病者热退神清，脉和食进，其斑自化。

案5 杨季登二女，俱及笄将字。长女病经闭年余，发热食少，肌削多汗，而成痨怯。医见汗多，误为虚也，投以参、术，其血愈锢。余诊时见汗出如蒸笼气水，谓曰此症可疗处，全在有汗，盖经血内闭，止有从皮毛间透出一路。以汗亦血也，设无汗而血不流，则皮毛干槁而死矣，宜用极苦之药，以敛其血入内。而下通于冲脉，则热退经行，而汗自止，非补药所能效也。于是以龙荟丸日进三次。月余忽觉经血略至，汗热稍轻，始减前丸，只日进一次。又一月，经血大至，淋漓五日，而诸病全瘳矣。第二女亦病多汗，食减肌削，诊时手间筋掣肉颤，身倦气怯，余曰：此大惊大虚之候，宜从温补者也，遂于补剂中多加茯神枣仁，投十余剂，全不对病，余为徘徊治法，因自汗曰：非外感也，非内伤也，非杂症也，虚汗振掉不宁，能受补药，而病无增减，且闺中处子，素无家难，其神情浑似丧败之余，此曷故耶。忽而悟曰，此必邪祟之病也，何为其父不言，甚有可疑，往诊问其面色，曰时赤时黄。余曰：此症确有邪祟，附入脏腑，吾有神药可以祛之。季登才曰：此女每晚睡去，口流白沫，战栗而绝，以姜汤灌至良久方苏，挑灯侍寝防之，亦不能止。因见所用安神药甚当，兼恐婿家传闻，故不敢明告也。余曰：何不蚤言，吾一剂可愈，乃以犀角、羚羊角、龙齿、虎骨、牡蛎粉、鹿角霜、人参、黄芪等药合末。令以羊肉半斤，煎取浓汁三盏，尽调其末。一次服之；果得安寝，竟不再发，相传以为神异。余盖以祟附于身，与人之神气支持，亦逼处不安，无隙可出，故用诸多灵物之遗形。引以羊肉之膻，俾邪祟转附骨角，移从大便而出，仿上古遗精变气祝繇遗事，充其义耳。吾乡熊仲纾先生幼男去疾，髫龄患一奇症，食饮如常，但脉细神呆，气夺色夭。仲翁曰：此何病也？余曰：病名淹牒，左传所谓近女室晦，即是此病，彼因近女，又遭室晦，故不可为，令郎受室晦之邪，而未近女，是可为也。即前方少加牛黄丸，服旬日而安。今壬午去疾已举孝廉矣。

（录自《寓意草》）

李中梓

（脾肾并重治验丰，拯阴阳治虚劳热）

【医家简介】

李中梓（1588～1655），字士材，号念莪，又号尽凡居士，明清著名医家。擅长温补理虚。

相关著作：《内经知要》、《药性解》、《医宗必读》、《伤寒括要》、《本草通玄》、《病机沙篆》、《诊家正眼》、《删补颐生微论》、《里中医案》等。

【主要学术思想和主张】

李中梓重视化源，总结出纲领性的“肾为先天之本，脾为后天之本”的学术观点，临床多脾肾同治；注重阴阳水火的互根互用，强调燮理阴阳，而主张“补气在补血之先，补阳在滋阴之上”；认为临症疑似症的鉴别，主要在阴阳、脏腑、气血、虚实四个方面；把病人之情、旁人之情、医人之情作为与疗效相关的因素给予关注。

【常用效方】

方一　新定拯阴理痨汤（自拟方）

［组成］牡丹皮一钱　当归身一钱，酒洗　麦冬一钱，去心　甘草炙，四分　薏苡仁三钱　白芍药七分，酒炒　北五味三分　人参六分　莲子三钱，不去衣　橘红一钱　生地黄二钱，忌铜、铁器，姜汁、酒炒透

［煎服法］水二盅，枣一枚，煎一盅，分二次徐徐呷之。

［主治］阴虚火动，皮寒骨热，食少痰多，咳嗽短气，倦怠焦烦。《内经》阴虚内热之方。

［加减］肺脉重按有力者，去人参；有血加阿胶、童便；热盛加地骨皮；泄

泻减当归、地黄，加山药、茯苓；倦甚用参三钱。咳者，燥痰也，加贝母、桑皮；嗽者，湿痰也，加半夏、茯苓；不寐加枣仁，汗多亦用。

此余自立之方，用治阴虚火炽，譬如溽暑伊郁之时，而商飙飒然倏动，则炎熇如失矣。久服无败胃之虞。

方二　新定拯阳理痨汤（自拟方）

［组成］黄芪三钱，酒炒　人参二钱，去芦　肉桂七分，去皮　当归一钱五分，酒炒　白术二钱，土炒　甘草五分，酒炒　陈皮一钱，去白　北五味子四分，打碎

［煎服法］水二盅，姜三片，枣肉二枚，煎一盅服。

［主治］痨伤气耗，倦怠懒言，动作喘乏，表热自汗，心烦，遍身作痛。《内经》劳倦令耗之方。

［加减］烦热口干，加生地黄；气浮心乱，加丹参、枣仁；咳嗽加麦冬；夹湿加茯苓、苍术；脉沉迟，加熟附子；脉数实去桂，加生地黄；胸闷倍陈皮，加桔梗；痰多半夏、茯苓；泄泻加升麻、柴胡；口渴加干葛。夏月去肉桂，冬月加干姜。

（录自《医宗必读》）

【精选案例】

案1　少宗伯顾邻初，丙辰年患发热困倦，目昏耳鸣，脚软不能行，大便燥结，手足麻痹，腰胯疼痛。余诊之曰：肾虚不能上交，心虚不能下济，且尺脉迟软。力勉其用八味丸、十全大补汤加龙眼肉三十枚。

五十余日，精神渐旺，肌肉渐充，致书鸣感。一日多饮虎骨酒，大便仍结，医者皆云八味丸非久服之药，十全大补宜去肉桂，反用知母、玄参佐之，服之数月，遂致不起。

案2　学宪黄贞父，下血甚多，面色萎黄，发热倦怠，盗汗遗精。余诊之曰：脾虚不能统血，肾虚不能闭藏。法当以补中益气，五剂并一而进之。

十日汗止，二十日血止，再以六味地黄丸间服，一个月而安。

案3　南群许输所孙女，吐血痰嗽，六月诊之，两尺如烂绵，两寸大而数，余曰：金以火为仇，肺不浮涩，反得洪大，贼脉见矣，秋令可忧。八月初五复诊，肺之洪者变为细数，肾之软者变为疾劲。余曰：岁在戊午，少阴司天，两尺不应，今尺当不应而反大，寸当浮大而反沉细，尺寸反者死。肺至悬绝，十二日死。计期当死于十六日，然能食者过期，况十六、十七两日皆金，未遽绝也。十八日交寒露，又值火日，经曰：手太阴气绝，丙日笃，丁日死，言火日也。寅时乃气血注肺之时，不能注则绝，必死于十八日寅时矣。输所闻之，潸然泪下，以其能食，犹不肯信，至十八日未晓而终。

案4 汪望洋之孙，年方舞象，发热咳嗽，羸弱头眩，天冬、麦冬、知母、贝母、柏、芩、连，不啻百剂，病势转增，余诊其脉，右脉虚软，乃知脾肺气虚，火不生土之候也。

遂用补中益气加五味子、薏苡仁，姜、桂至三钱，十剂而减，两个月乃安。春初又发，令其服补中丸一年，诸症永不再作矣。

案5 给谏章鲁斋，在吾邑作令时，令郎凌九，吐血发热，遗精盗汗，形肉衰削。先有医士戒之曰：勿服人参。若误服之，无药可救矣，两个月弗效。召余诊。曰：此脾肺气虚之候，非大剂参、芪不可。鲁斋骇曰：前有医者戒之甚严，而兄用之甚多，何相悬也？曰：此医能任决效否？曰：不能也。余曰：请易参五斤，毋掣其肘，期于三个月，可以报绩。陈论甚力，鲁斋信而从之。

遂用六君子，间用补中益气及七味丸疗之，日轻一日，果如所约。

案6 吴门周复庵，年及五旬，荒于酒色，忽然头痛发热，医以羌活汤散之。汗出不止，昏晕不苏。余与之灸关元十壮而醒，四君子加姜、桂，日服三剂，至三日少康。

分析家产、劳而且怒，复发厥，余用好参一两，熟附二钱，煨姜十片，煎服，稍醒，但一转侧即厥，一日之间，计厥七次，服参三两，至明日以羊肉羹、糯米粥与之，尚厥二三次，至五日而厥定。向余泣曰：已蒙再生，不知有痊愈之日否？余曰：脉有根蒂，但元气虚极，非三载调摄不能康也。幸其恪信余言，遵守用药，两个月之间，服参四斤，三年之内，进剂六百剂，丸药七十余斤，方得步履如初。亲友众多，议论杂出，若非病人任之专，或久而见疑，服药少怠，未有获生者也。

案7 侍御冯五玉令爱，发热咳嗽，已及半载，十月间吐鲜血甚多，一日之内，不过食粥一盏，大肉消陷，大便溏泄。沉困着床，脉来七至。余曰：法在不救，人所共知，若能惟余是听，不为旁挠，可救十中之一。

每剂用人参五钱，桂、附各一钱，芪、术各三钱，归、芍各二钱，陈皮一钱，日投三剂，约进七十剂，及壮水丸三斤，而后起于床，又三个月而饮食如旧。若泥常法而弃之，幽潜沉冤矣。

（录自《医宗必读》）

戴天章

（五辨辨伤寒瘟疫，五法治时疫发热）

【医家简介】

戴天章（1644～1722），字麟郊，晚号北山，清代著名温病家。擅长瘟疫辨治。

相关著作：《广瘟疫论》、《佛崖验方》等。

【主要学术思想和主张】

戴天章以明末医学家吴又可的著作《瘟疫论》为蓝本，加以删改增补，着重辨明瘟疫与伤寒的差别，并予以发挥；着重研究伤寒、瘟疫的辨证，特别是早期症状的鉴别，提出辨气、辨色、辨舌、辨神、辨脉；并总结汗、下、清、和、补五治法。

【医论医话】

1. 发热与畏寒

（1）发热：时疫发热与风寒杂证同，其发热时，气、色、神、脉、舌苔则不同。辨得为时疫发热，又当知有浅、深、表、里之异，不辨无以施治。发热表证居多，亦有里证发热，半表半里发热，余邪不尽复出于表发热，邪退正虚发热。

而表证发热，脉不浮、不沉而数，寸大于关尺，热在皮肤，扪之烙手，久按反轻，必兼头痛、项强、腰痛、胫酸，或头面、身体、皮肤有红肿疼痛。诸症不必全现，有一于此，便是表证发热，九味羌活汤、人参败毒散、六神通解散选用。冬月严寒及畏寒甚者，大青龙汤、葳蕤汤、越婢汤、阳旦汤可借用。全不畏寒者，白虎汤、黄芩汤可加减用。

里证发热，脉或滑，或沉数，或洪滑，关尺盛于寸，热必在肌肉、筋骨，初扪热轻，久按热甚，必兼烦渴，胸腹满，大便或不通，或自利，或便血及脓，小便黄赤，或谵妄、狂昏。诸症虽不必全现，必兼一二证方是里证发热，栀子豉汤、黄连解毒汤、小陷胸汤、三承气汤、导赤散、泻心汤、猪苓汤、天水散选用。

半表半里发热，脉多弦，胸胁满，或热或止，或口苦咽干，目眩耳聋，或目赤，或喜呕心烦，或兼见表里证，达原饮、柴葛解肌汤、小柴胡汤选用。

时疫发热时，用药最要清楚，此处头绪不差，后传变多危，救援亦易，不然难于收拾矣。凡见发热，即当辨其气、色、神、脉、舌苔，为风寒，为时疫。系时疫，又当辨在表、在里、在半表半里。然时疫见证，纯表纯里者少，表里夹杂者多。表里夹杂，吴氏达原饮为主。表证多，加羌活；里证多，加大黄；半表半里证多，加柴胡、葛根、淡豆豉；或表里证均见，则诸药全用，即三消饮取效最多，诚时疫主剂。

至已愈数日而复发热者，乃募原伏有不尽之邪，复出于表，当察其证之表里多寡，以前法治之。大抵愈后复发，则里热多而表热少，虽有当用表药之证，不过葛根、柴胡、淡豆豉而已，无更用羌活之理。若愈后另受风寒，发热、无汗、舌上无苔者，不在此例。时疫愈后复热、无汗，重用葛根五钱最妙，以其性凉而解肌发汗，既不碍无汗之表，又不碍烦热之里。更有平素虚损，或老人，或大病后复染时疫，屡经汗、下、清解，其热转甚，或全无表、里实证，或六脉豁豁然空，或较初起洪滑更甚，或用表药而身痛更甚，或屡用清热药而烦躁、昏沉更甚，或屡用下药而舌燥更甚，此皆邪退正虚之发热也。王太仆所谓：大虚有盛候，反泻含冤也。此时须略去症状，而消息阴阳、虚实。阴虚则热渴、枯竭之症多，责在肾，宜六味地黄汤；兼气虚，合生脉散，须大作汤液，昼夜频进效始捷。阳虚则呕利、悸眩之症多，责在脾，宜六君子汤；兼血虚，归脾汤、参胡三白散、清燥汤选用。若遇此等症，仍用汗、下、凉解、宣伐，断无生理矣。

又发热之为表、为里、为半表半里、为复、为虚，症状明显有据者，自易施治。若脉症夹杂模糊，难于分辨者，须以舌苔为据。初起舌苔薄白，或无苔而润，属在表。白苔而厚，或兼微黄，或中黄边白，中黄尖白，或二三色，属在半表半里。黄苔、酱色苔、黑苔属里。舌苔燥则不论何色皆属里证。屡经汗、下后，舌苔润而发热者，属阳虚；无苔而燥者，属阴虚。发热之表、里、虚、实，依此辨之，思过半矣。惟虚证发热有似实证，即舌苔亦难凭据，又当从病之来路探讨。若屡经汗、下、宣伐而热愈甚者，从虚治无疑。或虽经汗、下而热渐减，药有效则仍属余邪未尽，不可遽补致邪热复壅，夭人年寿。似此虚实关头，不可不细心体认也。

以上辨表里虚实诸法，虽指发热时言，然类而推之，凡证皆可依此为辨，惟在学者之善悟耳。

（2）畏寒：时疫畏寒与风、寒、暑、湿诸证不同，诸证畏寒无时而势不甚，时疫畏寒有时而势甚；畏寒之后，必见发热，热时自热而不觉寒，寒时自寒而不觉热，非若诸证畏寒发热之相兼也。

时疫畏寒传里之后少，在表之时多，而辨气、色、神、脉、舌苔与发热同，但有浅、深、虚、实之异。邪浅而在表者，畏寒之时少于发热，治法方药同于发热，而以解表为主。邪在半表半里者，寒热往来如疟状，治法方药亦同发热。邪深入里，失于攻下，而热深厥深，反欲拥被向火，畏寒而不发热，或热亦微，甚则四肢反厥，此虽畏寒，实非寒也，乃阳气为邪所郁而不通，以通郁为主，达原饮、大柴胡汤、三承气汤选用，使里气通而郁阳发，反大热而烦渴也。此证在畏寒时最难辨其为热，须于九窍察之。如目大小眦赤，鼻孔干，唇红，舌苔黄黑燥，耳鸣或聋，小便黄、赤、涩、痛，大便燥结，或稀黄极臭，或鲜血，或心下至少腹有痛不可按处，此皆热深阳郁之象。大抵周身皆见冷证，一二处独见热证，反当以热证为主，反此亦然，乃辨寒、热、真、假之机要也。余所见时疫不下数千，里证畏寒者，百中一二，即四肢厥逆，爪甲青紫，询其所苦，亦不畏寒，此可得其概矣。

至若本系时疫热证，因其人平素虚损衰老，及大病之后，用攻伐寒凉太过，至汗出不止，呕利俱作，四肢微厥，六脉细濡而畏寒，为阳虚，乃攻伐太过所致，当以参、芪、苓、术为主。寸口脉微者，佐以升、柴；尺脉微者，佐以桂、附。须知虽属阳虚，却从热证来，而阴必亏，桂、附亦不可过用，当佐以护阴药为妙，如白芍、麦冬、五味子之类。此证温补略缓，及温补不到，必死；或过用温补，阳虽回而阴竭，亦死，此处不可不斟酌至当。又有宣伐太过，而成虚证之畏寒；寒凉太早，而成实证之畏寒。以疫邪方伏于募原，未经传变之时，胸膈必多痰滞。有见其烦躁而遽用知、膏、芩、连者；有因其作渴而遽用生地、麦冬者，有病者自认火证而恣啖冷水、西瓜、梨、荠太早者，皆能抑郁阳气，壅闭邪热，热遏于中下二焦，冷物、停痰滞于上焦，每每见畏寒证。遇此惟以宣导痰滞为主，痰滞通则畏寒自止。不可过温，致下焦瘀热、蓄血、斑黄、呃逆而死；不可清凉，致胸腹痞闷而危。宜用草果、厚朴、槟榔、木香、半夏、苍术、莱菔、苓、泽导痰、开滞、逐水。痰滞水去，则畏寒止而热证见，随其传变以施凉解攻利之剂，乃有效也。此法特救药误，非治正病耳。

总之风寒以畏寒为重，时疫以畏寒为轻。多有初起畏寒，一二日不治，邪气传变，而畏寒自已者。与其误治，毋宁俟之，若误认畏寒为真寒，用辛温之药发散，未有不增其病势者也。

（3）寒热往来：寒热往来与发热畏寒异：发热畏寒，一时兼至；寒热往来，寒已方热，热已方寒。亦与疟不同：疟发有时，寒热长短有定；此则寒热无时，长短无定。虽不同于疟，而邪俱在少阳半表半里之间。

在传变之初，是由轻入重，始则寒热往来，继则热多寒少，再则但热不寒，至昼夜壮热、谵妄、烦渴必现。在传变之后，是由重出轻，昼夜壮热，渐减而为发热，有时而止，又减而为寒热往来，又减而为战汗，至脉静身凉而愈。

夫疫邪自里出表者轻，自表入里者重。初起寒热往来，是自表入里，犯及少阳，里气与邪相争拒，继则邪深入里，表里并而为热，昼夜壮热而势日重。既传变之后，而寒热往来，是邪气向衰，正气来复，自里出表，经过少阳。前之昼夜壮热，邪气秉纲者，至此正气渐和而寒热有时矣。前之邪阳独盛，亢极无阴作纯热者，至此则阴气来复而寒热相争矣。前之邪并表里而热渴日加者，至此则里气逐出表邪而作战汗矣。治法于未传变之先，欲由表入里时，但透达其邪，使易传化为主，达原饮是也。于传变之后，欲自里出表时，以和解为主，小柴胡汤是也。于屡经汗下之余，脉或虚微、濡弱、结代，心或悸动，神或萎倦，形或羸弱过甚，当养阴益气，助正祛邪为主，参胡三白汤、炙甘草汤、清燥养荣汤、补中益气汤是也。

（录自《广瘟疫论》）

2. 五辨

（1）辨气：风寒气从外收敛入内，病无臭气触人，间有作臭气者，必待数日转阳明腑证之时，亦只作腐气，不作尸气。瘟疫气从中蒸达于外，病即有臭气触人，轻则盈于床帐；重则蒸然一室，且专作尸气，不作腐气。以人身脏腑、气血、津液得生气则香，得败气则臭。瘟疫，败气也，人受之，自脏腑蒸出于肌表，气血、津液逢蒸而败，因败而溢，溢出有盛衰，充塞有远近也。五行原各有臭气：木臊、金腥、心焦、脾香、肾腐。以臭得其正，皆可指而名之。若瘟疫，乃天地之杂气，非臊、非腥、非焦、非腐，其触人不可名状，非鼻观精者，不能辨之。试察厕间粪气与凶地尸气，自判然矣。辨之既明，治之毋惑。知为瘟疫而非伤寒，则凡于头痛、发热诸表证，不得误用辛温发散；于诸里证，当清、当下者，亦不得迟回瞻顾矣。

（2）辨色：风寒主收敛，敛则急，面色多绷急而光洁；瘟疫主蒸散，散则缓，面色多松缓而垢晦。人受蒸气则津液上溢于面，头目之间多垢滞，或如油腻，或如烟熏，望之可憎者，皆瘟疫之色也。一见此色，虽头痛、发热，不宜轻用辛热发散；一见舌黄、烦渴诸里证，即宜攻下，不可拘于下不厌迟之说。

（3）辨舌：风寒在表，舌多无苔，即有白苔，亦薄而滑；渐传入里，方由白而黄，由黄而燥，由燥而黑。瘟疫一见头痛、发热，舌上即有白苔，且厚而不滑；或色兼淡黄；或粗如积粉。若传经入胃，则兼二三色，又有白苔即燥与至黑不燥者。大抵疫邪入胃，舌苔颇类风寒，以兼湿之故而不作燥耳。惟在表时，舌苔白厚，异于伤寒。能辨于在表时，不用辛温发散，入里时，而用清凉攻下，斯得矣。

（4）辨神：风寒之邪伤人，令人心知所苦而神自清，如头痛作寒热之类皆自知之；至传里入胃，始神昏谵语。缘风寒为天地正气，人气与之乖忤而后成邪，故其气不昏人神情也。瘟疫初起，令人神情异常而不知所苦。大概烦躁者居多，或如痴如醉，扰乱惊悸，及问其何所苦，则不自知；即间有神清而能自主者，亦多梦寐不安，闭目即有所见，有所见即谵妄之根。缘瘟疫为天地邪气，中人人病，中物物伤，故其气专昏人神情也。

（5）辨脉：瘟疫之脉，传变后与风寒颇同，初起时与风寒迥别。风寒从皮毛而入，一二日脉多浮，或兼紧、兼缓、兼洪而皆浮。迨传入里，始不见浮脉，其至数亦清楚而不模糊。瘟疫从中道而变，自里出表，一二日脉多沉。迨自里出表，脉始不沉，乃不浮、不沉而数，或兼弦、兼大而皆不浮，其至数则模糊而不清楚。其初起脉沉迟，勿作阴寒断。沉者，邪在里也；迟者，邪在阴分也。脉象同于阴寒，而气色、舌苔、神情，依前诸法辨之，自不同于阴寒。或数而无力，亦勿作虚视，缘热蒸气散，脉不能鼓指，但当解热，不宜补气。受病之因有不同，故同脉而异断也。

（录自《广瘟疫论》）

3. 五治法

（1）汗法：时疫贵解其邪热，而邪热必有着落。方着落在肌表时，非汗则邪无出路，故汗法为治时疫之一大法也。但风寒汗不厌早，时疫汗不厌迟。风寒发汗，必兼辛温、辛热以宣阳；时疫发汗，必兼辛凉、辛寒以救阴。风寒发汗，治表不犯里；时疫发汗，治表必通里。其不同有如此，故方疫邪传变出表时，轻者亦可得表药而汗散，若重者，虽大剂麻黄、羌、葛，亦无汗也，以伏邪发而未尽之故。亦有不用表药而自汗淋漓，邪终不解者。盖此汗缘里热郁蒸而出，乃邪汗，非正汗也，必待伏邪尽发，表里全彻，然后或战汗，或狂汗而解，所谓汗不厌迟者，此也。辛凉发汗，则人参败毒散、荆防败毒散之类是；辛寒发汗，则大青龙、九味羌活、大羌活之类是；发表兼通里，则吴氏三消饮、六神通解散、防风通圣散之类是。更有不求汗而自汗解者。如里热闭甚，用大承气以通其里，一不已而再，再不已而三，直待里邪逐尽，表里自和，多有战汗而解，此不求汗而自汗解者一。又如里热燥甚，病者思得凉水，久而不得，忽得痛饮，饮盏落枕而汗大出，汗出即解，此不求汗而自汗解者二。又如平素气虚，屡用汗药不得汗，后加人参于诸解表药中，复杯立汗，凡不求汗而自汗解者三。又如阴虚及夺血，枯竭之极，用表药全然无汗，用大滋阴、润燥、生津药数剂而汗出如水，此不求汗而自汗解者四。总之疫邪汗法，不专在乎升表，而在乎通其郁闭，和其阴阳。郁闭在表，辛凉、辛寒以通之；郁闭在里，苦寒攻利以通之。阳亢者，饮水以济其阴；阴竭者，滋润以回其燥。气滞者开导，血凝者消瘀。必察其表里无一毫阻滞，乃汗法之万全，此时疫汗法，理不同于风寒。

（2）下法：时疫下法与伤寒不同。伤寒下不厌迟，时疫下不厌早；伤寒在下其燥结，时疫在下其郁热；伤寒里证当下，必待表证全罢；时疫不论表邪罢与不罢，但兼里证即下；伤寒上焦有邪不可下，必待结在中、下二焦，方可下，时疫上焦有邪亦可下，若必待结至中、下二焦始下，则有下之不通而死者；伤寒一下即已，仲景承气诸方多不过三剂；时疫用下药至少三剂，多则有一二十剂者。时疫下法有六：结邪在胸上，贝母下之，贝母本非下药，用至两许即解；结邪在胸及心下，小陷胸下之；结邪在胸胁连心下，大柴胡汤下之；结邪在脐上，小承气汤下之；结邪在当脐及脐下，调胃承气汤下之；痞满燥实，三焦俱结，大承气汤下之。此外又有本质素虚，或老人，久病，或屡汗、屡下后，下证虽具而不任峻攻者，则麻仁丸、蜜煎导法、猪胆导法为妙。下法之轻、重、缓、急，总以见证为主，详列于后。急下证：舌干，舌卷，舌短，舌生芒刺，舌黑，齿燥，鼻如烟煤，胸腹满痛，狂，昏沉，发热汗多，身冷，呃逆。当下证：舌黄，谵语，善忘，多言，协热利，头胀痛，烦躁。缓下证：舌淡黄苔，微渴，大便闭，小便黄赤，潮热，齿燥。以上诸症，缓下者不下，则必渐重而为当下证。当下者缓下，则必加重而为急下证。急下者失下，则虽下之多不通，而致结热自下逆上，胀满直至心下，又逆上透过膈膜，有至胸满如石，咽喉锯响，目直视反白，或睛盲、瞳散，耳聋，九窍不通，虽有神丹，莫之能救矣。外更有蓄血、蓄水诸下法，前已散见诸条，兹再详列，以便翻阅。蓄水证：小便不利，大便微利。蓄血证：小便自利，大便黑。他若蓄水，蓄血在胸胁，不当下者，此不赘。

（3）清法：时疫为热证，未有不当清者也。其在表宜汗，使热从汗泄，汗法亦清法也；在里宜下，使热从下泄，下法亦清法也。若在表已得汗而热不退，在里已下而热不解，或本来有热无结，则惟以寒凉直折以清其热而已，故清法可济汗、下之不逮，三者之用，可合而亦可分。时疫当清者十之六七，则清法不可不细讲也。凡清热之要，在视热邪之浅深。热之浅者在营卫，以石膏、黄芩为主，柴胡、葛根为辅；热之深者在胸膈，天花粉、知母、瓜蒌仁、栀子、豆豉为主。热在肠胃者，当用下法，不用清法，或下而兼清亦可。热入心包者，黄连、犀角、羚羊角为主。热直入心脏，则难救矣，用牛黄犹可十中救一，须用至钱许，少则无济，非若小儿惊风诸方，每用分许即可有效。当清诸证，详列于下。热在营卫证：身热汗自出，不畏寒反畏热，身重，头面项红肿，周身红肿，斑疹，鼻孔干，唇燥，烦躁，遗尿，舌苔白。热在胸膈证：身热反减，渴，呕，咳，咽干，谵语，多言，胸前红肿，舌苔厚白。热在肠胃证：便血，便脓血。余悉见下证条中。热在心包及心证：狂，昏沉，多睡，舌黑。

（4）和法：寒热并用之谓和，补泻合剂之谓和，表里双解之谓和，平其亢厉之谓和。所谓寒热并用者，因时疫之热夹有他邪之寒，故用此法以和之也。凡方中有黄连与生姜同用，黄芩与半夏同用，石膏与苍术同用，知母与草果同用者皆是。所谓补泻合用者，因时疫之邪气实，人之正气虚，故用此法以和之。凡方中有参、芪、归、芍与硝、黄、枳、朴同用者是。所谓表里双解者，因疫邪既有表证，复有里证，故用此法以和之。凡方中有麻、葛、羌、防、柴、前与硝、黄、栀、芩、苓、泽、枳、朴合用者是。所谓平其亢厉者，因时疫之大势已去，而余邪未解，故用此法以和之，或用下法而小其剂料，缓其时日；或用清法而变其汤剂，易为丸散者皆是。凡此和法，虽名为和，实寓有汗、下、清、补之意，疫邪尤有宜和者。凡热不清，用清凉药不效，即当察其热之所附丽。盖无所附丽之热，为虚而无形之气。如盛夏炎蒸，遇风雨即解，故人身之热，气清即退。有所附丽之热，为实而有物。如洪炉柴炭，虽沃以水，尤有沸腾之忧，必撤去柴炭而热始退。凡热之所附丽，非痰即滞，非滞即血，径清其热，不去其物，未能有效。必视其附丽何物，于清热诸方加入何药，效始能捷。此和法之精微神变者也。宜和之证，详列于下：寒热往来，盗汗，口苦，咽干，头眩，舌强，渴，胸胁满，耳聋，小便黄，呕吐下利而心下痛，口干舌强而畏寒，大小便闭而寒热，痞满而悸，二便自利而舌苔，形体瘦损而舌苔。凡此表、里、虚、实、寒、热相兼者不可枚举，引此数端，可以类推，其有似和而实非和证者，详后辨似条。

（5）补法：时疫本不当补，而有屡经汗、下、清解不退者，必待补而愈。此为病药所伤，当消息其所伤在阴、在阳，以施补阴、补阳之法。疫邪为热证，伤阴者多，然亦有用药太过而伤阳者，则补阴、补阳又当酌其轻重，不可偏废。凡屡经汗、下、清、和而烦热加甚者，当补阴以济阳。所谓寒之不寒，责其无水者是，六味、四物、生脉、养荣诸方酌用。屡经汗、下、清、和，热退而昏倦痞利不止者，当补阳。所谓养正以祛邪者是，四君、异功、生脉、六君、理中、建中、附子等方酌用，诸证详后。当补阴证：舌干无苔，舌黑无苔，耳聋，目直视，目不明，服清凉药渴不止，服清凉药烦热加甚，服攻下药舌苔愈长，服攻下药舌苔芒刺燥裂愈甚，服清凉药身热愈甚，身体枯瘦，用利水药小便愈不通，腰膝萎软，周身骨节痛不可移动，多睡。当补阳证：多冷汗，汗出身冷经日不回，小便清而多，大便利清谷，呕吐用清热开导药愈甚，自利用清下药愈甚，痞满。

（录自《广瘟疫论》）

薛　雪

（湿热病由内伤而感邪，治湿热辨表里轻重）

【医家简介】

薛雪（1661～1750），字生白，号一瓢，又号扫叶山人、槐云山人、磨剑道人、牧牛老朽。清代著名温病学家，工精于湿热证治。

相关著作：《湿热条辨》、《医经原旨》等。

【主要学术思想和主张】

薛雪重视湿热为病的研究，着重湿热二邪轻重不同及其相合为病的特点，指出脾伤湿盛是湿热病产生的内在条件，而且中气的虚实是确定病在阳明抑或是病在太阴的关键。病邪从从鼻而入，直趋中道归于膜原，治疗用药上，立温化、清泻、清热祛湿诸大法，并主张与补阳、益气、养阴、生津诸法配伍运用，强调湿热证治应注意清热，而不碍湿；祛湿，而不助热；扶正，而不碍邪；祛邪，而不伤正等。据临证实据创多张湿热名方。

【医论医话】

湿热证，始畏寒，后但热不寒，汗出胸痞，舌白或黄，口渴不引饮。

先生自注曰：此条乃湿热证之提纲也。湿热证属阳明太阴经者居多。中气实则病在阳明，中气虚则病在太阴。病在二经之里者，每兼厥阴风木，以少阳厥阴同司相火，阳明太阴湿热内郁，郁甚则少火皆成壮火，而表里上下充斥肆逆，故是症最易耳聋、干呕、发痉、发厥。而提纲中不言及者，因以上诸症，皆湿热病兼见之变局，而非湿热病必见之正局也。始畏寒者，阳为湿遏而畏寒，终非若伤寒伤于表之畏寒也。后但热不寒，则郁而成热，反畏热矣。热甚阳明则汗出，湿蔽清阳则胸痞，湿邪内甚则舌白，湿热交蒸则舌黄。热则液不升而口渴，湿则饮内留而不引饮。然所云表者，乃太阴阳明之表，而非太阳之表。太阴之表四肢也，阳明也；阳明之表肌肉也，胸中也。故胸痞为湿热病必有之症，四肢倦怠，肌肉烦疼，亦必并见。其所以不干太阳者，以太阳为寒水之腑，主一身之表，风寒必自表入，故属太阳，湿热不必尽从表入，故不必由太阳。况风寒伤营卫，营卫乃太阳所司；表湿伤肌肉，肌肉为阳明所主；寒湿之属太阳者，以太阳为寒水，同气相求也。湿热之属阳明者，以阳明为中土，火化从阳也。湿热之邪从表伤者十之一二，由口鼻入者十之八九，阳明为水谷之海，太阴为湿土之脏，故多由阳明太阴受病。膜原者，外通肌肉，内近胃腑，即三焦之门户，实一身之半表半里也。邪由上受，直趋中道，故病多归膜原。要之湿热之病，不独与伤寒不同，且与温病大异。温病乃少阴太阳同病，湿热乃阳明太阴同病也，而提纲中言不及脉者，以湿热之证，脉无定体，或洪或缓，或伏或细，各随证现，不拘一格，故难以一定之脉，拘定后人眼目也。湿热之证，阳明必兼太阴者，徒知脏腑相连，湿土同气，而不知当与温病之必兼少阴比例。少阴不藏，木火内燔，风邪外袭，表里相扇，故为温病。太阴内伤，湿饮停聚，客邪再至，内外相引，故病湿热。此皆先有内伤，再感客邪，非由腑及脏之谓。若湿热之证，不夹内伤，中气实者其病必微。或有先因于湿，再因饥饱劳役而病者，亦属内伤夹湿，标本同病。然劳倦伤脾为不足，湿饮停聚为有余，所以内伤外感，孰多孰少，孰实孰虚，又在临证时权衡矣。

湿热证，畏寒无汗，身重头痛，湿在表分。宜藿香、香薷、羌活、苍术皮、薄荷、牛蒡子等味。头不痛者，去羌活。

湿热证，畏寒发热，身重关节疼痛，湿在肌肉，不为汗解。宜滑石、大豆黄卷、茯苓皮、苍术皮、鲜荷叶、藿香叶、白通草、桔梗等味。不畏寒者，去苍术皮。

湿热证，三四日即口噤，四肢牵引拘急，甚则角弓反张。此湿热侵入经络脉隧中。宜鲜地龙、秦艽、威灵仙、滑石、苍耳子、丝瓜藤、海风藤、酒炒黄连等味。

湿热证，壮热口渴，舌黄或焦红，发痉，神昏谵语或笑，邪灼心包，荣血已耗。宜犀角、羚羊角、连翘、生地黄、玄参、钩藤、银花露、鲜菖蒲、至宝丹等味。

湿热证，发痉，神昏笑妄，脉洪数有力，开泄不效者，湿热蕴结胸膈，宜仿凉膈散。若大便数日不通者，热邪闭结肠胃，宜仿承气微下之例。

湿热证，壮热烦渴，舌焦红或缩，斑疹，胸痞、自利、神昏痉厥，热邪充斥表里三焦。宜大剂犀角、羚羊角、生地黄、玄参、银花露、紫草、方诸水、金汁、鲜菖蒲等味。

湿热证，寒热如疟，湿热阻遏膜原，宜柴胡、厚朴、槟榔、草果、藿香、六一散、苍术、半夏、干菖蒲等味。

湿热证，数日后脘中微闷，知饥不食，湿邪蒙绕三焦。宜藿香叶、薄荷叶、鲜荷叶、鲜稻叶、枇杷叶、佩兰叶、芦尖、冬瓜仁等味。

湿热证，初起发热，汗出胸痞，口渴舌白，湿伏中焦。宜藿梗、蔻仁、杏仁、枳壳、桔梗、郁金、苍术、厚朴、草果、半夏、干菖蒲、六一散、佩兰叶等味。

湿热证，数日后自利，溺赤，口渴，湿流下焦。宜滑石、猪苓、茯苓、泽泻、萆薢、通草等味。

湿热证，舌遍体白，口渴，湿滞阳明。宜用辛开，如厚朴、草果、半夏、干菖蒲等味。

湿热证，舌根白，舌尖红，湿渐化热，余湿犹滞。宜辛泄佐清热，如蔻仁、半夏、干菖蒲、大豆黄卷、六一散、连翘、绿豆衣等味。

湿热证，初起即胸闷不知人，瞀乱大叫痛，湿热阻痹中上二焦。宜草果、槟榔、鲜菖蒲、六一散、芫荽各重用，或加皂角、地浆水煎。

湿热证，四五日，口大渴，胸闷欲绝，干呕不止，脉细数，舌光如镜。胃液受劫，胆火上冲，宜西瓜汁、金汁、鲜生地汁、甘蔗汁，磨服郁金、木香、香附、乌药等味。

湿热证，呕吐清水或痰多，湿热内留，木火上逆，宜温胆汤加瓜蒌、碧玉散等味。

湿热证，呕恶不止，昼夜不差，欲死者，肺胃不和，胃热移肺，肺不受邪也。宜用川连三四分，苏叶二三分，两味煎汤，呷下即止。

湿热证，咳嗽昼夜不安，甚则喘不得眠者，暑邪入于肺络，宜葶苈、六一散、枇杷叶等味。

湿热证，十余日，大势已退，惟口渴、汗出、骨节痛，余邪留滞经络。宜元米汤泡于术，隔一宿，去术煎饮。

湿热证，数日后，汗出热不除，或痉，忽头痛不止者，荣液大亏，厥阴风火上升。宜羚羊角、蔓荆子、钩藤、玄参、生地黄、女贞子等味。

湿热证，胸痞发热，肌肉微疼，始终无汗者，腠理暑邪内闭。宜六一散一两，薄荷三四分，泡汤调下即汗解。

湿热证，按法治之，数日后，或吐下一时并至者，中气亏损，升降悖逆。宜生谷芽、莲心、扁豆、薏似仁、半夏、甘草、茯苓等味，甚则用理中法。

湿热证，十余日后，左关弦数，腹时痛，时圊血，肛门热痛，血液内燥，热邪传入厥阴之证。宜仿白头翁汤法。

湿热证，十余日后，尺脉数，下利，或咽痛，口渴心烦，下泉不足，热邪直犯少阴之证。宜仿猪肤汤凉润法。

湿热证，身冷脉细，汗泄胸痞，口渴舌白，湿中少阴之阳。宜人参、白术、附子、茯苓、益智等味。

暑月病初起，但畏寒，面黄，口不渴，神倦，四肢懒，脉沉弱，腹痛下利，湿困太阴之阳。宜仿缩脾饮，甚则大顺散、来复丹等法。

湿热证，按法治之，诸症皆退，惟目瞑则惊悸梦惕。余邪内留，胆气不疏。宜酒浸郁李仁、姜汁炒枣仁、猪胆皮等味。

湿热证，曾开泄下夺，畏候皆平，独神思不清，倦语不思食，溺数，唇齿干。胃气不输，肺气不布，元神大亏。宜人参、麦冬、生谷芽、川石斛、木瓜、生甘草、鲜莲子等味。

湿热证，四五日，忽大汗出，手足冷，脉细如丝或绝，口渴，茎痛，而起坐自如，神清语亮，乃汗出过多，卫外之阳暂亡，湿热之邪仍结，一时表里不通，脉故伏，非真阳外脱也。宜五苓散去术加滑石、酒炒川连、生地黄、黄芪皮等味。

湿热证，发痉神昏，独足冷阴缩。下体外受客寒，仍宜从湿热治，只用辛温之品煎汤熏洗。

湿热证，初起壮热口渴，脘闷懊侬，眼欲闭，时谵语，浊邪蒙蔽上焦。宜涌泄，用枳壳、桔梗、淡豆豉、生山栀，无汗者加葛根。

湿热证，经水适来，壮热口渴，谵语神昏，胸腹痛，或舌无味，脉滑数。邪陷荣分，宜大剂犀角、紫草、茜根、贯众、连翘、银花露、鲜菖蒲等味。

湿热证，上下失血或汗血，毒邪深入荣分，走窜欲泄。宜大剂犀角、生地黄、牡丹皮、赤芍、连翘、紫草、茜根、金银花等味。

湿热证，七八日，口不渴，声不出，与饮食亦不却，默默不语，神识昏迷。进辛开凉泄、芳香逐秽俱不效，此邪入厥阴，主客浑受。宜仿吴又可三甲散：醋土鳖虫、醋炒鳖甲、土炒穿山甲、生僵蚕、柴胡、桃仁泥等味。

湿热证，口渴，苔黄起刺，脉弦缓，囊缩舌硬，谵语昏不知人，两手搐搦，津枯邪滞。宜鲜生地黄、芦根、生首乌、鲜稻根等味。若脉有力，大便不通者，大黄亦可加入。

（录自《湿热条辨》）

【常用效方】

方一　大顺散

［组成］甘草三两　干姜四两　肉桂四两　杏仁四两，去皮尖

［制服法］上先将甘草同白沙炒微黄，次入生干姜同炒，令姜裂，又入杏仁同炒，令杏仁不作声为度。去白沙，合桂为末，每服二三钱，水一盅，煎数沸温服。

［主治］按此方治太阴湿盛之阴暑证也。

方二　来复丹

［组成］太阴玄精石一两　倭硫黄一两　硝石一两，即焰硝同硫黄为末，微炒结成砂子　橘红二钱　青皮二钱　五灵脂二钱，澄去砂，炒令烟尽

［制服法］上为末，醋糊丸，每服二钱，空心米汤下。

［方解］人有素来上盛下虚者，暑湿浊邪壅于中宫，气不升降，攻补难施。惟来复丹能旋转阴阳，使浊邪上解，元气下复，故名来复。以其玄精、硝石、硫黄，皆天地阴阳之精气所结，橘红、青皮利气祛浊，灵脂入血以破瘀结，故能使三焦通达，阴阳转输而邪解正复也。凡虚而有浊邪者皆宜，不独治暑病而已。

（录自《湿热条辨》）

方三　浆水散

［组成］桂枝、干姜、附子制、甘草各五钱，炙　高良姜一钱　半夏二钱，制

［制服法］上为细末，每服三五钱，用土浆水二盏煎一盏，连渣服。甚者三四服，微者二三服。（就阴地掘坑汲净水，倾坑中搅之候澄清，名地浆水）

［主治］阴暑证。

方四　冷香饮子

［组成］炮附子一钱　陈皮一钱　炙甘草一钱半　草果一钱，同吴茱萸炒黄黑　生姜十片

［制服法］上用水一盏，煎滚即滤，井水顿冷服。

［主治］治阴暑证。

方五　苓桂甘露饮

［组成］茯苓、泽泻各一两　猪苓五钱　白术五钱　肉桂五钱　甘草二两　滑石四两，水飞　石膏二两　寒水石二两，一名凝水石

［制服法］上为细末，每服三钱，温汤调服，新汲水亦得，生姜汤尤良。

［主治］此两清湿火之佳方。

方六　苍术石膏汤

［组成］苍术五钱　石膏三钱　知母一钱半　甘草一钱

［制服法］水煎服。

此即白虎汤加苍术去粳米也，亦两清太阴阳明湿火之法。

（录自《湿热条辨》）

叶天士

（卫气营血治温病，祛温邪清宣灵动）

【医家简介】

叶桂（1667～1746），字天士，号秀岩。温病学说的奠基人之一，擅长治疗时疫和痧痘及内伤杂症等。

相关著作：《温热论》及门人整理编辑的《临证指南医案》等。

【主要学术思想和主张】

叶桂对外感温热病的病状和传变规律进行了精辟的概括和总结，创“卫、气、营、血”四个层次为主体，由表及里的辨证方法；在诊断上重视察舌、验齿、辨斑疹、辨白痦等方法，是我国最早发现猩红热的医家；在内伤杂病的辨治中，对诸如阳化内风、脾胃分论、久病入络、奇经辨证及虚损论治等方面均有独到见解。

【医论医话】

温病大纲：温邪上受，首先犯肺，逆传心包。肺主气属卫；心主血属营。辨营卫气血虽与伤寒同；若论治法，则与伤寒大异。盖伤寒之邪，留恋在表，然后

化热入里；温邪则化热最速。未传心包，邪尚在肺。肺合皮毛而主气，故云在表。初用辛凉轻剂。夹风加薄荷、牛蒡之属；夹湿加芦根、滑石之流。或透风于热外；或渗湿于热下。不与热相抟，势必孤矣。不尔，风夹温热而燥生，清窍必干，谓水主之气，不能上荣，两阳相劫也；湿与温合，蒸郁而蒙蔽于上，清窍为之壅塞，浊邪害清也。其病有类伤寒，验之之法，伤寒多有变症；温热虽久，总在一经为辨。

逆传入营：前言辛凉散风，甘淡祛湿，若病仍不解，是渐欲入营也。营分受热，则血液受劫，心神不安，夜甚无寐，或斑点隐隐，即撤去气药。如从风热陷入者，用犀角、淡竹叶之属；如从湿热陷入者，用犀角、花露之品。参入凉血清热方中。若加烦躁、大便不通，金汁亦可加入。老年及平素有寒者，以人中黄代之，急速透斑为要。若斑出热不解者，胃津亡也，主以甘寒，重则如玉女煎；轻则梨皮、蔗浆之类。或其人肾水素亏，病虽未及下焦，每多先自徬徨，此必验之于舌，如甘寒之中加入咸寒，务在先安未受邪之地，恐其陷入耳。

流连气分：若其邪始终在气分流连者，可冀其战汗透邪，法宜益胃，令邪与汗并，热达腠开，邪从汗出。解后胃气空虚，当肤冷一昼夜，待气还自温暖如常矣。盖战汗而解，邪退正虚，阳从汗泄，故渐肤冷，未必即成脱证。此时宜安舒静卧，以养阳气来复。旁人切勿惊惶，频频呼唤，扰其元气。但诊其脉若虚软和缓，虽倦卧不语，汗出肤冷，却非脱证；若脉急疾，躁扰不卧，肤冷汗出，便为气脱之症矣。更有邪盛正虚，不能一战而解，停一二日再战汗而愈者，不可不知。

邪留三焦：再论气病有不传血分，而邪留三焦，犹之伤寒中少阳病也。彼则和解表里之半；此则分消上下之势。随证变法：如近时杏、朴、苓等类；或如温胆汤之走泄。因其仍在气分，犹有战汗之门户，转疟之机括也。

里结阳明：再论三焦不从外解，必致里结。里结于何？在阳明胃与肠也。亦须用下法，不可以气血之分，谓其不可下也。惟伤寒热邪在里，劫烁津液，下之宜猛；此多湿热内抟，下之宜轻。伤寒大便溏，为邪已尽，不可再下；湿温病大便溏为邪未尽，必大便硬，乃为无湿，始不可再攻也。再人之体，脘在腹上，其位居中，按之痛，或自痛，或痞胀，当用苦泄，以其入腹近也。必验之于舌，或黄或浊，可与小陷胸汤或泻心汤，随证治之。若白不燥；或黄白相兼；或灰白不渴；慎不可乱投苦泄。其中有外邪未解里先结者，或邪郁未伸，或素属中冷者，虽有脘中痞痛，宜从开泄，宣通气滞以达归于肺，如近世之杏、蔻、橘、桔等，轻苦微辛，具流动之品可耳。前云舌黄或浊，当用陷胸、泻心，须要有地之黄，若光滑者，乃无形湿热，已有中虚之象，大忌前法。其脐以上为大腹，或满或胀或痛，此必邪已入里，表症必无，或存十之一二。亦须验之于舌，或黄甚，或如沉香色，或如灰黄色，或老黄色，或中有断纹，皆当下之，如小承气汤，用槟榔、青皮、枳实、玄明粉、生首乌等皆可。若未现此等舌，不宜用此等药。恐其中有湿聚太阴为满；或寒湿错杂为痛；或气壅为胀，又当以别法治之矣。

卫、气、营、血看法：大凡看法：卫之后方言气，营之后方言血。在卫汗之可也；到气才宜清气；乍入营分，犹可透热，仍转气分而解，如犀角、玄参、羚羊角等物是也；至入于血，则恐耗血动血，直须凉血散血，如生地黄、牡丹皮、阿胶、赤芍等物是也。若不循缓急之法，虑其动手便错耳。

论湿邪：且吾吴湿邪害人最多。如面色白者，须要顾其阳气，湿胜则阳微也。如法应清凉，用到十分之六七，即不可过凉，盖恐湿热一去，阳亦衰微也。面色苍者，须要顾其津液，清凉到十分之六七，往往热减身寒者，不可便云虚寒而投补剂，恐炉烟虽熄，灰中有火也，须细察精详，方少少与之，慎不可漫然而进也。又有酒客里湿素盛，外邪入里，与之相抟。在阳旺之躯，胃湿恒多；在阴盛之体，脾湿亦不少。然其化热则一。热病救阴犹易，通阳最难。救阴不在补血而在养津与测汗；通阳不在温而在利小便。较之杂症，有不同也。

察舌

白苔：再舌苔白厚而干燥者，此胃燥气伤也，滋润药中加甘草，令甘守津还之意；舌白而薄者，外感风寒也，当疏散之；若薄白而干者，肺液伤也，加麦冬、花露、芦根汁等轻清之品，为上者上之也；若苔白而底绛者，湿遏热伏也，当先泄湿透热，防其即干也，此可勿忧，再从里而透于外，则变润矣；初病舌即干，神不昏者，宜急养正，微加透邪之药；若神已昏，此内匮，不可救药矣。再有不拘何色舌生芒刺者，皆是上焦热极也，当用青布拭冷薄荷水揩之，即去者轻，旋即生者险矣。舌苔不燥，自觉闷极者，属脾湿盛也；或有伤痕血迹者，必问曾经搔挖否？不可以有血而便为枯症，仍从湿治可也。再有神情清爽，舌胀大不能出口者，此脾湿胃热，郁极化风，而毒延于口也，用大黄磨入当用剂内，则舌胀自消矣。又有舌上白苔黏腻，吐出浊厚涎沫者，其口必甜，此为脾瘅，乃湿热气聚，与谷气相抟，土有余也，盈满则上泛，当用佩兰叶芳香辛散以逐之。若舌上苔如碱者，胃中宿滞夹浊秽郁伏，当急急开泄；否则闭结中焦，不能从募原达出矣。若舌白如粉而滑，四边色紫绛者，瘟疫病初入募原，未归胃腑，急急透解，莫待传入而为险畏之症。且见此舌者，病必见凶，须要小心。

黄苔：再黄苔不甚厚而滑者，热未伤津，犹可清热透表；若虽薄而干者，邪虽去而津受伤也，苦重之药当禁，宜甘寒轻剂养之。

绛舌：再论其热传营，舌色必绛。绛，深红色也。初传，绛色中兼黄白色，此气分之邪未尽也，泄卫透营，两和可也；纯绛鲜泽者，包络受邪也，宜犀角、鲜生地黄、连翘、郁金、石菖蒲等清泄之。延之数日，或平素心虚有痰，外热一陷，里络即闭，非菖蒲、郁金等所能开，须用牛黄丸、至宝丹之类以开其闭，恐其昏厥为痉也。再论舌绛而干燥者，火邪劫营，凉血清血为要。色绛而舌心干者，乃心胃火燔，劫烁津液，即黄连、石膏亦可加入。其有舌心独绛而干者，亦胃热而心营受灼也，当于清胃方中加入清心之品，否则延及于尖，为津干火盛之候矣。舌尖独绛而干，此心火上炎，用导赤散泻其腑。若烦渴烦热，舌心干，四边色红，中心或黄或白者，此非血分也，乃上焦气热烁津，急用凉膈散散其无形之热，再看其后转变可也。慎勿用血药，反致滋腻留邪。至舌绛望之若干，手扪之原有津液，此津亏湿热熏蒸，将成浊痰，蒙闭心包也；舌色绛而上有黏腻似苔非苔者，中夹秽浊之气，急加芳香逐之；舌绛而抵齿难伸出口者，痰阻舌根，有内风也；舌绛而光亮者，胃阴亡也，急用甘凉濡润之品；舌绛而有碎点黄白者，将生疳也；大红点者，热毒乘心也，用黄连、金汁；其有虽绛而不鲜，干枯而痿者，此肾阴涸也，急以阿胶、鸡子黄、地黄、天冬等救之，缓则恐涸极而无救也。

紫舌：再有热传营血，其人素有瘀伤宿血在胸膈中，舌色必紫而暗，扪之潮湿，当加散血之品，如琥珀、丹参、桃仁、牡丹皮等，否则瘀血与热相抟，阻遏正气，遂变如狂发狂之症。若紫而肿大者，乃酒毒冲心；紫而干晦者，肾肝色泛也，难治。

淡红舌：舌若淡红无色，或干而色不荣者，乃是胃津伤而气无化液也。当用炙甘草汤，不可用寒凉约。

黑苔：舌无苔而有如烟煤隐隐者，慎不可忽视。如口渴烦热而燥者，平时胃燥也，不可攻之，宜甘寒益胃；若不渴肢寒而润者，乃夹阴病，宜甘温扶中。此何以故？外露而里无也。舌黑而滑者，水来克火，为阴证，当温之；若见短缩，此肾气竭也，为难治。惟加人参、五味子，或救万一。舌黑而干者，津枯火炽，急急泻南补北；若黑燥而中心厚者，土燥水竭，急以咸苦下之。

验齿：再温热之病，看舌之后，亦须验齿。齿为肾之余，龈为胃之络，热邪不燥胃津，必耗肾液，且二经之血，走于此处。病深动血，结瓣于上，阳血色紫，紫如干漆；阴血色黄，黄如酱瓣。阳血若见，安胃为主；阴血若见，救肾为要。然豆瓣色者多险，惟症尚不逆者犹可治，否则难治矣。此何故耶？盖阴下竭、阳上厥也。齿若光燥如石者，胃热甚也，症见无汗畏寒，卫偏胜也，辛凉泄卫透汗为要。若如枯骨色者，肾液枯也，为难治。若上半截润，水不上承而心火上炎也，急急清心救水，俟枯处转润为妥。若齿垢如灰糕样者，胃气无权，津亡而湿浊用事，多死。初病齿缝流清血，痛者为胃火冲激；不痛者为龙火内燔。齿焦无垢者死；齿焦有垢者，肾热胃劫也，当微下之，或玉女煎清胃救肾可也。若咬牙啮齿者，湿热化风，痉病；但咬牙者，胃热气走其络也；咬牙而脉症皆衰者，胃虚无谷以内荣也。此何以故？虚则喜实也。舌本不缩而硬，牙关咬定难开者，此非风痰阻络，即欲作痉症。用酸物擦之即开，酸走筋，木来泄土故也。

辨斑疹：凡斑疹初见，须用纸拈照看胸背两胁，点大而在皮肤之上者为斑；或云头隐隐，或琐碎小粒者为疹。又宜见而不宜多见。按方书谓斑色红者属胃热，紫者热极，黑者胃烂，然亦必看外症所合，方可断之。春夏之间，湿病俱发斑疹为甚，如淡红色，四肢清，口不甚渴，脉不洪数，此非虚斑，即属阴斑，或胸前微见数点，面赤足冷，或下利清谷，此阴盛格阳于上，当温之。若斑色紫而点小者，心包热也；点大而紫，胃中热也。斑黑而光亮者，虽属不治，然其人气血充者，依法治之，或有可救；若黑而晦者必死。黑而隐隐四旁赤色者，乃火郁内伏，大用清凉透发，间有转红而可救者。又有夹斑带疹，皆是邪之不一，各随其部而泄。然斑属血者恒多，疹属气者不少。斑疹皆是邪气外露之象，发出之时，宜神情清爽，方为外解里和。如斑疹出而昏者，此正不胜邪而内陷，或胃津内涸之候矣。

辨白㾦：再有一种白㾦，小粒如水晶色者，此湿热伤肺，邪虽出而气液枯也，必得甘药补之。若未至久延，气液尚在未伤，乃为湿郁卫分，汗出不彻之故，当理气分之邪。枯白如骨者多凶，气液竭也。

论妇人温病：再妇人病温与男子同，但多胎前产后，以及经水适来适断。大凡胎前病，古人皆以四物加减用之，谓恐邪来害妊也。如热极者，有用井底泥及蓝布浸冷覆盖腹上等，皆是护胎之意。然亦须看其邪之可解而用之。如血腻之药不灵，又当审察，不可固执，仍宜步步保护胎元，恐正损邪陷也。至于产后，方书谓慎用苦寒，恐伤已亡之阴也。然亦要辨其邪能从上中解者，稍从症用之，亦无妨也。不过勿犯下焦，且属虚体，当如虚怯人病邪而治。况产后当血气沸腾之际，最多空窦，邪必乘虚内陷，虚处受邪，为难治也。如经水适来适断，邪将陷于血室，少阳伤寒，言之详悉，不必多赘。但数动与正伤寒不同。仲景立小柴胡汤提出所陷热邪，参、枣以扶胃气，因冲脉隶属阳明也。此惟虚者为合治。若热邪陷入，与血相结者，当宗陶氏小柴胡汤去参、枣加生地、桃仁、楂肉、牡丹皮或犀角等。若本经血结自甚，必少腹满痛，轻者刺期门，重者小柴胡汤去甘药加延胡索、归尾、桃仁；夹寒加肉桂心；气滞加香附、陈皮、枳壳等。然热陷血室之症，多有谵语，如狂之象，与阳明胃热相似。此种病机，最须辨别。血结者身体必重，非若阳明之轻便者。何以故耶？阴主重浊，络脉被阻，身之侧旁气痹，连及胸背，皆为阻窒。故祛邪通络，正合其病。往往延久，上逆心包，胸中痹痛，即陶氏所谓血结胸也。王海藏出一桂枝红花汤加海蛤、桃仁，原欲表里上下一齐尽解之理，此方大有巧妙焉。

（录自《温热论》）

【精选案例】

案1 某（二七），风伤卫。寒热头痛脘闷（风伤卫）。

苏梗一钱 淡豆豉一钱 杏仁三钱 桔梗一钱 厚朴一钱半 连翘一钱半 通草一钱 滑石三钱

经云：风为百病之长，盖六气之中，惟风能全兼五气。如兼寒则风寒；兼暑则曰暑风；兼湿曰风湿；兼燥曰风燥；兼火曰风火。盖因风能鼓荡此五气而伤人，故曰百病之长也。其余五气，则不能互相全兼，如寒不能兼暑与火，暑亦不兼寒，湿不兼燥，燥不兼湿，火不兼寒。由此观之，病之因乎风而起者自多也。然风能兼寒，寒不兼风，何以辨之。如隆冬严寒之时，即密室重帏之中，人若裸体而卧，必犯伤寒之病，此本无风气侵入，乃但伤于寒。而不兼风者也，风能兼寒者，因风中本有寒气，盖巽为风，风之性本寒，即巽卦之初爻属阴是也。因风能流动鼓荡，其用属阳，是合乎巽之二爻三爻，皆阳爻也。如炎歊溽暑之时，若使数人扇一人，其人必致汗孔闭，头痛畏寒骨节疼等，伤寒之病作矣，斯时天地间。固毫无一些寒气，实因所扇之风，风中却有寒气，故令人受之，寒疾顿作，此乃因伤风而兼伤寒者也。故有但伤寒而不伤风之症，亦有因伤风而致兼伤寒之症，又有但伤风而不伤寒之症，有因伤风而或兼风温风湿风燥风火等症，更有暑湿燥火四气各自致伤。而绝不兼风之症。故柯韵伯所注伤寒云：伤风之重者，即属伤寒，亦有无汗脉紧，骨节疼诸症，此柯氏之书，所以能独开仲景生面也。至仲景所著伤寒书，本以寒为主，因风能兼寒，故以风陪说，互相发明耳。学者看书，不可不知此理，若夫脏腑一切内外诸风，各有现症，具载内经，尤当详考。

案2 某（二八），劳伤阳气，形寒身热，头疼脘闷，身痛（劳倦阳虚感寒）。

杏仁三钱 川桂枝八分 生姜一钱 厚朴一钱 广陈皮一钱 茯苓皮三钱

伤寒证。仲景立法于前，诸贤注释于后，先生虽天资颖敏，若拟其治法，恐亦不能出仲景范围。其所以异于庸医者，在乎能辨证耳，不以冬温春温风温温热湿温伏暑内伤劳倦瘟疫等症。误认为伤寒，其治温热暑湿诸症，专辨邪之在卫在营，或伤气分，或伤血分，更专究三焦。故能述前人温邪忌汗，湿家忌汗，当用手经之方，不必用足经之药等明训。垂示后人，此乃先生独擅见长之处也。若夫伤寒之书，自成无已注解以后，凡注疏者不啻数百家，其尤著者，如嘉言三书、景岳书、伤寒三注四注等篇。近有柯韵伯来苏集，伤寒论翼方翼，王晋三古方选注中所解一百十三方。诸家析疑辨义处，虽稍有异同，然皆或登仲景之堂，或造仲景之室者。业医者，当日置案头，潜心参究，庶乎临症可无误矣。

案3 某，风温热伏，更劫其阴，日轻夜重，烦扰不宁（风温伤阴）。

生地黄 阿胶 麦冬 白芍 炙甘草 蔗浆

风为天之阳气，温乃化热之邪，两阳熏灼，先伤上焦，种种变幻情状，不外手三阴为病薮。头胀汗出，身热咳嗽，必然并见，当与辛凉轻剂，清解为先。大忌辛温消散，劫烁清津，太阴无肃化之权，救逆则有蔗汁、芦根、玉竹、麦冬之类也。苦寒沉降，损伤胃口，阳明顿失循序之司，救逆则有复脉建中之类。大凡此症，骤变则为痉厥，缓变则为虚劳，则主治之方。总以甘药为要，或兼寒或兼温，在人通变可也。

案4 丁，口鼻吸入热秽，肺先受邪，气痹不主宣通，其邪热由中及于募原，布散营卫，遂为寒热。既为邪踞，自然痞闷不饥，虽邪轻未为深害，留连不已，热蒸形消，所谓病伤，渐至于损而后已（热伤胃津）。

桂枝白虎汤主之。

又，气分之热稍平，日久胃津消乏，不饥不欲纳食，大忌香燥破气之药。以景岳玉女煎，多进可效。忌食辛辣肥腻自安。竹叶石膏汤加鲜枸杞根皮。

案5 陆（六九），高年热病，八九日。舌燥烦渴，谵语，邪入心包络中。深怕液涸神昏，当滋清去邪，兼进牛黄丸，祛热利窍（热邪入心包）。

竹叶心 鲜生地黄 连翘心 玄参 犀角 石菖蒲

案6 王（十八），夜热早凉，热退无汗。其热从阴而来，故能食，形瘦，脉数左盛，两个月不解，治在血分（热陷血分）。

生鳖甲 青蒿 细生地黄 知母 牡丹皮 淡竹叶

案7 张（五五），劳倦内伤，温邪外受，两个月不愈，心中温温液液，津液无以上供。夜卧喉干燥。

与复脉汤去姜、桂、参。三服后可加参（劳倦感温阴液燥）。

案8 左小，乃温邪触自口鼻，上焦先受，气血与热胶固，致清窍不利，倏有痹塞之变。理当先治新邪，况头面咽喉结邪，必辛凉轻剂以宣通。若药味重浊，徒攻肠胃矣，仿东垣普济消毒意（热毒壅结上焦）。

连翘 牛蒡子 马勃 射干 滑石 夏枯草 金银花露 金汁

案9 席，左数，右缓弱，阳根未固，阴液渐涸，舌赤微渴，喘促自利溲数，晡刻自热，神烦呓语，夫温邪久伏少阴。古人立法，全以育阴祛热，但今见症，阴分固有伏邪，真阳亦不肯收纳。议仿刘河间浊药轻投，不为上焦热阻，下焦根蒂自立，冀其烦躁热蒸渐缓（阴虚邪伏）。

熟地炭　茯苓　淡苁蓉　远志炭　川石斛　五味子　饮子煎法

又，晚诊。阴中伏邪，晡时而升，目赤羞明，舌绛而渴，与育阴清邪法。

生地炭　玄参心　川石斛　炒麦冬　犀角　石菖蒲

又，脉左数，右软，舌干苔白，小溲淋漓，吸气喘促，烦汗，肾阴不承。心神热灼蒙闭。议以三才汤，滋水制热，三才加茯神、黄柏、金箔，晚进周少川牛黄清心丸一服。

又，昨黄昏后诊脉，较诸早上，左手数疾顿减，惟尺中垂而仍动，呓语不已，若有妄见，因思肾热乘心，膻中微闭，神明为蒙，自属昏乱。随进周少川牛黄丸一服。俾迷漫无质之热，暂可泄降，服后颇安。辰刻诊脉濡小，形质大衰，舌边色淡，下利稀水，夫救阴是要旨。读仲景少阴下利篇，上下交征，关闸欲撤，必以堵塞阳明为治，以阳明司阖，有关无阖，下焦之阴，仍从走泄矣，议用桃花汤。

人参　赤石脂　炮姜　白粳米

又，晚服照方加茯苓。

又，脉左沉数，右小数，暮热微汗，时烦，辰刻神清，虚邪仍留阴分，议用清补。

人参　茯苓　川石斛　炙甘草　黑穞豆皮　糯稻根须

又，金匮麦门冬汤。

案10　吴，连朝骤热，必有暑气内侵，头热目瞑，吸短神迷，此正虚邪痹，清补两难。

先与益元散三四钱。用嫩竹叶心二钱。煎汤凉用三四小杯。常用绿豆煎汤服。

案11　某（四一），诊脉弦，午后畏寒似热，不饥，溺涩短赤，暑热炎蒸，外袭肺卫，游行三焦，致气分窒痹而然。当用和法。宜薄滋味庶杜疟患。

杏仁　香薷　木通　飞滑石　茯苓　厚朴　白蔻仁　淡竹叶

又，照前方去香薷，加半夏。

案12　王，暑邪寒热，舌白不渴，吐血，此名暑瘵重症（暑瘵）。

西瓜翠衣　竹叶心　青荷叶汁　杏仁　飞滑石　薏苡仁

案13　万，暑邪不解，陷入厥阴，舌灰消渴，心下板实，呕畏吐蛔，寒热，下利血水，最危之症。（暑邪入厥阴）

川连　黄芩　干姜　生白芍　川椒　乌梅　人参　枳实

案14　杨，吸入疫疠，三焦皆受，久则血分渐瘀，愈结愈热，当以咸苦之制，仍是轻扬理上，仿古大制小用之意。

玄参　西瓜翠衣　金银花露　莹白金汁

疫疠一症，都从口鼻而入，直行中道，流布三焦，非比伤寒六经，可表可下，夫疫为秽浊之气。古人所以饮芳香、采兰草，以袭芬芳之气者，重涤秽也，及其传变，上行极而下，下行极而上，是以邪在上焦者，为喉哑，为口糜。若逆传膻中者，为神昏舌绛，为喉痛丹疹。今观先生立方，清解之中，必佐芳香宣窍逐秽，如犀角、菖蒲、银花、郁金等类，兼进至宝丹。从表透里，以有灵之物，内通心窍，搜剔幽隐，通者通，镇者镇。若邪入营中，三焦相溷，热愈结，邪愈深者，理宜咸苦大制之法。仍恐性速直走在下，故用玄参、金银花露、金汁、瓜蒌皮，轻扬理上。所谓仿古法而不泥其法者也，考是症，惟张景岳、喻嘉言、吴又可论之最详。然宗张、喻二氏，恐有遗邪留患，若宗吴氏，又恐邪去正伤，惟在临症权衡，无盛盛，无虚虚，而遗人夭殃，方不愧为良医矣。(邹滋九)

案15　沈氏，温邪初发，经水即至，寒热耳聋，干呕，烦渴饮。见症已属热入血室，前医见咳嗽脉数舌白，为温邪在肺，用辛凉轻剂，而烦渴愈甚，拙见热深十三日不解。不独气分受病，况体质素虚，面色暗惨，恐其邪陷痉厥，三日前已经发痉，五液暗耗，内风掀旋，岂得视为渺小之恙，议用玉女煎两清气血邪热，仍有救阴之能。(热邪内陷液伤发痉)

玉女煎加竹叶心，武火煎五分。

又，脉数，色暗，舌上转红，寒热消渴俱缓，前主两清气血，伏邪已得效验，大凡体质素虚，祛邪及半，必兼护养元气，仍佐清邪，腹痛便溏。和阴是急。

白芍　炙甘草　人参　炒麦冬　炒生地黄

又，脉右数左虚，临晚微寒热，复脉汤去姜、桂。

案16　吴氏，热病十七日。脉右长左沉，舌痿饮冷，心烦热，神气忽清忽乱，经来三日患病，血舍内之热气，乘空内陷，当以瘀热在里论病，但病已至危，从蓄血如狂例。(蓄血)

细生地黄　牡丹皮　制大黄　炒桃仁　泽兰　人中白

考热入血室，金匮有五法：第一条主小柴胡，因寒热而用，虽经水适断，急提少阳之邪，勿令下陷为最。第二条伤寒发热，经水适来，已现昼明夜剧，谵语妄见，恐人误认阳明实病，故有无犯胃气，及上二焦之戒。第三条中风寒热，经水适来，七八日，脉迟身凉，胸胁满如结胸状，谵语者，显无表证，全露热入血室之候，自当急刺期门，使人知针力比药力尤捷。第四条阳明病，下血谵语，但头汗出，亦为热入血室，亦刺期门，汗出而愈，仲景无非推广其义，教人当知通变。第五条明其一症，而有别因为害，如痰潮上脘，昏冒不知，当先化其痰，后除其热等语，所谓急者先除也。乃今人一遇是症，不辨热入之轻重，血室之盈亏，遽与小柴胡汤，贻害必多。要之热甚而血瘀者，与桃仁承气，及山甲、归尾之属。血舍空而热陷者，用犀角地黄汤，加丹参、木通之属，表邪未尽，而表症仍兼者。当合乎和解，热轻而清药过投，气机致钝者，不妨借温通为使，血结胸有桂枝红花汤，参入海蛤、桃仁之治。昏狂甚，进牛黄膏，调入清气化结之煎，再观案中，有两解气血燔蒸之玉女法，热甚阴伤，有育阴养气之复脉法，又有护阴涤热之缓攻法。先圣后贤，其治总条分缕析，学者审证制方，慎毋拘乎柴胡一法也。

（录自《临证指南医案》）

杨栗山

（阐发温病热郁三焦，升降宣通逐温毒）

【医家简介】

杨栗山（1706~1795），名璿，字玉衡，晚号栗山老人。清代著名温病学家。精于外感热病，尤疫证的辨治。

相关著作：《伤寒瘟疫条辨》。

【主要学术思想和主张】

杨栗山十分推崇“三焦辨证”与“阳热怫郁”学说，提出“热郁三焦”，以中焦为病变中心的观点；强调“邪热怫郁”在温病发病中的关键意义，主张以宣、清、通为主要治法以达到逐秽解毒、调理升降的目的；临证用药倡用以升降散为总方的治温十五方。

【医论医话】

不以温病为伤寒，不以伤寒方治温病，则患温者自以不冤矣。但有轻者，有重者，有最重者，到底无阴证，与伤寒外感不同，并非六气为病也，亦杂气中之一耳。始则发热，头痛身痛，舌上白苔，渐加烦躁渴饮水浆。或发热而兼凛凛，或先凛凛而后发热，或昼夜纯热，或潮热，或往来寒热，或眩晕，或呕吐，或痰涎涌盛，或呕汁如血，或口舌干燥，或咽喉肿痛，或咳嗽脓血，或喘呃吐蛔，或心腹痞满，或胸胁胀痛，或大便不通，或小水自利，或前后癃闭，或协热下痢，或热结旁流，或下血如豚肝，或如胶黏，或水泄无度。有舌黄苔黑苔者；有舌裂者；有舌生芒刺者；有舌色紫赤者；有唇崩者；有唇黑者；有鼻孔如烟煤之黑者；有目暗不明、目赤、目黄、目瞑、目直视、目反折者；有头汗、盗汗、自汗者；有手足心腋下汗者；有耳聋不闻声者；有头肿大如斗者；有喉痹颈肿滴水不能下咽者；有发狂如癫如痫者；有哭笑无常如醉如痴者；有弃衣登高，逾垣上屋者，有厥逆身冷如冰者；有谵语昼夜不眠者；有昏迷不省人事者；有詈骂不避亲疏者；有蓄血、吐血、衄血、毛孔血、目血、舌血、齿缝血、大小便血者；有发黄者；有发斑者；有发疹者；有斑疹杂出者；有发颐、疙瘩疮者；有浑身火疱疮带白浆者；有首尾能食者；有绝谷一月不死者；有无故最善反复者；有愈后渐加饮食如常者；有愈后饮食胜常二三倍者；有愈后耳聋眼花者；有愈后退爪脱皮落发者。至其畏状，甚有口噤不能张，腿屈不能伸，唇口不住牵动，手足不住振战，遗尿遗粪，圆睁口张，咬牙嚼舌，声哑不语，舌伸外搅沫如水浪，项强发痉，手足反张，肉瞤筋惕，骨痿足重，舌卷囊缩，循衣摸床，见神见鬼。凡此怪怪奇奇不可名状等症，有相兼三五条者，有相兼十数条者，不可枚举。总因血气虚实之不同，脏腑禀赋之有异，其受邪则一而已。及邪尽，一任诸症如失。所云知其一，万事毕，知其要者，一言而终，不知其要者，流散无穷，所以温病无多方也。然而阴阳乘除，寒热倚伏，表里参错，虚实循环，见之真而守之定，通乎权而达乎变者，盖几希矣。

伤寒自外之内，先伤气分；温病由内达外，先伤血分。故伤寒初感，利用发表；温病初发，利用攻里。伤寒后证多补气，温病后证多养血，温病与伤寒实出两门。自晋迄今，温病失传，无人不以温病为伤寒，无人不以伤寒方治温病，动云先解其表，乃攻其里，此仲景《伤寒论》也。所以温病一二日内，遇阳明腹胀满痛之症，少阴口燥咽干之症，厥阴舌卷囊缩之症，再不敢议下。明知厥深热深之阳症，下之已迟，万一侥幸，不过为焦头烂额之客，千余年来，孰任杀人之辜耶。

古今医书，非不有温病之条，然皆编入于伤寒之中，议论无非伤寒。所用之药，虽曰治温病，实治伤寒之的方也。余谓此等方论，但治伤寒未尝不验，若谬以治伤寒之方，而治春夏之温病，是犹抱薪投火。盖温病自内达外，虽有表证，实无表邪，终有得汗而解者，必里热清而汗始出，前一节治法与伤寒不同。本朝陈良佐曰：春分后，秋分前，一百八十二日半，诸病皆不可发汗，汗之多亡阳矣，温病尤忌。凡治正伤寒发汗解表，温中散寒之药一概禁用，今特摘其尤者，如麻黄、桂枝、羌活、独活、白芷、葛根、细辛、浮萍、苍耳、苍术、艾叶、胡椒、补骨脂、茴香、肉桂、附子、干姜、豆蔻、益智等味。古人亦未曾道破，余深体验而知其不可，以温病无风寒与阴证也。但今医家病家，未有不以温病为伤寒者，未有不以伤寒方治温病者，此固风气之使然，亦习俗之旧染也。舌敝唇促，难以遍谕。须知生死有命，误犯禁药，不过轻重之分，苟从死后而追悔前方，愚矣。

仲景《伤寒论》用参、姜、桂、附者，八十有奇，而温病非所论也。伏邪内郁，阳气不得宣布，积阳为火，阴血每为热搏，未解之前，麻黄、桂枝不可沾唇；暴解之后，余焰尚在，阴血未复，最忌参、姜、桂、附，得之反助其壅郁，余邪伏留，不惟目下淹缠，日后必变生异证。或周身痛痹，或四肢拘挛，或流火结痰，或两腿钻痛，或劳嗽涌痰，或毒气流注，或痰核穿漏，皆骤补之为害也。大抵温病愈后，调理之剂投之不当，莫若静养。节饮食为第一，而慎言语，谨起居，戒气恼，寡嗜欲，皆病后所宜留神也。

……

妇女六经治例，与男子无异，但多兼经候，调治为难。经行之际，用药必和中兼调血为主。如伤寒自气分传入血分，表证居多，用生地四物汤合麻黄汤、桂枝汤、葛根汤、小柴胡汤之类，随证消息之。如温病由血分发出气分，里证居多，用神解散、小清凉散、升降散、增损双解散之类，随证消息之。至于伤寒传里热证治法，与温病虽异而大略同，否则邪伤冲任而为热入血室矣。若胎前产后又当别论。此亦大概言之，神明则存乎人耳。

冲为血海，即血室也，冲脉得热，血必妄行。在男子则下血谵语，在妇人则月水适来。惟阳明病下血谵语，兼男子言，不仅谓妇人也。但以妇人经气所虚，邪得乘虚而入，故病热入血室为多。然妇人热入血室，有须治而愈者，有不须治而愈者。如《伤寒论》曰：妇人中风，发热畏寒，经水适来，得之七八日，热除而脉迟身冷，胸胁下满，如结胸状，谵语者，此为热入血室，当刺期门，随其实而泻之。又曰：妇人中风七八日，续得寒热，发作有时，经水适断者，此为热入血室。其血必结，故使如疟状，发作有时，小柴胡汤主之。二者是须治而愈者也。又曰：妇人伤寒发热，经水适来，昼则明了，夜则谵语，如见鬼状者，此为热入血室。无犯胃气，及上二焦，必自愈。此不须治而愈者也。夫胸胁满如结胸，谵语，此言适来即断，是邪气留结于胸胁而不去，血结在里为实证，必刺期门，随其实而泻之。不善刺者，以小柴胡汤加栀子、牡丹皮、归尾、桃仁、红花、益母草、穿山甲以消之。如热盛神昏，但头汗者，加酒大黄微利之，以有瘀血，故头汗出也。寒热如疟，发作有时，此言经行未尽而适断，虽有结血未为全实，以小柴胡汤加牡丹皮、栀子、生地、归尾、益母草以清之，（胃不甚虚者，二证并去人参。）二者既有留邪，必须治之可也。在温病，并宜增损大柴胡汤加归尾、桃仁、穿山甲。若发热经水适来，昼则明了，夜则谵语，此则经水既来而不断，里无留滞之邪，故昼日明了，但暮夜则谵语。俟经尽热随血散自愈，不可刺期门犯胃气，及用柴胡犯上二焦也。在温病亦宜小柴胡汤去人参，加陈皮、牡丹皮、栀子、黄连、益母草以清其热。又妇人伤寒，表虚自汗身凉，四肢拘急，脉沉而迟，太阳标病，少阴本病，经水适断，桂枝加附子红花汤。又妇人伤寒，汗解表除，热入血室，扰其荣血，经水过多，不受补益，宜芍药甘草汤和之。

妊娠，伤寒温病六经治例皆同，但要保胎为主。伤寒外感风寒，表证居多，宜汗、宜解、宜和，不过麻黄、桂枝、葛根、小柴胡等汤，合四物汤随证治之自愈。温病内蕴邪热，里证居多，不可发汗，急用护胎之法。井底泥涂脐至关元，干再易之，或以青黛、伏龙肝为末，水调涂之。若大热干呕，错语呻吟，增损三黄石膏汤、清化汤。若热甚躁急，胎动不安，必须下之，慎勿惑于参术安胎之说，夺其里热，庶免胎坠。盖邪火壅郁，胎自不安，转气传血，胎胞何赖？酌用升降散、增损双解散、加味凉膈散，或去芒硝，以逐去其邪，则焰熇顿为清凉，气回而胎自固，反见硝、黄为安胎之圣药，历治历效，子母俱安。若治之不早，以致腹痛如椎，腰痛如折，服药已无及矣。古人所以有悬钟之喻，梁腐而钟未有不落者。在里证，温病与伤寒治法大略同。或曰孕妇而投硝、黄，设邪热未逐，胎气先损，当如之何？余曰不然。结粪瘀邪，肠胃中事也；胎附于脊，肠胃之外，子宫内事也。大黄直入肠胃，郁结一通，胎得舒养，是兴利除害于顷刻之间，何虑之有？《内经》曰：有故无殒，亦无殒也，正此之谓。但毒药治病，衰去七八，余邪自散，幸勿过剂。凡妊娠若有四损者，不可以常法正治，当从其损而调之。产后同法，非其损而误补必危。（芒硝有化胎之说，不可轻投。若至燥实，非此不可解救，有病当之，全无妨碍，不必去也。）

产后，伤寒不可轻汗，温病不可轻下。盖有产时伤力发热，去血过多发热，畏露不行发热，三日蒸乳发热，或起早动劳，饮食停滞，一皆发热，要在仔细辨之。大抵产后气血空虚，若误汗误下，则亡阳亡阴之祸，更难解救。凡有发热，且与四物汤。归、芎为君最多，生地黄、白芍须用酒炒。合小柴胡汤，加金银花、泽兰叶、益母草，少佐干姜最妙。盖干姜之辛热，能引血药入血分，能引气药入气分，且能祛瘀血生新血，有阳生阴长之道，以热治热，深合《内经》之旨。如有畏露未尽者，黑龙丹必兼用之，如有积热停滞者，麻仁丸、大柴胡汤必兼用之，不可执泥丹溪之说。胃虚食少者，必加白术、茯苓；痰饮呕逆者，必加陈皮、半夏。但药中必主以四物、人参，乃养血务本，滋阴降火之要务也。即偶尔伤寒，或遭温病，亦须调理血气为主。伤寒内虚外感，以大温中饮、理阴煎。无汗用麻黄，有汗用桂枝等汤。头痛用羌活、川芎之类加减治之。温病怫热内炽，用三合汤加减治之最妙。如万不能不下，升降散无妨，增损双解散去芒硝、黄连，加生地黄、川芎，尤为对症之药，其余脉症治法，与男子同。

（录自《伤寒瘟疫条辨》）

【常用效方】

杨栗山治温十五方

温病总计十五方。轻则清之，神解散、清化汤、芳香饮、大小清凉散、大小复苏饮、增损三黄石膏汤八方；重则泻之，增损大柴胡汤、增损双解散、加味凉膈散、加味六一顺气汤、增损普济消毒饮、解毒承气汤六方。而升降散，其总方也，轻重皆可酌用。察症切脉，斟酌得宜，病之变化，治病之随机应变，又不可执方耳。按：处方必有君、臣、佐、使，而又兼引导，此良工之大法也。是方以僵蚕为君，蝉蜕为臣，姜黄为佐，大黄为使，米酒为引，蜂蜜为导，六法俱备，而方乃成。窃尝考诸本草，而知僵蚕味辛苦气薄，喜燥畏湿，得天地清化之气，轻浮而升阳中之阳，故能胜风除湿，清热解郁，从治膀胱相火，引清气上朝于口，散逆浊结滞之痰也。其性属火，兼土与木，老得金水之化，僵而不腐。温病火炎土燥，焚木烁金，得秋分之金气而自衰，故能辟一切怫郁之邪气。夫蚕必三眠三起，眠者病也，合簿皆病，而皆不食也；起者愈也，合簿皆愈，而皆能食也。用此而治合家之温病，所谓因其气相感，而以意使之者也，故为君。夫蝉气寒无毒，味咸且甘，为清虚之品，出粪土之中，处极高之上，自感风露而已。吸风得清阳之真气，所以能祛风而胜湿；饮露得太阴之精华，所以能涤热而解毒也。蜕者，退也，盖欲使人退去其病，亦如蝉之蜕，然无恙也。亦所谓因其气相感，而以意使之者也，故为臣。姜黄气味辛苦，大寒无毒，蛮人生啖，喜其祛邪伐畏，行气散郁，能入心脾二经建功辟疫，故为佐。大黄味苦，大寒无毒，上下通行。盖亢甚之阳，非此莫抑，苦能泻火，苦能补虚，一举而两得之。人但知建良将之大勋，而不知有良相之硕德也，故为使。米酒性大热，味辛苦而甘。令饮冷酒，欲其行迟，传化以渐，上行头面，下达足膝，外周毛孔，内通脏腑经络，祛逐邪气，无处不到。如物在高巅，必奋飞冲举以取之。物在远方及深奥之处，更必迅奔探索以取之。且喜其和血养气，伐邪辟畏，仍是华佗旧法，亦屠苏之义也，故为引。蜂蜜甘平无毒，其性大凉，主治丹毒斑疹，腹内留热，呕吐便秘，欲其清热润燥，而自散温毒也，故为导。盖蚕食而不饮，有大便无小便，以清化而升阳；蝉饮而不食，有小便无大便，以清虚而散火。君明臣良，治化出焉。姜黄辟邪而靖疫，大黄定乱以致治，佐使同心，功绩建焉。酒引之使上行，蜜润之使下导，引导协力，远近通焉。补泻兼行，无偏胜之弊，寒热并用，得时中之宜。所谓天有覆物之功，人有代覆之能，其洵然哉。是方不知始自何氏，《二分晰义》改分两变服法，名为赔赈散，用治温病，服者皆愈，以为当随赈济而赔之也。予更其名曰升降散。盖取僵蚕、蝉蜕，升阳中之清阳；姜黄、大黄，降阴中之浊阴，一升一降，内外通和，而杂气之流毒顿消矣。又名太极丸，以太极本无极，用治杂气无声无臭之病也。乙亥、丙子、丁丑，吾邑连歉，温气盛行，死者枕藉。予用此散，救大症、怪症、坏症、危症，得愈者十数人，余无算。更将此方传施亲友，贴示集市，全活甚众，可与河间双解散并驾齐驱耳。名曰升降，亦双解之别名也。

方一 升降散

［组成］白僵蚕酒炒，二钱 金蝉蜕去土，一钱 广姜黄去皮，三钱 川大黄生，四钱

［制服法］上为细末，合研匀，病轻者，分四次服，每服重一钱八分二厘五毫，用黄酒一盅，蜂蜜五钱，调匀冷服，中病即止。病重者，分三次服，每服重二钱四分三厘三毫，黄酒盅半，蜜七钱五分，调匀冷服。最重者，分二次服，每服重三钱六分五厘，黄酒二盅，蜜一两，调匀冷服。（一时无黄酒，稀熬酒亦可，断不可用蒸酒。）胎产亦不忌。炼蜜丸，名太极丸，服法同前，轻重分服，用蜜、酒调匀送下。

［主治］温病亦杂气中之一也，表里三焦大热，其证不可名状者，此方主之。如头痛眩运，胸膈胀闷，心腹疼痛，呕哕吐食者；如内烧作渴，上吐下泻，身不发热者；如憎寒壮热，一身骨节酸痛，饮水无度者；如四肢厥冷，身凉如冰，而气喷如火，烦躁不宁者；如身热如火，烦渴引饮，头面猝肿，其大如斗者；如咽喉肿痛，痰涎壅盛，滴水不能下咽者；如遍身红肿，发块如瘤者；如斑疹杂出，有似丹毒风疮者；如胸高胁起胀痛，呕如血汁者；如血从口鼻出，或目出，或牙缝出，毛孔出者；如血从大便出，甚如烂瓜肉、屋漏水者；如小便涩淋加血，滴点作疼不可忍者；如小便不通，大便火泻无度，腹痛肠鸣如雷者；如便清泻白，足重难移者；如肉瞤筋惕者；如舌卷囊缩者；如舌出寸许，绞扰不住，音声不出者；如谵语狂乱，不省人事，如醉如痴者；如头疼如破，腰痛如折，满面红肿，目不能开者，如热盛神昏，形如醉人，哭笑无常，目不能闭者，如手舞足蹈，见神见鬼，似风癫狂祟者；如误服发汗之药，变为亡阳之证，而发狂叫跳，或昏不识人者。外证不同，受邪则一。凡未曾服过他药者，无论十日、半月、一月，但服此散，无不辄效。

方二 神解散

［组成］白僵蚕一钱 蝉蜕五个 神曲三钱 金银花二钱 生地黄二钱 木通、车前子、黄芩、黄连、黄柏、桔梗各一钱

［煎服法］水煎去渣，入冷黄酒半小杯，蜜三匙，和匀冷服。

［主治］温病初觉，憎寒体重，壮热头痛，四肢无力，遍身酸痛，口苦咽干，胸腹满闷者，此方主之。

［方解］此方之妙，不可殚述。温病初觉，但服此药，俱有奇验。外无表药而汗液流通，里无攻药而热毒自解，有斑疹者即现，而内邪悉除，此其所以为神解也。

方三　清化汤

［组成］白僵蚕二钱　蝉蜕十个　金银花二钱　泽兰叶二钱　广陈皮八分　黄芩二钱　黄连、栀子、连翘、龙胆草、玄参、桔梗各一钱　白附子、甘草各五分

［煎服法］水煎去渣，入蜜、酒冷服。

［主治］温病壮热，憎寒体重，舌燥口干，上气喘息，咽喉不利，头面猝肿，目不能开者，此方主之。

［加减］大便实加酒大黄四钱；咽痛加牛蒡子一钱；头面不肿去白附子。

［方解］其方名清化者，以清邪中于上焦，而能化之以散其毒也。芩、连、栀、翘清心肺之火；玄参、橘、甘清气分之火；胆草清肝胆之火，而且沉阴下行，以泻下焦之湿热；僵蚕、蝉蜕散肿消毒，定喘出音，能使清阳上升；金银花清热解毒；泽兰行气消毒；白附散头面风毒；桔梗清咽利膈，为药之舟楫，蜜润脏腑，酒性大热而散，能引诸凉药至热处，以行内外上下，亦火就燥之意也。其中君明臣良，而佐使同心，引导协力，自使诸症息平矣。

方四　芳香饮

［组成］玄参一两　白茯苓五钱　石膏五钱　蝉蜕十二个　白僵蚕、荆芥、天花粉、神曲、苦参各三钱　黄芩二钱　陈皮一钱　甘草一钱

［煎服法］水煎去渣，入蜜酒冷服。

［主治］温病，多头痛、身痛、心痛、胁痛，呕吐黄痰，口流浊水，涎如红汁，腹如圆箕，手足搐搦，身发斑疹，头肿舌烂，咽喉闭塞等症。

［方解］此虽怪怪奇奇，不可名状，皆因肺胃火毒不宣，郁而成之耳。治法急宜大清大泻之。但有气血损伤之人，遽用大寒大苦之剂，恐火转闭塞而不达，是害之也，此方主之。其名芳香者，以古人元旦汲清泉以饮芳香之药，重涤秽也。

方五　大复苏饮

［组成］白僵蚕三钱　蝉蜕十个　当归三钱　生地黄二钱　人参、茯神、麦冬天麻、犀角磨汁入汤和服、牡丹皮、栀子、黄连、黄芩、知母、甘草各一钱、滑石二钱

［煎服法］水煎去渣，入冷黄酒、蜜、犀角汁，和匀冷服。

［主治］温病表里大热，或误服温补和解药，以致神昏不语、形如醉人，或哭笑无常，或手舞足蹈，或谵语骂人，不省人事，目不能闭者，名越经证。及误

服表药，而大汗不止者，名亡阳证。并此方主之。

方六 小复苏饮

［组成］白僵蚕三钱 蝉蜕十个 神曲、生地黄各三钱 木通、车前子各二钱 黄芩、黄柏、栀子、黄连、知母、桔梗、牡丹皮各一钱

［煎服法］水煎去渣，入蜜三匙，黄酒半小杯，小便半小杯，和匀冷服。

［主治］温病大热，或误服发汗解肌药，以致谵语发狂，昏迷不省，燥热便秘，或饱食而复者。并此方主之。

方七 大清凉饮

［组成］白僵蚕三钱 蝉蜕十二个 全蝎三个 当归、生地、金银花、泽兰各二钱 泽泻、木通、车前子、黄连、黄芩、栀子、五味子、麦冬、龙胆草、牡丹皮、知母各一钱 生甘草五分

［煎服法］水煎去渣，入蜂蜜二匙，冷米酒半小杯，童便半小杯，和匀冷服。

［主治］温病表里三焦大热，胸满胁痛，耳聋目赤，口鼻出血，唇干舌燥，口苦自汗，咽喉肿痛，谵语狂乱者，此方主之。

［方解］此方通泻三焦之热，其用童便者，恐不得病者小便也。《素问》曰轮回酒，《纲目》曰还元汤，非自己小便，何以谓之轮回？何以谓之还元乎？夫以己之热病，用己之小便，入口下咽，直达病所，引火从小水而降甚速也。此古人从治之大法。惜愚夫愚妇未曾晓也，甚且嘲而笑之，眼见呕血人，接自己小便饮一二碗立止，非其明效大验乎。

方八 小清凉饮

［组成］白僵蚕三钱 蝉蜕十个 金银花、泽兰、当归、生地黄各二钱 石膏五钱 黄连、黄芩、栀子、牡丹皮、紫草各一钱

［煎服法］水煎去渣，入蜜、酒、童便冷服。

［主治］温病壮热烦躁，头沉面赤，咽喉不利，或唇口颊腮肿者，此方主之。

［方解］黄连清心火，亦清脾火；黄芩清肺火，亦清肝火；石膏清胃火，亦清肺火；栀子清三焦之火；紫草通窍和血，解毒消胀；金银花清热解毒；泽兰行气消毒；当归和血；生地黄、牡丹皮凉血以养阴而退阳也；僵蚕、蝉蜕为清化之品，散肿消郁，清音定喘，使清升浊降，则热解而症自平矣。

方九 加味凉膈散

［组成］白僵蚕三钱 蝉蜕十二个 广姜黄七分 黄连、黄芩、栀子各二钱 连翘、薄荷、大黄、芒硝各三钱 甘草一钱 淡竹叶三十片

［煎服法］水煎去渣，冲芒硝，入蜜、酒冷服。

［主治］余治温病，双解、凉膈愈者不计其数，若病大头、瓜瓤等温，危在

旦夕，数年来以二方救活者，屈指以算百十余人，真神方也，其共珍之。

［加减］若欲下之，量加硝、黄；胸中热加麦冬；心下痞加枳实；呕渴加石膏；小便赤数加滑石；满加枳实、厚朴。

［方解］连翘、荷、竹味薄而升浮，泻火于上；芩、连、栀、姜味苦而无气，泻火于中；大黄、芒硝味厚而咸寒，泻火于下；僵蚕、蝉蜕以清化之品，涤疵疠之气，以解温毒；用甘草者，取其性缓而和中也；加蜜、酒者，取其引上而导下也。温病主方。

方十 加味六一顺气汤

［组成］白僵蚕三钱 蝉蜕十个 大黄四钱 芒硝二钱五分 柴胡三钱 黄连、黄芩、白芍、生甘草各一钱 厚朴一钱五分 枳实二钱

［煎服法］水煎去渣，冲芒硝，入蜜、酒，和匀冷服。

［主治］少阴、厥阴病，口燥咽干，怕热消渴，谵语神昏，大便燥实，胸腹满硬，或热结旁流，绕脐疼痛，厥逆，脉沉伏者。为温病主方。

方十一 增损大柴胡汤

［组成］柴胡四钱 薄荷二钱 陈皮、黄芩、黄连、黄柏、栀子、白芍、枳实各一钱 大黄二钱 广姜黄七分 白僵蚕三钱 全蝉蜕十个

呕加生姜二钱。

［煎服法］水煎去渣，入冷黄酒一两，蜜五钱，和匀冷服。

［主治］温病热郁腠理。以辛凉解散，不至还里而成可攻之证。乃内外双解之剂也。

方十二 增损普济消毒饮

［组成］全蝉蜕十二个 白僵蚕、玄参、黄芩、大黄各三钱 黄连、连翘、栀子、牛蒡子、板蓝根如无，以青黛代之、桔梗各二钱 陈皮、生甘草各一钱

［煎服法］水煎去渣，入蜜酒、童便冷服。

［主治］太和年，民多疫疠，初觉憎寒壮热体重，次传头面，肿盛目不能开，上喘，咽喉不利，口燥舌干，俗名大头瘟。此方主之。

［方解］芩、连泻心肺之热为君；玄参、陈皮、甘草泻火补气为臣；翘、栀、蒡、蓝、蚕、蝉散肿消毒定喘为佐；大黄荡热斩关，推陈致新为使，桔梗为舟楫，载药上浮，以开下行之路也。

方十三 解毒承气汤

［组成］白僵蚕三钱 全蝉蜕十个 黄连、黄芩、黄柏、栀子各一钱 枳实二钱五分 厚朴五钱 大黄五钱 芒硝三钱

［主治］温病三焦大热，痞满燥实，谵语狂乱不识人，热结旁流，循衣摸

床，舌卷囊缩，及瓜瓤、疙瘩瘟，上为痈脓，下血如豚肝等证，厥逆，脉沉伏者，此方主之。

［方解］此乃温病要药也。然非厥逆脉伏，大热大实，及热结旁流，舌卷囊缩，循衣摸床等症，见之真而守之定，不可轻投。予用此方，救坏症、危症、大症而愈者甚众。虚极加人参二钱五分，如无参用熟地黄一两，归身七钱，山药五钱，煎汤入前药煎服，亦累有奇验。《内经》曰：热淫于内，治以咸寒，佐之以苦。此方是也。加人参取阳生阴长，所谓无阳则阴无以生。加熟地黄等取血旺气亦不陷，所谓无阴则阳无以化，其理一也。

方十四　增损双解散

［组成］白僵蚕二钱　蝉蜕十二个　广姜黄七分　防风一两　薄荷叶、芥穗、当归、白芍、黄连、连翘、栀子、黄芩、甘草各一钱　桔梗二钱　石膏六钱　滑石三钱　大黄、芒硝各二钱

［煎服法］水煎去渣，冲芒硝，入蜜三匙，黄酒半酒杯，和匀冷服。

［主治］温毒流注无所不至，上干则头痛目眩耳聋，下流则腰痛足肿，注于皮肤则斑疹疮疡，壅于肠胃则毒利脓血，伤于阳明则腮脸肿痛，结于太阴则腹满呕吐，结于少阴则喉痹咽痛，结于厥阴则舌卷囊缩。此方解散阴阳内外之毒无所不至矣。温病主方。

［方解］温病本末身凉不渴，小便不赤，脉不洪数者，未之有也。河间以伤寒为杂病，温病为大病，特立双解散以两解温病表里之热毒，以发明温病与伤寒异治之秘奥，其见高出千古，深得长沙不传之秘。且长沙以两感为不治之证，伤寒病两感者亦少，一部《伤寒论》仅见麻黄附子细辛汤一证。惟温病居多，以温病咸从三阴发出三阳，乃邪热亢极之证，即是两感，惜长沙温病方论散佚不传，幸存刺五十九穴一法。惟河间双解散，解郁散结，清热导滞，可以救之，必要以双解为第一方，信然。

予谓麻黄性大热，冬时正伤寒发汗之要药也。温病乃杂气中之一也，断无正发汗之理，于法为大忌，即河间亦未言及。不如易僵蚕、蝉蜕得天地清化之气，以涤疫气，散结行经，升阳解毒。且郁热伏于五内，伤损正气，胀闷不快，川芎香窜，走泄真元，白术气浮，填塞胃口，皆非温病所宜，不如易黄连、姜黄辟邪除恶，佐归、芍凉血散郁以退蒸，则心肝和而风火自熄矣，因名增损双解散。

予加减数味，以治温病，较原方尤觉大验。戊寅四月，商邑贡生刘兆平，年八旬，患温病，表里大热，气喷如火，舌黄口燥，谵语发狂，脉洪长滑数，予用原方治之，大汗不止，举家惊惶，急易大复苏饮一服汗止，但本证未退，改制增损双解散方，两剂而病痊。因悟麻黄春夏不可轻用，因悟古方今病不可过执也。

所以许学士有云：读仲景之书，学仲景之法，不可执仲景之方，乃为得仲景之心也。旨哉斯言！（河间双解、三黄俱用麻黄，仍是牵引叔和旧说。盖温病热郁，自里达表，亦宜解散，但以辛凉为妙。）

方十五　增损三黄石膏汤

［组成］石膏八钱　白僵蚕三钱　蝉蜕十个　薄荷二钱　豆豉三钱　黄柏、黄连、黄芩、栀子、知母各二钱

［煎服法］水煎去渣，入米酒、蜜冷服。

［主治］表里三焦大热，五心烦热，两目如火，鼻干面赤，舌黄唇焦，身如涂朱，燥渴引饮，神昏谵语，服之皆愈。

［加减］腹胀疼或燥结加大黄。

［方解］寒能制热，故用白虎汤；苦能下热，故用解毒汤。佐以荷、豉、蚕、蝉之辛散升浮者，以温病热毒至深，表里俱实，扬之则越，降之则郁，郁则邪火犹存，兼之以发扬，则炎炎之势皆烬矣。此内外分消其势，犹兵之分击者也。热郁腠理，先见表证为尤宜。为温病主方。

（录自《伤寒瘟疫条辨》）

王九峰

（杂病论治重调养，协调阴阳表里治发热）

【医家简介】

王九峰（1753～1851），名明泾，又名之政，字献廷。清江苏著名医家，曾被召为御医。善对内伤杂病施以调理。

相关著作：《王九峰医案》。

【主要学术思想和主张】

王九峰论病多从脏腑病机切入，在繁杂的病证中厘清脏腑的生克制化关系；尤重视脾肾在生理病理中的作用和意义，常用益肾培土之方；临证注重防养治结合，主张杂病调理宜养心、怡情、寡欲、保精等与药治药养相结合；对丸散膏丹糊等剂型的制作运用积累了丰富的经验。

【精选案例】

案1　脉体尺寸俱浮，症势头身俱痛，翕翕发热，啬啬振寒。禀赋虽充，寒邪甚厉。星驰无寐，二气乖违，正逢月郭空虚，遂罹霜露之疾。

谨拟南阳败毒饮，祛邪返正，得汗便解。

人参败毒散加生姜，长流水煎。

昨进南阳法，溅然汗出，诸症恙平。惟胸次不舒，不思饮食，溲色澄清，大便未解。余气未尽，尚宜和里。

益气健脾丸加炒谷芽、神曲、制半夏。

案2 暑必夹湿，气之熏蒸，著而为病。湿寄望于四季，随六气之变迁，因暑而为热，伤阴伤气，神倦脉软，身热自汗，畏风口渴，溲便自调，不思饮食，心脾肺三经互病。拟东垣清暑益气略为加减。

清暑益气汤去升麻、黄芪、苍术，加茯苓。

第二日，憎寒发热，头痛，腰背俱痛，苔白，溲赤，无汗，脉数。邪伏膜原，外越太阳经也。

达原饮加羌活、防风、川芎、生姜。

第三日，畏寒自罢，昼夜发热，日晡益甚，头身之痛较轻，眉棱骨痛甚，鼻干，不得卧，苔白，汗出不透，脉洪长而数，溲浑而赤。伏邪外越，阳明经腑不和。不致神昏呃逆为吉。

达原饮加粉甘葛。

第四日，得汗虽透，热仍不解，反觉憎寒，目沉不寐，心烦喜呕，胸满胁痛，苔淡黄，溲浑赤，脉弦数。伏邪并交少阳阳明。

小柴达原加减。达原饮加柴胡、生姜。

第五日，烦呕稍减，夜得少寐，寒热依旧，耳聋，胸满、溲浑赤，脉弦数。

原方加味主之。前方加广陈皮。

第六日，昨进小柴达原饮加减，服后大解一次，色如败酱，浑赤之溲较淡。夜寐稍安，四更后心烦作呕，饮陈米汤，少倾即止。天明自汗，身热乍退，唇燥舌干，脉仍弦数。伏邪渐溃，阴液耗伤，虑生歧变。

春柴胡一钱　知母肉二钱　炙甘草五分　鲜地栗四枚　当归身三钱　京赤芍五钱　广陈皮一钱　逆水芦根一两　淡黄芩一钱半

第七日，热退脉不静，大便如败酱，溲浑如豆汁，夜寐不沉，胸痞不食，心烦作呕，舌燥作渴，苔黄不腐。伏邪化热伤阴，最忌神昏苔剥呃逆之剧。

案3 气不生阴，精不化气，精神不振，五心烦躁，日晡寒热，总由水火不济，三阴不足。

大熟地、山茱萸、湖丹皮、大麦冬、潜葳蕤、菟丝子、云茯神、炙远志、淡菜

精神不振，饮食不甘，五心烦躁，寤而不安，脉来虚数。三阴不足，心肾不交，水火不配。以丸代煎。

大熟地八两　建泽泻三两　须谷芽三两　肥玉竹四两　山茱萸四两　白茯苓、

茯神各二两　广陈皮一两　大麦冬三两　淮山药四两　败龟板三两　炙远志一两　龙眼肉四两　湖丹皮三两　菟丝子三两　夜交藤三两　淡菜三两　燕根三两

上药用麦冬、玉竹、龙眼肉，熬膏和丸。

案4　表邪渐达，里邪渐清，仍然骨痛发热，腰背酸痛，皆缘平素肝肾两亏，刻当扶正祛邪为法。

当归、茯苓、青皮、车前、荷梗。

案5　春温九朝，头晕身疼，发热不退，口干鼻衄，邪干血络，最怕神昏谵语，内陷之变。

赤芍、牡丹皮、小生地、葛根、柴胡、当归、甘草、麦冬、茅根。

案6　风温不可发汗，而亦宜微汗，否则邪从何出。大抵风温之邪从上有，风从阳，温化热，上焦近肺，肺先受邪，肺为娇脏，两阳熏灼，津液受劫。古方有葳蕤汤，以玉竹之甘润滋柔之品，以保胃液。俗医辄投羌活柴葛，以发汗劫津，失其旨矣。当与辛凉轻剂，清解为先，拟栀豉合凉膈方法。

黑栀、豆豉、瓜蒌皮、薄荷、连翘、黄芩、象贝、橘红、杏仁、桑叶、梨。

案7　肝肾阴亏，中虚湿痰不化，左肋痞硬年余，前日触不正之邪，寒热叠作，旋即自汗肢冷，前师投以参、附，汗止阳回。讵知邪乘虚陷于阳明，与浊痰交并胃中，内热神识，明昧不清、溲赤，便闭，胸痞，舌苔灰黑，四肢指节蠕动，阴伤热炽，风木鸱张，虑其转入心包，有神昏痉厥之变。

议用苦降辛开，兼育阴以回护心包，速退乃佳。当延高明酌裁。

黄连、干姜、半夏、黄芩、郁金、北沙参、麦冬、瓜蒌仁、青皮、枳实、竹茹。

二诊：昨用苦降合清营之法，内热稍缓，苔亦较化，脉亦较和，惟脘痞格拒，腑气不通，日晡热甚，阳明之滞未下，火邪劫烁阴津，虑阴津消亡，发为陷症。

议甘寒泄热，佐和中润下治之。

北沙参、麦冬、郁金、青皮、瓜蒌皮、半夏、鲜石斛、牡丹皮、川贝、茯苓、海蜇、荸荠。

三诊：神识渐清，胸痞渐解，舌苔虽化，惟中脘觉燥，心烦时动，虑风火相扇，痉厥再至，则为患非浅。

拟以甘寒润导，兼泄汗热。

生地黄、瓜蒌皮、青皮、川贝、柏子仁、茯苓、火麻仁、鲜石斛、天冬、麦冬、海蜇、荸荠。

四诊：恙势较退，滞气已出胃腑，是属佳兆。惟脉来细数，脏阴、营液俱亏。若得腑气宣通，阴气来复，方保无虞。

前方去海蜇、荸荠，加鲜梨、阿胶。

案8 秋邪伏热，月余不解，人汗淋之后，热退不清，口干舌燥，渴不欲饮，不思饮食。伏邪伤阴耗气，少阳阳明不和，所服之方，俱在理路，显然邪陷于阴，不能外达。

拟黑逍遥散加减。

柴胡、青蒿、生地黄、当归、牡丹皮、甘草、泽泻、山药、茯苓、陈皮、谷芽。

案9 三经半产，阴阳未复。经来色淡，血虚可知。阴亏水不济火，血少木失敷荣。肝病传脾，脾伤不能为胃行其津液，荣养诸经，以故精神不振，动劳发热，脉来软数无神，有经闭血枯之象。

法当静养培补真阴为主。

大生地八两　淮山药三两　湖丹皮三两　山茱萸四两　福泽泻三两　女贞子三两　旱莲草三两　大麦冬三两　龟板四两　左牡蛎六两　归身四两

上药用长流水、桑柴火熬膏。

案10 时疫四朝，壮热无汗，胸闷舌白，身痛腹泻，呕畏，神烦口渴，脉来浮数，妊娠两个月，斑尚未透。

苏梗、薄荷、芦尖、陈皮、升麻、柴胡、干葛、荆芥、桔梗、赤芍、黄芩、甘草、观音柳。

案11 妊娠足月，感冒时邪，身疼烦躁，壮热口渴，脉数舌绛，邪郁阳明，谨防热甚伤胎，气急谵语之变。

当归、葛根、川贝、知母、苏梗、甘草、黄芩、白术。

案12 包络者，臣使之官，喜乐出焉。三焦无状，空有其名，胸中膈拒。三焦为决渎之官，水道出焉。心为主宰，胆为中正。心动神驰，意握万物，劳心耗肾，水耗于下，龙雷不藏，坎离不济，云雾不下，白露不降，土中无水，亢龙有晦，必得水以济之。少阳相火司天，厥阴风木在泉，于术、龙齿暂停。

清神中之火，调气分之阳。

六味去茯苓，加茯神、太子参、沙参、料豆、淡菜、燕根（即燕窝别名）、糖楂、谷芽、女贞子、墨旱莲、麦冬、福橘、藕熬汁为丸。

（录自《王九峰医案》）

吴鞠通

（创辨三焦治温病，病起太阴轻重用方）

【医家简介】

吴瑭（1758~1863），字配珩，又字鞠通，清代著名医家，温病大家。创立了温病“三焦辨证”学说。

相关著作：《温病条辨》、《医医病书》、《吴鞠通医案》等。

【主要学术思想和主张】

吴瑭创立温病“三焦辨证”法，确立三焦由上而下的“顺传”途径：“温病由口鼻而入，鼻气通于肺，口气通于胃，肺病逆传则为心包，上焦病不治，则传中焦，胃与脾也；中焦病不治，则传下焦。始上焦，终下焦”，其“治上焦如羽，非轻不举；治中焦如衡，非平不安；治下焦如沤，非重不沉”的治疗原则，完善了叶天士卫气营血的辨治体系；还留下了诸如银翘散、桑菊饮、藿香正气散、清营汤、清宫汤等实用方剂。

【医论医话】

1. 治病法论

治外感如将（兵贵神速，机圆法活，去邪务尽，善后务细，盖早平一日，则人少受一日之害）；治内伤如相（坐镇从容，神机默运，无功可言，无德可见，而人登寿域）。治上焦如羽（非轻不举）；治中焦如衡（非平不安）；治下焦如权（非重不沉）。

2. 温病起手太阴论

四时温病，多似伤寒；伤寒起足太阳，今谓温病起手太阴，何以手太阴亦主外感乎？手太阴之见证，何以大略似足太阳乎？手足有上下之分，阴阳有反正之义，庸可混乎！《素问·平人气象论》曰：脏真高于肺，以行营卫阴阳也。《伤寒论》中，分营分卫，言阴言阳，以外感初起，必由卫而营，由阳而阴。足太阳如人家大门，由外以统内，主营卫阴阳；手太阴为华盖，三才之天，由上以统下，亦由外以包内，亦主营卫阴阳，故大略相同也。大虽同而细终异，异者何？如太阳之窍主出，太阴之窍兼主出入；太阳之窍开于下，太阴之窍开于上之类，学者须于同中求异，异中验同，同异互参，真诠自见。

（录自《温病条辨》）

【常用效方】

方一 辛凉平剂银翘散方

[组成] 连翘一两 金银花一两 苦桔梗六钱 薄荷六钱 淡竹叶四钱 生甘草五钱 芥穗四钱 淡豆豉五钱 牛蒡子六钱

[制服法] 上杵为散，每服六钱，鲜苇根汤煎，香气大出，即取服，勿过煎。肺药取轻清，过煎则味厚而入中焦矣。病重者，约二时一服，日三服，夜一服；轻者三时一服，日二服；夜一服；病不解者，作再服。盖肺位最高，药过重，则过病所，少用又有病重药轻之患，故从普济消毒饮时时清扬法。

[主治] 太阴温病，畏风寒，服桂枝汤已，畏寒解，余病不解者，银翘散主之。畏寒已解，是全无风寒，止余温病，即禁辛温法，改从辛凉。

[加减] 胸膈闷者，加藿香三钱，郁金三钱，护膻中；渴甚者，加天花粉；项肿咽痛者，加马勃、玄参；衄者，去芥穗、豆豉，加白茅根三钱，侧柏炭三钱，栀子炭三钱；咳者，加杏仁利肺气；二三日病犹在肺，热渐入里，加细生地、麦冬保津液；再不解或小便短者，加知母、黄芩、栀子之苦寒，与麦、地之甘寒，合化阴气，而治热淫所胜。

今人亦间有用辛凉法者，多不见效，盖病大药轻之故，一不见效，随改弦易辙，转去转远，即不更张，缓缓延至数日后，必成中下焦证矣。

方论按温病忌汗，汗之不惟不解，反生他患。盖病在手经，徒伤足太阳无益；病自口鼻吸受而生，徒发其表亦无益也。且汗为心液，心阳受伤，必有神明内乱，谵语癫狂、内闭外脱之变。再，误汗虽曰伤阳，汗乃五液之一，未始不伤阴也。《伤寒论》曰："尺脉微者为里虚，禁汗，"其义可见。其曰伤阳者，特举其伤之重者而言之耳。温病最善伤阴，用药又复伤阴，岂非为贼立帜乎？此古来用伤寒法治温病之大错也。至若吴又可开首立一达原饮，其意以为直透膜原，使邪速溃，其方施于藜藿壮实人之瘟疫病，容有愈者，芳香辟秽之功也；若施于膏粱纨绔及不甚壮实人，未有不败者。盖其方中首用槟榔、草果、厚朴为君：夫槟榔，子之坚者也，诸子皆降，槟榔苦辛而温，体重而坚，由中走下，直达肛门，中下焦药也。草果亦子也，其气臭烈大热，其味苦，太阴脾经之劫药也；厚朴苦温，亦中焦药也，岂有上焦温病，首用中下焦苦温雄烈劫夺之品，先劫少阴津液之理！知母、黄芩，亦皆中焦苦燥里药，岂可用乎？况又有温邪游溢三阳之说，而有三阳经之羌活、葛根、柴胡加法，是仍以伤寒之法杂之，全不知温病治法，后人止谓其不分三焦，犹浅说也。其三消饮加入大黄、芒硝，惟邪入阳明，气体稍壮者，幸得以下而解，或战汗而解，然往往成弱证，虚甚者则死矣。况邪有在卫者，在胸中者，在营者，入血者，妄用下法，其害可胜言耶？岂视人与铁石一般，并非气血生成者哉？究其始意，原以矫世医以伤寒法治病温之弊，颇能正陶氏之失，奈学未精纯，未足为法。至喻氏、张氏多以伤寒三阴经法治温病，其说亦非，以世医从之者少。而宗又可者多，故不深辨耳。本方谨遵内经“风淫于内，治以辛凉，佐以苦甘；热淫于内，治以咸寒，佐以甘苦”之训（王安道《溯洄集》，亦有温暑当用辛凉不当用辛温之论，谓仲景之书，为即病之伤寒而设，并未尝为不即病之温暑而设。张凤逵集治暑方，亦有暑病首用辛凉，继用甘寒，再用酸泄酸敛，不必用下之论。皆先得我心者）。又宗喻嘉言芳香逐秽之说，用东垣清心凉膈散，辛凉苦甘。病初起，且去入里之黄芩，勿犯中焦；加金银花辛凉；荆芥穗芳香，散热解毒；牛蒡子辛平润肺，解热散结，除风利咽。皆手太阴药也。合而论之，经谓“冬不藏精，春必温病”，又谓“藏于精者，春不病温”，又谓“病温虚甚死”，可见病温者，精气先虚。此方之妙，预护其虚，纯然清肃上焦，不犯中下，无开门揖盗之弊，有轻以去实之能，用之得法，自然奏效，此叶氏立法，所以迥出诸家也。

方二　辛凉轻剂桑菊饮方

［组成］杏仁二钱　连翘一钱五分　薄荷八分　桑叶二钱五分　菊花一钱　苦梗二钱　甘草　苇根二钱

［煎服法］水二杯，煮取一杯，日二服。

［主治］太阴风温，但咳，身不甚热，微渴者，辛凉轻剂桑菊饮主之。咳，热伤肺络也。身不甚热，病不重也。渴而微，热不甚也。恐病轻药重，故另立轻剂方。

［加减］二三日不解，气粗似喘，燥在气分者，加石膏、知母；舌绛暮热，甚燥，邪初入营，加玄参二钱，犀角一钱；在血分者，去薄荷、苇根，加麦冬、细生地、玉竹、牡丹皮各二钱；肺热甚加黄芩；渴者加天花粉。

方论此辛甘化风、辛凉微苦之方也。盖肺为清虚之脏，微苦则降，辛凉则平，立此方所以避辛温也。今世佥用杏苏散通治四时咳嗽，不知杏苏散辛温，只宜风寒，不宜风温，且有不分表里之弊。此方独取桑叶、菊花者：桑得箕星之精，箕好风，风气通于肝，故桑叶善平肝风；春乃肝令而主风，木旺金衰之候，故抑其有余，桑叶芳香有细毛，横纹最多，故亦走肺络而宣肺气。菊花晚成，芳香味甘，能补金水二脏，故用之以补其不足。风温咳嗽，虽系小病，常见误用辛温重剂销铄肺液，致久嗽成劳者不一而足。圣人不忽于细，必谨于微，医者于此等处，尤当加意也。

方三　辛凉重剂白虎汤方

［组成］生石膏研，一两　知母五钱　生甘草三钱　白粳米一合

［煎服法］水八杯，煮取三杯，分温三服，病退，减后服，不知，再作服。

［主治］太阴温病，脉浮洪，舌黄，渴甚，大汗，面赤，畏热者，辛凉重剂白虎汤主之。脉浮洪，邪在肺经气分也。舌黄，热已深。渴甚，津已伤也。大汗，热逼津液也。面赤，火炎上也。畏热，邪欲出而未遂也。辛凉平剂焉能胜任，非虎啸风生，金飚退热，而又能保津液不可，前贤多用之。

形似伤寒，但右脉洪大而数，左脉反小于右，口渴甚，面赤，汗大出者，名曰暑温，在手太阴，白虎汤主之。（此标暑温之大纲也）

［加减］太阴温病，脉浮大而芤，汗大出，微喘，甚至鼻孔扇者，白虎加人参汤主之；脉若散大者，急用之，倍人参。

温者热之渐，热者温之极也。温盛为热，木生火也。热极湿动，火生土也。上热下湿，人居其中而暑成矣。若纯热不兼湿者，仍归前条温热例，不得混入暑也。形似伤寒者，谓头痛、身痛、发热畏寒也。水火极不同性，各造其偏之极，反相同也。故经谓水极而似火也，火极而似水也。伤寒，伤于水气之寒，故先畏寒而后发热，寒郁人身卫阳之气而为热也，故仲景《伤寒论》中，有已发热或未发热之文。若伤暑则先发热，热极而后畏寒，盖火盛必克金，肺性本寒，而复畏寒也。然则伤暑之发热畏寒虽与伤寒相似，其所以然之故实不同也，学者诚能究心于此，思过半矣。脉洪大而数，甚则芤，对伤寒之脉浮紧而言也。独见于右手者，对伤寒之左脉大而言也，右手主上焦气分，且火克金也，暑从上而下，不比伤寒从下而上，左手主下焦血分也，故伤暑之左脉反小于右。口渴甚面赤者，对伤寒太阳证面不赤，口不渴而言也；火烁津液，故口渴，火甚未有不烦者，面赤者，烦也，烦字从火后页，谓火现于面也。汗大出者，对伤寒汗不出而言也。首白虎例者，盖白虎乃秋金之气，所以退烦暑，白虎为暑温之正例也。其源出自《金匮》，守先圣之成法也。

（录自《温病条辨》）

【精选案例】

案1　赵，二十六岁，乙酉年四月初四日。六脉浮弦而数，弦则为风，浮为在表，数则为热，症现喉痛。卯酉终气，本有温病之明文。虽头痛身痛表寒甚，不得误用辛温，宜辛凉芳香清上。盖上焦主表，表即上焦也。

桔梗五钱　豆豉三钱　金银花三钱　人中黄二钱　牛蒡子四钱　连翘三钱　荆芥穗五钱　郁金二钱　芦根五钱　薄荷五钱

煮三饭碗，先服一碗，即饮百沸汤一碗，覆被令微汗佳。得汗后，第二三碗不必饮汤。服一剂而表解，又服一帖而身热尽退。

初六日，身热虽退，喉痛未止，与代赈普济散（桔梗、牛蒡子、黄芩、人中黄、荆芥穗、金银花、蝉蜕、马勃、板蓝根、薄荷、玄参、大青叶、生大黄、连翘、僵蚕、射干）。日三四服，三日后痊愈。

案2 普，四十四岁，五月二十九日。温热月余不解，初用横补中焦，致邪无出路。继用暑湿门中刚燥，致津液大亏，湿热之邪，仍未能化。现在干呕脉数，大小便闭，烦躁不安，热仍未除，证非浅鲜，议甘寒、苦寒合化阴气，令小便自通。若强责小便，不畏泉源告竭乎！

生石膏一两　玄参一两　细生地六钱　知母四钱　连翘八钱　牡丹皮五钱　麦冬八钱　金银花三钱　生甘草二钱　炒黄芩二钱　黄连二钱

煮成三碗，今日分三次服完，明早再煮一碗服。

三十日，昨用玉女煎、银翘散合法，再加苦寒，为甘苦合化阴气，又为苦辛润法。

今日已见大效，汗也，便也，表里俱通。但脉仍沉数有力，是仍有宿粪，与久羁之结邪相搏。议增水行舟，复入阴搜邪法。

麦冬一两　牡丹皮六钱　生甘草三钱　黄芩炭、大生地六钱　北沙参五钱　生鳖甲八钱　生牡蛎六钱　柏子霜三钱　黄连钱半

案3 王，三十八岁，癸亥六月初三日。暑温舌苔满布，色微黄，脉洪弦而刚甚，左反大于右，不渴，初起即现此等脉症，恐下焦精血之热，远甚于上焦气分之热也。且旧有血溢，故手心之热又甚于手背。究竟初起，且清上焦，然不可不免知其所以然。

连翘二钱　豆豉一钱半　细生地一钱半　牡丹皮二钱　金银花二钱　生甘草一钱　藿梗一钱　玄参一钱半　薄荷三分　牛蒡子一钱半　白茅根二钱　麦冬二钱　苦桔梗一钱

初六日，热退大半，胸痞，腹中自觉不和。暑必夹湿，热退湿存之故，先清气分。

连翘二钱　豆豉二钱　杏仁泥二钱　金银花一钱半　生薏苡仁三钱　白扁豆二钱　藿梗三钱　白通草八分　郁金二钱　滑石一钱半

日二剂。

初七日，病退，六腑不和。

藿梗三钱　郁金一钱　半夏二钱　厚朴二钱　豆豉二钱　生薏苡仁三钱　广陈皮炭一钱　滑石三钱

初八日，向有失血，又届暑病之后，五心发热，法当补阴以配阳；但脉双弦而细，不惟阴不充足，即真阳亦未见其旺也。议二甲复脉汤，仍用旧有之桂、参、姜、枣。

炒白芍四钱　阿胶二钱　麦冬三钱　火麻仁二钱　炙甘草五钱　生鳖甲五钱　沙参三钱　大生地四钱　生牡蛎五钱　桂枝二钱　大枣二个　生姜二片

又丸方，八仙长寿丸，加麻仁白芍蜜丸，每日三服，每服三钱。

案4　周，十四岁，壬戌八月十六日。伏暑内发，新凉外加。脉右大左弦，身热如烙，无汗，胶痰，舌苔满黄，不宜再见泄泻。不渴，腹胀，少腹痛，是谓阴阳并病，两太阳互争，难治之症。拟先清上焦湿热，盖气化湿亦化也。

杏仁泥三钱　金银花二钱　白通草一钱　滑石三钱　芦根二钱　淡竹叶一钱　生薏苡仁钱半　厚朴二钱　大贝母一钱　连翘二钱　梨皮二钱

今晚一剂，明早一剂。

十七日，案仍同前。

连翘二钱　芦根二钱　杏仁泥一钱半　金银花二钱　薄荷八分　厚朴钱半　梨皮一钱半　桑叶一钱　苦桔梗一钱半　知母三钱，炒　鲜荷叶边一张　滑石三钱　白扁豆皮二钱

午一剂，晚一剂，明早一剂。

十八日，两与清上焦，热已减其半，手心热于手背，谓之里热，舌苔红黄而厚，为实热。宜宣之，用苦辛寒法。暑必夹湿，按腹中之痛胀，故不得不暂用苦燥法。

杏仁泥三钱　小枳实一钱半　黄连一钱半，姜汁炒　木通二钱　厚朴一钱半　黄芩炭一钱　广木香一钱　瓜蒌仁八分　广陈皮炭一钱　小茴香炭一钱半　炒知母一钱半　槟榔八分

十九日，腹之痛胀俱减，舌苔干燥黄黑，唇肉色绛，呛咳痰黏。幼童阴气未坚，当与存阴退热。

麦冬六钱，连心　牡丹皮五钱　玄参五钱　沙参三钱　炒知母二钱　犀角三钱　蛤粉三钱　杏仁三钱　生甘草一钱　细生地四钱　煅石膏四钱

二十日，津液稍回，宿粪未除，潮热因邪气还表，右脉仍然浮大，未可下，宜保津液，护火克金之嗽。

焦白芍四钱　沙参三钱　牡蛎粉一钱半　麦冬六钱　柏子霜三钱　杏仁粉二钱　细生地六钱　石斛三钱　煅石膏三钱　玄参六钱　犀角一钱

煮三杯，陆续服。

二十一日，诸症悉解，小有潮热，舌绛苔黑，深入血分之热未尽除也，用育阴法。

焦白芍四钱　天冬一钱半　柏子霜三钱　大生地五钱　麦冬六钱　牡丹皮三钱　沙参三钱　炙甘草二钱　牡蛎三钱

头煎二杯，二煎一杯，分三次服。

二十二日，津液消亡，舌黑干刺，用复脉法。

炒白芍六钱　牡丹皮四钱　柏子霜四钱　生鳖甲六钱　火麻仁三钱　麦冬六钱　生牡蛎四钱　阿胶三钱，冲　大生地六钱

头煎二杯，今日服；二煎一杯，明早服。

二十三日，右脉仍数，余邪陷入肺中，咳甚痰艰，议甘润兼凉肺气。

甜杏仁泥三两　桑叶三钱　菊花三钱　苦桔梗三钱　麦冬一两　连心　玉竹三钱　大贝母三钱　梨皮三钱　细生地五钱　沙参三钱　甘草三钱　牡丹皮二钱

煎四茶杯，分四次服。

二十四日，舌黑苔退，脉仍数，仍咳，腹中微胀。

杏仁粉三钱　象贝母二钱　郁金一钱半　茯苓三钱　沙参三钱　藿梗二钱　生扁豆三钱　牡丹皮三钱　细生地黄五钱　桔梗二钱　麦冬五钱

头煎三杯，二煎一杯，分四次服。

二十五日，昨晚得黑粪如许，潮热退，唇舌仍绛。热之所过，其阴必伤，与复脉法复其阴。

沙参三钱　麦冬一两　阿胶二钱，冲　炙甘草三钱　炒白芍六钱　生鳖甲五钱　牡丹皮三钱　玄参三钱　大生地黄八钱　火麻仁三钱　生牡蛎五钱

八碗水，煮成三碗，分三次服。二煎煮一碗，明早服。

二十六日，又得宿粪如许，邪气已退八九，但正阴虚耳，故不欲食，晚间干咳无痰。

大生地八钱　阿胶三钱　生白芍五钱　火麻仁三钱　炙甘草三钱　牡蛎粉三钱　沙参三钱　麦冬六钱　天冬二钱

外用梨汁、藕汁、荸荠汁各一黄酒杯，重汤炖温频服。

二十七日，热伤津液，便燥，微有潮热，干咳舌赤，用甘润法。

玄参六钱　知母二钱，炒　阿胶二钱　沙参三钱　火麻仁三钱　细生地黄五钱　麦冬六钱　郁李仁二钱　梨汁一杯，冲　地栗汁一杯，冲

二十八日，伏邪内溃，续出白㾦如许，脉较前却稍和，第二次舌苔未化，不大便。

连翘二钱，连心　火麻仁三钱　牛蒡子三钱，炒研　炒金银花二钱　阿胶一钱半　沙参三钱　玄参三钱　生甘草一钱　大生地五钱　麦冬六钱

服此方后，晚间即得大便。

九月初四日，潮热复作，不大便，燥粪复聚，与增液承气汤微和之。

玄参五钱　细生地五钱　麦冬五钱　甘草一钱　生大黄二钱

服此得黑粪如许而潮热退，脉静。以后一以养阴收功。

案5 刘，甲子五月十三日。面赤肿，喉痛，身热，自汗，舌黄。

马勃三钱 金银花六钱 牛蒡子六钱 荆芥穗二钱 玄参六钱 薄荷一钱半 人中黄二钱 桔梗五钱 连翘六钱 射干二钱 板蓝根三钱 桑叶六钱

共为粗末，分七包，一时许服一包，芦根汤煎。十四日用前法。

十五日，于前方内加黄连二钱，黄芩三钱。

案6 某，初九日。面赤目赤，舌苔满布，至重之温热病，脉反缓而弦，外热反不盛，口反不渴，肢微厥，所谓阳证阴脉，乃本身阳气，不能十分充满，不肯化解耳。兹与化邪法。

荆芥穗二钱 郁金二钱 藿梗二钱 豆豉一钱半 金银花二钱 连翘心一钱半 青蒿一钱 桔梗一钱半 薄荷八分 杏仁泥二钱

今晚一剂，明早一剂。

十一日，温病未有不渴而燥者，今舌苔布满而不渴，虽黄而滑，脉缓甚，热不壮，盖剂湿之故也。议照湿温例，治用苦辛寒法。

生苍术三钱 广陈皮二钱 郁金三钱 黄连一钱 蔻仁一钱 连翘三钱 金银花二钱 藿香二钱 天花粉三钱 黄芩一钱，炒

今晚一剂，明早一剂，各两杯，两剂而安。

案7 某，初十日。六脉俱弦而细，左手沉取数而有力，面色淡黄，目白睛黄。自春分午后身热，至今不愈。曾经大泻后，身软不渴，现在虽不泄泻，大便久未成条，午前小便清，午后小便赤浊。与湿中生热之苦辛寒法。

茵陈四钱 杏仁三钱 滑石六钱 茯苓皮五钱 通草一钱半 黄连一钱 薏苡仁四钱 蚕砂三钱 黄芩二钱 海金沙四钱 苍术炭三钱

十三日，前方内去苍术，加石膏，增芩、连。

案8 张，六十八岁，甲子十一月二十五日。舌黄，口渴，头不痛而畏寒，面赤，目赤，脉洪热甚，形似伤寒，实乃冬温夹痰饮，与伏暑一类。

连翘六钱 桔梗八钱 杏仁六钱 荆芥穗五钱 金银花六钱 甘草三钱 半夏八钱 广陈皮三钱 郁金三钱 通草三钱 藿梗七钱

共为粗末，分七包，一时许服一包，芦根汤煎。

二十六日，前方内减荆芥穗、通草。

二十七日，余热未清。

连翘三钱 杏仁三钱 知母二钱，炒 桔梗三钱 薄荷一钱 小生地三钱 黄芩一钱半 甘草一钱 金银花二钱

水五杯，煮两杯，二次服。二剂。

二十九日，温病渴甚，热甚，面赤甚，脉洪甚。

杏仁五钱　生甘草三钱　半夏四钱　金银花五钱　石膏八钱　连翘六钱　郁金二钱　荆芥穗三钱　薄荷三钱　桔梗五钱

三十日，温病最忌食复，况年老气血已衰，再复则难治矣口渴甚，痰多，胁痛，前方加香附一钱。煮三杯，分三次服。二剂。

初一日，大势已退，余热尚存，仍须清淡数日，无使食复。

细生地五钱　麦冬五钱　连翘三钱　金银花三钱　牡丹皮二钱　甘草二钱　玄参二钱　黄芩一钱半

头煎二杯，二煎一杯，分三次服。

初二日，脉洪滑，于前方内加半夏三钱。

（录自《吴鞠通医案》）

蒋宝素

（温通攻化善治痰瘀，治热病须明辨病邪特性）

【医家简介】

蒋宝素（1795～1873），字问斋，号帝书。清代著名医学家，后世评价为“清朝十四名医”。善理脏腑治疗各种顽疾。

相关著作：《医略十三篇》、《快志堂医案》、《医略稿》、《问斋医案》、《伤寒表》、《证治主方》、《医林约法三章》等。

【主要学术思想和主张】

蒋宝素详论各病证的病因、病机、治则，兼容并蓄诸家所长；治证重视扶正、理气；调畅气机，重疏肝理脾；治顽疾，善调脏腑，尤专顾肾益火温通；指出治痰大法，必使血液各受其乡，旋攻旋化，势必攻尽血液脂膏而后已，喜用痰瘀并治之桃花丸。

【医论医话】

1. 伤寒

伤寒者，乃冬寒司令，从霜降以后，至春分节前，触冒霜露，体中寒邪即发之证，而为伏邪温热之原，正与夏暑司令，从谷雨后至秋分前，触冒太阳君火，炎蒸亢热之气，即发之中暑相对之证也。《素问·阴阳应象大论》曰：冬伤于寒，春必病温。又热论篇曰：今夫热病者，皆伤寒之类。此《内经》温热诸症，乃冬时伤寒内伏所致。余因立伏邪门，专论温热。张长沙伤寒论三百九十七法，一百一十三方，发尽伤寒奥旨，文多兹不选。言其要，一日太阳受病，太阳主气，其脉上连风府，循腰脊，故头项痛，腰脊强。二日阳明受病，阳明主肉，其脉挟鼻络于目，故身热目疼，鼻干不得卧。三日少阳受病，少阳主胆，其脉循胁络于耳，故胸胁病而耳聋。三阳经络皆受其病，未入于府者，可汗而已。四日太阴受病，太阴脉布胃中，络于嗌，故腹满而嗌干。五日少阴受病，少阴脉贯肾络于肺，系舌本，故口燥舌干而渴。六日厥阴受病，厥阴脉循阴器而络于肝，故烦满而囊缩。三阴经络皆受其病，已入腑者可下而已。六日为传经尽，则病当愈。不愈者，仍自太阳经来复。此言传次之大体，非必如是也。有间经而传者，有越经而传者，有传至二三经而止者，有始终只在一经者，有自少阳阳明而入者，有初入太阳，不传阳明，遽入少阴，变成真阴证者。有直中三阴者，有二阳三阳合病者，有二阳并病者，有少阳倒入阳明胃腑者。神而明之，存乎其人。然世转风移，近代正伤寒稀少。若大江以南，风气温和，正伤寒尤鲜，惟见伏邪温热诸症。然伏邪温热诸症，皆由冬时伏寒所致。或曰：人身营卫阴阳不失其常，虽微感风寒，病即随见，寒邪岂能伏于冬而发于春夏乎？曰：正邪可伏，贼邪不可伏，寒乃冬月之正邪也。《灵枢·邪气藏府病形》篇曰：正邪之中人也微，先见于色，不知于身，若有若无，若亡若存，有形无形，莫知其情。《素问·八正神明论》曰：正邪者，身形若用力，汗出腠理开，逢风寒，其中人也微。故莫知其情，莫见邪形。盖冬三月阳气闭藏于内，寒邪本不能伤。因逢肾气之亏，形体之劳，精摇于内，汗泄于外，寒氛得以乘之。同气相求，深入少阴之地，真阳复敛，进不能攻，腠理返密，退无归路，逡巡进退于其间，势必盘踞膜原之分。膜原者，脏腑之外，形骸之内是也。有形积聚，尚且能容，而况无形寒气，因春之温气而发，故名温。因夏之暑热而发，故名暑热，即伏邪也。由是言之，其人肾气不虚，腠理又密，而触冒严寒杀厉之气，寒邪不能入肾，直袭足太阳膀胱寒水之经。膀胱为肾之府，此为正伤寒，当从仲景伤寒论治。所以正伤寒罕见者，以今世之人，肾气多亏，形体多劳，而知避严寒杀厉之气故也。若肾虚之人，不避严寒杀厉之气，则为直中三阴危证。今三冬所见感寒之证，不过畏寒发热，头疼身痛而已，如医案之用九味羌活汤、南阳败毒散、医话新制十味羌防散之类，一汗而解，甚者二三剂即愈。未闻循日以传经，依经以见证，究非真正伤寒。其辛苦之人，形劳汗泄，鼎食之家，肾虚难免，形劳伤肾，肾劳伤精，虽不触冒严寒杀厉之气，正邪由是潜伏于中，为伏邪诸病。今人但知严寒之可避，不觉正邪之潜侵，乐于以欲竭其精，不解奉闭藏之令，病患故多藏于隐微，而发于人之所忽。前哲以春夏诸病，总名伤寒者本此。此所以寒伏于冬，而蔓延于春夏及秋冬为病滋甚也。兹故略于伤寒，而详于伏邪温热诸症。

……

2. 暑证

暑证者，乃夏暑司令，从谷雨以后至秋分节前，触冒太阳君火，炎蒸亢热之气，即发之病，而为痎疟之原，非冬伤于寒，夏必病暑之暑病。正与冬寒司令，从霜降以后至春分节前，触冒严寒之气，即发之伤寒，相对之证也。冬寒因暑而发之暑病，即伏邪，当从伏邪门论治，不在此列。《素问·生气通天论》曰：因于暑，汗，烦则喘喝，静则多言。又阴阳应象大论曰：夏热于暑，秋必痎疟。又刺志论曰：气虚身热，得之伤暑。又五运行大论曰：暑以蒸之。又气交变大论曰：岁火太过，炎暑流行。此《内经》诸篇，言因暑则汗出，伏暑为痎疟，气虚身热为伤暑。暑以蒸之，岁火太过，炎暑流行，暑为热证明矣。而张洁古谓静而得之为中暑，中暑者阴证，何耶。《难经》以中暑当身热而烦。《左传》言阳淫热疾。京房言暑有暍死者。《淮南子》言荫暍人于樾下，皆以暑暍为热证，与《内经》相合。盖以暑为夏月天令之当然，暑甚则人病为暍，暍甚则死，则暍为中暑之名，故《金匮要略》、《伤寒论》巢元方、陈无择，俱以暑病名中暍。孙思邈以热死为暍，差矣。乃张洁古误以静而得之为中暑，中暑者阴证，李东垣宗之曰：或避暑热于深堂大厦，其病头痛身疼，畏寒发寒无汗，为房室之阴寒所遏，使周身阳气不得伸越，大顺散主之。盖不知此乃夏月有意违时之凉，犹冬时因寒就暖之温。且夏月天令非时之凉致病，尚不得名中暑，犹冬时非节之暖之冬温，不得名伤寒，而况因暑贪凉之病乎。冬温不可名伤寒，则静而得之，避暑凉阴，有意违时之夏感，不可名中暑，王安道已辨其误，谓夏时阳气在外，阴气在内，岂可空视阴气为寒，而用温热之药，何以夏则饮水。所谓静而得之之证，虽当暑月，即非暑病，诚是也。然未及冬温，不可名伤寒，夏凉不可名中暑为证据，王节斋以夏至后病热为暑，此误以冬伤于寒，后夏至日为病暑之暑为中暑。戴元礼以中暑猝倒不识人名暑风。盖不知即中暍之甚，如死之状。巢元方、陈无择所谓不可得冷，以尿和土罨脐中，多有得生之证也。王肯堂谓市井之人，日间冒暑经营，夜间开窗露卧，先伤于暑，复感于凉，诚有之矣。然非静而得之可比，亦犹先伤于寒，复感冬温之意。张景岳承洁古、东垣之弊，而立阴暑之名，盖不知暑月感违时之凉，仍是感寒，犹冬时受有意之暖，即是受热。喻嘉言是安道之论，以静而得之为中暑非是，又以避暑热反受阴湿风露，仍为暑证，盖亦不知避暑贪凉致病，不得名中暑也。由是言之，伤寒畏寒，伤暑畏热。伤寒无汗，伤暑有汗。寒乃冬月之正邪，暑乃夏月之正邪。冬寒内伏，为四时之伏邪。夏暑内伏，为四时之痎疟。是以伏邪或转为痎疟者，兼有夏暑内伏也。痎疟或转为伏邪者，兼有冬寒内伏也。寒暑互伏，如环无端，若冬之正伤寒，夏之中暑，俱是中而即发之病，无邪内伏，故无互转之证。治暑之法，《金匮》用白虎汤，清肃炎氛，加人参辅正气，可以类推矣。瓜蒂散，治饮冷水，水行皮中。大顺散，治违时凉气，皆非治暑。巢元方、陈无择治暍死谓不可得冷，用姜蒜及溺土罨脐等法，以热极则闭，寒不能入，必假温通之意，即同气相求，衰之以属，非治暑不可用冷也。刘河间宗《金匮》，用白虎不加人参，通治暑证，无问表里，盖未达白虎汤加人参之意，用补天真元气。且虚人中暑，岂可例用白虎，故东垣制清暑益气汤及生脉散，以治虚人中暑善矣。然不舍洁古静而得之为中暑，仍用大顺散，盖不知洁古所论，乃避暑贪凉，有意违时致病，不可名暑也。朱丹溪推《金匮》白虎加人参之意，用黄连香薷饮，清心发汗，随证加减。兼内伤，则宗东垣清暑益气汤固是。王节斋清心利小便亦好。王肯堂以市井之人，日间冒暑经营，夜间开窗露卧，先伤于暑，后感于寒，用六和汤、五苓散，此乃圆机。大要暑证，常人白虎加人参汤、黄连香薷饮。兼虚者，清暑益气汤、生脉散。非时之凉，有意避暑及饮冷，为夏感，犹冬温，非中暑，瓜蒂散、大顺散，或藿香正气散。先伤于暑，复感于凉，六和汤、正气散、五苓散。若医案用白虎合生脉，诚为活法。医话樾荫汤，乃中正和平之剂，可通用也。

……

3. 火证

火证者，君相二火之证也。君火以明，相火以位。天之日，人之心，君火也。万物百病之火，皆相火也。君火本无自病之证，以心为君主之官，心火自病则死。天之君火伤人为暑暍疖痱，人之君火伤已为斑疹疮疡。然暑暍斑疹，仍是守位相火受病，而曰君火证者，证因君火所伤，不可无君故也。要之百病之火，皆相火证也。以天言之，太阳君火也。天地之内，万物之火，皆相火也。万物之有火，必资太阳之光明以化生。太阳之光明，必受南方之正气，及万火之精灵以凝结，而太阳阳和之气，塞乎天地之间者元气也。太阳光明，生此元气，化生万物。万物守位，禀此元气以生化火。明位相生，君相相资，如环无端，亢变则病生焉。如溽暑流行，烁石流金，此天地六淫君火伤人之证也。龙雷震荡，光焰诣天，此天地之藏火，火不归源之证。赤旱千里，川源枯竭，此天地之府火，火从邪化之证。阴霾四翳，交通不表，此天地无火之证。皆相火也。以人言之。心，君火也。皮肤之内，脏腑筋骨血肉之火，皆相火也。脏腑筋骨血肉之有火，必资心君之灵明以化生。心君之灵明，必受固有良能之正气，及脏腑筋骨血肉之精华以凝结，而心君冲和之气，塞乎五内之间者元气也。心君灵明，生此元气，化生脏腑筋骨血肉。脏腑筋骨血肉守位，禀此元气，以生化火。明位相生，君相相资，如环无端，亢变则病生焉。如斑疹疮疡，一时暴起，此人之六淫君火伤已之证也。肝肾阳升，（即龙雷之火。）面戴阳色，此人之脏火，火不归源之证。伏邪化热，苔刺唇焦，此人之腑火，火从邪化之证。形神暗淡，食少便溏，此人无火之证。皆相火也。《素问·阴阳应象大论》曰：南方生热，热生火。又天气纪大论曰：君火以明，相火以位。又六微旨大论曰：显明之右，君火之位也。君火之右，退行一步，相火治之。复行一步，土气治之。复行一步，金气治之。复行一步，水气治之。复行一步，木气治之。复行一步，君火治之。又气交变大论曰：岁火太过，炎暑流行。此《内经》诸篇，分明以太阳光明之火为君火，万物守位之火为相火。天之君火伤人为暑暍疖痱，人之君火伤己为斑疹疮疡。故人五内无君火自病之证，以心火自病即死。凡言火证皆相火也。后世不达经旨，火之君相明位如此，遂至议论多歧。河间每言心火暴甚，盖不知心君无自病之理。凡火之暴甚为病，皆守位之相火也。东垣言相火为元气之贼，若火从邪化，有伤冲和，则可名贼，若守位之相火，岂可以贼名乎。丹溪言君火为人火，相火为天火，以名而言，形气相生，配于五行谓之君，以位而言，生于虚无，守位禀命谓之相。盖不知君火以明之明字，犹日之光明为君火。凡万物之火皆相火也。其意欲以名易明，以名位分君相，反以君火为人火，谬矣。李时珍言火其纲凡三，其目凡十有二，其论博而不精。盖不知太阳光明之火为君火，万物守位之火为相火。张景岳讥东垣指相火为贼，以脏腑各有君相，又何君之多乎。诸家所论虽偏，然其治火之法有足取者。王太仆以水折人火，制其燔焫，以火逐龙火，同气相求。丹溪之持心主静，使相火守位，裨补造化。张景岳效薛立斋，用八味丸料煎数碗，水浸冷服，治格阳假热之证。是皆良法。故医案宗太仆之意，壮水之主，以治相火之有余。益火之源，以治相火之不足。若医话既治其有火之火，复治其无火之火，则有无虚实，一以贯之。治火之法，无余义矣。

……

4. 伏邪

伏邪者，本篇创立之名。本之《内经》，参之诸家，验之今世，即世人泛指伤寒、瘟疫、春邪、秋邪、时邪、温病、热病诸证之本原也。然所谓伏者，冬寒伏于膜原之间，化热伤阴，表里分传，多为热证。以始得病，溲即浑浊，或黄或赤为据，其症则溲赤而浑，神烦少寐，或洒洒振寒，或蒸蒸发热，或但热不寒，或汗出热不退，或潮热往来，或寒热如疟，或头疼身痛，或狂躁谵语，或渴或不渴，或反欲热饮，或有汗，或无汗，或汗不达下，舌苔或白或黄，或灰或黑，或滑或涩，或生芒刺，或反无苔而色紫赤，大便或秘或溏，或下利臭水，或如败酱，或带瘀血，或遇湿土司令，酿成湿温，则身痛异常，溲更浑浊，当与湿证门参治。然湿从土化，土无成位，湿无专证，但治伏邪为主，辅以温通治湿之意。其解或战汗自汗，躁汗狂汗，发斑发疹，其剧或发痉，或神昏如醉，或黑苔起刺，唇齿焦枯，或鼻煤舌裂，或呃逆从少腹上冲，或摇头，肢体振掉，或气急痰涌，其脉则忌紧涩细数，而喜和缓滑大。其治或先用吴氏达原饮加减，从乎中治。然后或汗或下。如见三阳表证，加羌活、葛根、柴胡之类。见三阴里证，加大黄、芒硝之类。或先汗而后下，或先下而后汗，或汗而再汗，或下而再下，或但汗不下，或但下不汗，或养阴化邪，或补泻兼施。无为夹阴所惑，误服桂、附则死。察其症脉表里虚实，老少强弱，风土寒暄，膏粱藜藿，参合为治。善后则宜和胃养阴，汗则九味羌活汤、活人败毒散、柴葛解肌汤、小柴胡汤、吴氏达原饮，加三阳表药，医话柴胡白虎汤之类。下则大小承气汤、调胃承气汤、桃仁承气汤、大柴胡汤、柴胡加芒硝汤、凉膈散、拔萃犀角地黄汤、吴氏达原饮加大黄，医话中承气汤、蒌贝二陈汤之类。养阴化邪，则犀角地黄汤、医话柴胡生地汤之类。补泻兼施，则陶氏黄龙汤、医话大黄人参汤，或半夏泻心汤、十味温胆汤之类。善后则医话归芍二陈汤，加谷芽、神曲之类。此其大略，神而明之，存乎其人。《灵枢·邪气脏腑病形》篇曰：正邪之中人也微，先见于色，不知于身，若有若无，若亡若存，有形无形，莫知其情。又五变篇曰：百病之始期也，必先生于风雨寒暑，循毫毛而入腠理，或复还，或留止。《素问·生气通天论》曰：冬伤于寒，春必病温。又八正神明论曰：正邪者，身形若用力，汗出腠理开，逢虚风，其中人也微，故莫知其情，莫见其形。又热论篇曰：今夫热病者，皆伤寒之类也。此《内经》诸篇，分明以正邪内伏，而后发为瘟疫。又六元正纪大论，六经司天之气，气温草荣民康之际，温厉乃作，远近咸若。此其先有伏邪可据。《难经》温病之脉，行在诸经，不知何经之动。此经中有伏气可知。《周礼》四时皆有厉疾。盖邪伏之深，亦可期年而发。《吕览》、《礼记》，以非时之气为疫，即伏邪因感而发。《史记》齐中御府长信，冬时堕水濡衣，病热伏寒，化热可证。《金匮要略》百合病，必待日数足而后解，亦伏邪之类。《伤寒论》平脉篇，直以伏气为病名。又伤寒例，以寒毒藏于肌肤，春变为温，夏变为暑。春时阳气发于冬时伏寒。冬伤于寒，发为温病，本于经旨。又太阳篇，太阳病发热而渴，不女寒者为温病，即不畏寒，邪非在表，而渴属内热伏气显然。又阳明篇诸下证，与伏邪入胃之意同。又少阴篇之自利，心下痛，厥阴篇之厥深热亦深诸下证，与伏邪化热伤阴之意同。《太平御览》、（七百四十二卷）载曹植说疫气致病，悉被褐茹藿之子，荆室蓬户之人，若夫殿处鼎食之家，若是者鲜矣。此亦饥寒伤正，邪伏而后发。巢元方以疫厉与时气温热相类，盖不知由于一气所伏，而有轻重多寡之分耳。《通鉴·唐纪》，关中比岁饥馑，兵民率皆瘦黑，至是麦始熟，市有醉人，当时以为嘉瑞，人乍饱食，死者五之一。此人饱食，非受风寒，盖有伏邪内动。刘河间《宣明方》，治疫厉不宜热药解表，而用白虎汤、凉膈散，明其伏热在内。李东垣《辨惑论》，载壬辰改元，京师戒严，受敌半月，解围之后，都人之不病者，万无一二，既病而死者，继踵不绝，将近百万。岂俱感风寒，皆伏邪所致。《丹溪心法》，瘟疫，众人一般病者是，治有三法，宜补，宜散，宜降，首用大黄、黄连、黄芩，先攻其里，亦见其内有伏邪。《丹溪心法附余》，附《伤寒直格》心要论，证治诸法，治伏邪甚善，当与吴氏《温疫论》互阅。方约之谓温热之病，因外感内伤，触动郁火，自内而发之于外，此明指邪伏于中。《元史》耶律楚材，用大黄治士卒病疫，足见邪伏于里。王履《溯洄集》，温病热病发于天令暄热之时，怫热自内而达之于外。又云：每见世人治温热病虽误，攻其里亦无大害，误发其表，变不可言，足以明其热之自内达外矣。张景岳以瘟疫本即伤寒，多发于春夏，必待日数足，然后得汗而解，此与《金匮》百合病之义同，皆有内伏之邪故也。吴又可《温疫论》，治伏邪最切，而反以冬伤于寒，春必病温为非是，盖不知寒乃冬月之正邪，正邪之中人也微，先见于色，不知于身，若有若无，若亡若存，及身形若用力，汗出腠理开，逢虚风为正邪，可伏而后发也。医案医话诸方，治得其中，切于时用，可谓备前人之未备。由是观之，伏邪所从来远矣。然人之强弱不同，攻守有异，大法有三，攻邪为上策，辅正祛邪为中策，养阴固守为下策。盖邪伏于中，犹祸起萧墙之内，邪正交争，势不两立，正气无亏，直攻其邪，邪退而正自复也。若正气有亏，不任攻邪，权宜辅正，且战且守，胜负未可知也。若正气大亏，不能敌邪，惟有养阴一法，悉力固守，冀其邪氛自解，不已危乎。是以正气不虚，伏邪虽重，治得其宜，可奏全捷。惟正虚可畏。不知者反以攻邪太峻，乐用平稳之方，致使邪氛日进，正气日亏，正不胜邪，则轻者重，重者危，卒至不起，乃引为天数，岂不谬哉。

……

5. 痎疟

痎疟者，暑热内伏，风寒外乘，寒乱于卫，暑逆于营，邪正交争于少阳表里营卫之间，出表为热，入里为寒，先寒后热，作止有时，与伏邪相近之证也。伏邪乃伏寒化热，痎疟乃伏暑化虚。暑乃夏月之正邪，故可伏而后发，犹冬伤于寒，春必病温之义。《灵枢·经脉》篇曰：胆足少阳之脉，是主骨所生病者，振寒疟。又论疾诊尺篇曰：夏伤于暑，秋生痎疟。又岁露篇曰：夏日伤暑，秋病疟。又《素问·生气通天论》曰：夏伤于暑，秋为痎疟。又金匮真言论曰：夏暑汗不出者，秋成风疟。又阴阳应象大论曰：夏伤于暑，秋必痎疟。又疟论曰：夫痎疟皆生于风。又曰：此皆得之夏伤于暑。又刺疟论，少阳在太阳之后，阳明之前，以少阳为枢。又气交变大论曰：炎暑流行，民病疟。又五常政大论曰：赫曦之纪，病笑疟。又六元正纪大论曰：火郁之发，民病温疟。又至真要大论曰：少阳司天，火淫所胜，民病头痛，发热畏寒而疟。此《内经》诸篇，分明以暑热伏于前，风寒感于后，而会于少阳表里营卫之间，所受之气，本一寒一热，故病亦如是。少阳介乎表里，乃四战之地，营卫邪正之出入，必由乎此。卫为阳，营为阴，卫犹兵卫卫于外，营犹营垒营于中，营卫相维，不容邪扰。邪之所凑，其气必虚。邪正不两立，相遇必交争。暑热先伏营中，风寒后乘卫外，营阴不容暑热，逼之而外越。卫阳不容风寒，迫之而内侵。卫失外护，营失中守，邪正争，营卫乱，而寒热作。正气胜，营卫和，而寒热止。邪正复争，寒热更作。正气复胜，寒热更止。作者，邪争也。止者，正胜也。有热重于寒者，暑热多而风寒少也。有寒重于热者，风寒甚而暑热微也。有但热不寒者，暑热极甚，风寒极微，不觉其寒也。有但寒不热者，风寒极甚，暑热极微，不觉其热也。有日一作，夜一作，（俗名子母疟）有一日一作，有间一日作，有间二日作，或间数日作，有连作二日，间一日，四日共三作，或间疟，当期日二作，（俗名间日子母）或间日转为日作，或日作转为间日，或间疟转连日，正期止，间期作，仍为间疟，或潮热如瘅疟数次，时觉憎寒，转而为疟，或早或晏，或轻或重，或一日早，一日晏，一日轻，一日重，或依时不移，或寒热竟日，或今日之寒热未已，明日之寒热又至，或须臾即止，或数次即已，或延绵不断。盖由人之禀赋不同，受病有异，正气化邪有迟速，邪气化尽而已。如酒醉人，醉态不一，醒有迟速也。《内经》诸论，言其常也。余之所论，言其变也。若以浅深远近而分轻重迟速，则日作之寒热，常竟日不已。三疟之寒热，常须臾即止。此深者远者之寒热，何以反轻，浅者近者之寒热，何以反重，是未可以此分也。惟在正气化邪，邪尽而已。如受病应一日一作，一月解。若一日二次，则十五日尽。若二日一作，则六十日解。若三日一作，则至九十日矣。寒热轻而愈速者，邪本少也。而愈迟者，化之慢也。寒热重而愈迟者，邪本多也。而愈速者，化之快也。如寒热大作数次愈，此化之速也。以数日大作之寒热，分为数十次，则寒热轻而化之迟也。推此虽万变可知也。有热忽不退，而转为温热者，内与伏邪相遇也。有伏邪转为痎疟者，内有伏暑发动也。温疟者得之冬中于风，先热后寒，非正疟也。战汗者，正不容邪，大战于营卫之间，正胜而复，犹疟之意也。有疟邪尽而寒犹存，及产后与虚劳寒热往来如疟者，营卫乱而自相吞并也。一切内外证，发热畏寒，得汗而解者，无非邪正争而营卫乱也。但内无伏暑，不能作疟，故正伤寒无转疟之理，内无伏暑故也。《周礼》秋有疟寒疾，即风寒感于卫之意。《吕览》孟秋行夏令，民多疟疾，即暑热伏于营之意。《说文》曰痎，二日一发，疟也。即间二日一发，世俗所谓三疟也。《金匮要略》曰：病疟以月一日发，当以十五日愈。设不差，当以月尽解。如其不差，结为癥瘕，名曰疟母，宜鳖甲煎丸。此言所伏之邪，正气化之，当一月解。如间日则六十日尽，间二日则九十日尽，正化邪尽而已。若化不尽，结为疟母，用鳖甲煎丸，以开治久疟之端。又曰：阴气孤绝，阳气独发，名曰瘅疟。若但热不寒者，邪气内藏于心，此言但热者，非无寒也。盖暑热极盛，风寒极微，不觉其寒也。又曰：疟多寒者，名曰牝疟。此言多寒者，非无热也。盖风寒极甚，暑热极微，不觉其热也。《伤寒论》曰：脉阴阳俱盛，重感于寒热，变为温疟。此先冬中于风，又复感寒，故先热后寒为温疟，非正疟也。又曰：邪正分争，往来寒热，小柴胡汤主之。此邪正战于少阳表里营卫之间，用和解之法，以开治疟之境。巢元方、孙思邈、刘完素、张子和俱宗经旨，以暑为主。李东垣曰：亦有非暑而感冒风寒得之者，谬矣。丹溪始言痰疟，论治诸法皆佳。惟以日作与间日，乃受病一月与半年，乃三疟发于子午寅申辰戌之日分三阴，未免执泥。盖不知疟，犹酒徒之醉态不一，而醒有迟速也。王节斋始言日夜各一作之疟，薛立斋、张景岳证治俱得其中。吴又可所论，乃疟内与伏邪相遇。医案开旁通之路，医话制圆机之方。由是观之。治疟之法，亦云备矣。

（录自《医略十三篇》）

【精选案例】

案 始得病，苔黄如杏，寒战后身热如烙，无汗溲红，脉数。

《金匮要略》言舌黄者，下之黄自去，不必拘一二日不可下之说。有是症则投是药，《医话》双解饮加减主之。

羌活、柴胡、尖槟榔、川厚朴、草果仁、黄芩、赤芍、炙甘草、生大黄。

第二日，昨服双解饮加减得汗，热稍退，脉仍数，便未解，溲更赤，苔更黄，卧反不安，间有谵语。伏邪入胃之据，宜再下之。

生大黄、枳实、厚朴。

第三日，昨服小承气，大解色如败酱，黄苔反觉干焦，中见灰黑，夜烦更甚，小便更红，脉象更数，伏邪贯入阳明胃腑，宜更下之，《医话》中承气汤主之。

生大黄、玄明粉、枳实。

第四日，昨进中承气汤，大解仍然不爽，诸症未见退机，舌心灰苔变黑起刺，如小舌之状，伏邪全入阳明胃腑，阳明居中土也，万物所归，邪气入胃，无所复张，宜猛下之。

生大黄、芒硝、枳实、厚朴。

第五日，服大承气汤猛下结粪盈盆，竟得躁汗而解，《医话》归芎二陈汤加减和之。

当归身、大白芍、赤茯苓、炙甘草、制半夏、新会皮、玄参、大麦冬、活水芦根。

（录自《问斋医案》）

王士雄

（论温病经纬纵横，功擅辨治伏气暑疟）

【医家简介】

王士雄（1808~1868），字孟英，号梦隐（一作梦影），又号潜斋，别号半痴山人、随息居隐士等，晚清著名医家，史称之“温病四大家”之一。治温病习用清滋之法，用药平谈而奇中。

相关著作：《霍乱论》、《温热经纬》、《随息居重订霍乱论》、《重庆堂随笔》、《归砚录》、《随息居饮食谱》、《潜斋简效方》、《四科简要方》、《汇刊经验方》、《鸡鸣录》、《王氏医案》等，另有多部评注之书。

【主要学术思想和主张】

王士雄在全面总结温病学说经纬的基础上，着重阐发伏气温病的发病特征、传变规律及治疗大法；提出暑性属阳、多夹湿、易伤津耗气的观点；主张以调肺为核心治疗温病痰证；注重养护阴津对温病治疗的重要性，所创之雪羹汤等养阴方为后世医家所乐用。

【精选案例】

案1 辛亥春，孟英治其令正，诞子三朝，忽浑身麻冷，寻即壮热大渴，汗出不解，耳鸣眼泪，舌绛无津，苔色燥黄，腹痛拒按，不饥脘闷，女露仍行，小溲极热，脉则弦滑右甚。

是胎前吸受风温，兼夹痰食内滞，虽新产血去阴伤，见症较剧，然病不在营，亟宜撤热以安营，不可破血以伤营，亦不可养阴而助病。

遂以玄参、白薇、栀子、知母、竹茹、旋覆花、菖蒲、枳实、瓜蒌为方，服之热虽退而脉不减，仍用此方。

二日复麻冷而后热，惟舌稍润，苔较薄耳。

再饮之，热亦即退，并吐胶痰数碗，略进稀糜。

间一日又发寒热，或疑为疟，或疑分娩不易，用力劳伤，恐是虚证，苟不及早温补，蓐损堪虞，孟英一一颔之。

复与前药，热果渐短，渴亦递减。逾日寒热犹来，亦不更方。

至十一朝，始下黑燥矢而寒热乃休，即能安谷。计服此药已十大剂矣，始出方与戚鄙阅之，盖恐眷属之预闻凉解而有阻挠也，诸亲莫不骇诧。然此证非孟英独断独行，断难成功。设泥新娩而通瘀，或以为疟而温散，或疑其虚而滋补，势必骤变，即有瞻顾，亦必邪热纠缠而延成蓐损。世人之病，往往弄假成真者，大率类此。

案2　幼科王蔚文之甥女，向依舅氏。于三年前患热病甚危，服多剂凉解始愈。第寝食虽如常人，而五心恒热，黑苔不退，口苦而渴，畏食荤膻，频饵甘凉之药，经来色黑不红。去年适吴氏，仍服凉药，迄不能痊。

今夏伊舅氏浼孟英诊之，脉甚滑数。曰：此热毒逗留阳明之络，陷入冲脉，以冲隶阳明也。然久蕴深沉，尚不为大患者，以月事时下，犹有宣泄之路也。其频年药饵，寒之不寒者，以热藏隧络，汤剂不能搜剔也。

令每日以豆腐皮包紫雪五分吞下。半月后，苔果退，渴渐减，改用玄参、丹参、白薇、黄芩、青蒿煎汤，送服当归龙荟丸。

又半月经行色正，各恙皆蠲，寻即受孕焉。

案3　朱生甫明经令郎仲和，于六月初旬患疟，寒少热多，呕渴痞闷，邀孟英视之。曰：曩曾屡患此疾，证形大略相同，广延名手治疗，总难即愈，病辄经年，大受其累。闻君疗疟极神，不知能否于月内即痊？孟英曰：何限之宽耶！余非神于此，盖寒暑燥湿风五气之感于人也，重则为伤寒，轻则为疟疾，今所患者，暑湿之疟也。清其暑湿，旬日可瘥。前此之缠绵岁月而不能已者，必是不分五气之源流，徒以见疟治疟，而用柴胡、姜、枣等风疟之方，以致暑湿之邪滋蔓难图耳。

兹以清暑化湿汤奉赠，放胆服之，不可商于人，恐其于五种伤寒未能辨晰，而泥少阳正疟之法以相争也。仲和韪之。

方用石膏、杏仁、半夏、厚朴、知母、淡竹叶。果八剂而安。

既而梁甫之仲郎亦患疟，孟英视曰：脉数舌绛，热炽寒微，素质阴亏，暑邪为患也，更不可稍用疟门套药。

予玄参、青蒿、白薇、牡丹皮、黄菊、知母、天花粉、金银花、淡竹叶、栀子。

数剂而病减，乃去青蒿、牡丹皮，加生地黄、甘草，数服而瘳。

案4　韩正甫患疟，越医王某进以柴、桂、姜、朴等药，势乃剧。所亲何新之知为药误，改用清解而不效，始乞诊于孟英。

脉数而右更滑大搏指，胸闷不堪，溲赤而渴，苔极垢腻，以凉膈散去芒硝、甘草，合雪羹加厚朴、杏仁、石膏、半夏、石菖蒲。投四剂，频下宿垢，各恙皆减，改投轻清以涤余邪，遂以向愈。

其时渠兄贡甫之室，患疟初起，肢麻且冷，口渴苔黄，眩瞀善呕，心烦无寐。孟英诊曰：此亦暑湿为疟，不可温散者。

而越医劝服术、朴、姜、椒等药，病家闻用温化，恪信弗疑。二剂后，呕渴愈甚，经不当期而至，四肢终日不温，汗频出而热不休。

再邀孟英诊之，脉渐伏，曰：此热深厥深之谓也，温燥热补，切弗再服。

病家不信，另招张某、黄某会诊。佥云阴暑，宜舍时从证，径用姜、附、六君，加萸、桂、沉香等药服之，肢愈冷，药愈重。八剂后，血脱如崩而逝，即以春间为贡甫所治之棺殓焉，岂非数已早定耶！故虽一家之中，同时之病，而疑信不同，死生判别，况春间贡甫之病，治有成效，尚蹈此辙，无怪乎求未经目击温热之害者，宜其以服凉解药为可耻矣。

案5 汤振甫患疟于嘉兴，医知为暑，与清解法，转为泄泻，以为暑去而湿存，改用温燥，泻益甚而发热不休，神气昏瞀，因而束手，令其买棹旋杭。所亲陈雪舫延孟英视之。苔黑面红，胸间拒按，便如胶漆，小溲全无，谵妄耳聋，不眠善笑，脉则洪数而芤。

予黄连、黄柏、黄芩、金银花、石斛、栀子、楝实、知母、瓜蒌仁、玄参为方，绿豆煎清汤煮药，调下神犀丹。

四剂而胸次渐舒，稍啜稀粥，便色渐正，小溲亦通，乃去神犀、楝、柏，加生地黄、石膏。

服三日热净神清，脉来柔缓，以甘凉养液十余剂而瘳。

大凡温热暑证，而大解溏泄者，正是热邪下行，岂可误投温燥之药，反助燎原之势哉！同时一男子患感濒危，浼孟英勘之。神昏舌黑，瘛疭脉微，曰：迟矣！此犀角地黄证，惜无人用。病家云：陆某已屡用之矣。因索其方阅之，虽用犀角屑八分，生地黄五钱，缘病者便溏，配以枳壳炒焦白术二钱。孟英喟然曰：此方从无如此加减法，况清凉不敌温燥，是徒有犀角地黄之名耳。古人治病，必放出路，兹反截其去路，良由学无理路，遂致人无生路，良可哀也！

案6 洪张伯孝廉令弟苏仲，乡试后自以场作不惬于怀，怏怏数日，渐以发热，医作伏暑治，日形困顿，懒语音低，神情恍惚，稍合眼辄以文有疵累如何中式云云。屡服牛黄、犀角等药，竟无寸效。延孟英视之。

时时出汗，不饥溺少，舌绛口干，切脉虚软以数，曰：此心火外浮也。昔贤惟王损庵论之独详。今人罕读其书，每与温暑逆传证混淆施治。夫心，犹镜也，彼热邪内陷，袭入心包，则雾障尘蒙之象也，故可磨之使明，是为实证，今心阳过扰，火动神浮，乃铜质将熔之候也。法宜坚之使凝，是为虚证，良由阴分素亏，心营易耗，功名念切，虑落孙山，病属内伤，似乎外感，大忌发表，更禁寒凉，又非东垣补中益气之例，无怪医者为之技窘也，而有药治病，无药移情。余有一言，可广其意：文之不自惬于怀者，安知不中试官之意乎？且祸盈福谦，《易》之道也。尝见自命不凡者，偏不易售，而自视欲然之士，恒于意外得之，即此一端，吾可必其中也。病者闻之，极为怡旷，服药后各恙渐安，半月而愈。及榜发，果获售。佥云：药即神妙，而慧吐齿牙，竟成吉忏，仁言仁术，医道通仙，可于孟英信之矣。

其方则甘草、干地黄、麦冬、红枣、枸杞子、盐水炒黄连、紫石英、龟板、龙齿、珍珠也。

案7 翁笠渔素健啖，偶患发热，钱某谓劳倦内伤，进补中益气法，病日剧。张某诊为停食感冒，用承气法下之，连解黑屎，热如故。与养阴药多剂，热仍不退，且从此不食不便，不渴不眠。佥云：攻补难施，已成坏证。所亲孙诒堂迓孟英诊之。

脉形涩数不调，神呆静卧，倦于语言，溺少苔黄，时时面赤，曰：无虑也，卫分之邪失于清解，补中益气实卫锢邪，何异适燕而南其指乎？承气通腑，但能下其肠胃有形之物，不能散其卫分无形之邪，下后养阴，固是方法，然必表里皆和者，方可投之。卫气未清，徒增窒滞，枢机日钝，此神识之所以如呆也；升降失司，此出入之所以皆废也。延之虽久，病犹在卫，故可治也。

予苇茎、葱豉，加芩、桔、栀子、瓜蒌。

服一剂而遍身赤疹，神气爽悟，乃去芩、桔、葱，加雪羹、芦菔、金银花、兰叶。

服数剂解酱矢二十余次，苔退知饥，脉和而愈。

案8 许子厚令庶母，年未四旬，患晡热发于上焦，心悸头疼，腰酸腿软，饥不欲食，暮则目如盲而无所睹，时或腹胀，自汗带多。

孟英脉之弦细而弱，气短不足以息，舌赤无苔。曰：此营血大亏，不可作暑治也。

授人参、熟地黄、枣仁、枸杞子、归身、麦冬、海螵蛸、牡蛎、龟板、蒺藜、芍药、杜仲、淫羊藿等药数十剂，而康复如常。

案9 吴曲城三令郎年未冠，患疟，医作食疟、暑疟、阴虚疟治之，诸法不应，逆孟英视之。

面色浮黄，便溏呕畏，脘闷腹胀，溺少汗多。曰：湿疟也。

予枳、朴、苓、滑、苍术、半夏为方，送服香连丸而愈。继用六君子善其后。

或云：先生近辑《温热经纬》，力辨暑必兼湿之非。今年霉雨全无，夏至后酷热亢旱，流金烁石，湿自何来？方叹先生析理之精，胡以此证是湿邪，大剂燥药果然获效，又何说欤？孟英曰：暑即天上之日，有何湿气？人因畏暑贪凉，瓜果过度，虽无雨湿相杂，湿亦自内而生，所以暑每易于夹湿，而昧者遂指湿热相合之病为暑证，殆由未见天日，故不识暑之真面目也。一笑。

案10 邱小敏初发热，即肢瘛腹痛，卧则昏谵，坐起即清，膈间痞闷，饮亦碍下，舌色紫肿，苔厚腻黄，身面赤色，龈肿而疼。医见其病情错杂，初以为斑疹之候，进透发之剂，浑身冷汗，又虑内闭外脱，灌以紫雪，病如故。又疑热入血室，用桃仁、茺蔚、牡丹皮、藕汁、童便等药，又恐其虚，用西洋参、龟板等味。遂言謇呃逆，正在彷徨，适病者登圊更衣，忽然昏晕，谓欲虚脱，欲进生脉散以固元气。举家无措，所亲姜柳湖请孟英往诊之。

脉洪弦而兼滑数，病属暑湿，惟肝气素郁，肺胃多痰，是以升降失常，邪气壅塞，卧即神昏者，乃湿热上熏也，故坐起则爽，彼热入血室，乃昼明了而夜谵语，非昼卧即昏，夜坐即明也。

治宜清展气机，病必化疟而解。设以温散表其汗，则邪炽而津劫；若以滋补固其元，则邪闭而止脱，误用血分药，则引邪入营；徒用寒润法，则遏邪不化。

先以雪羹、栀、楝、旋、枳、连、蒌、芩、半、菖、茹、玄参、金银花、丝瓜络等出入为方，吞当归龙荟丸。

果转为疟，各恙递减，连下黑矢，半月后便色始正而疟亦止，胃醒安谷而瘳。停药数日，偶因嗔怒，其疟复作，寒少热多，睛赤龈疼，汗多足冷，孟英曰：余热逗留，风阳内煽也。视其苔灰黄夹黑，因谓其弟桂山曰：但看黑苔退净，则邪自清矣。

仍予玄参、白薇、知、芩、栀、茹、金银花、木通、丝瓜络、菊叶等，送龙荟丸。

疟即递减，逾旬苔净，眠食如常而起矣。

（录自《王氏医案三编》）

案11 四舍弟西甫，年二十四岁，秋杪患感，至六日神渐昏，延孟英诊之。

脉形涩滞，苔垢头疼，气逆汗频，腰疼溲少，脘闷拒按，乃伏暑晚发而本元极亏也。亟与开中，俾有去路。

小陷胸加栀、菖、豉、芩、白薇、翘、枳，芦菔汤煎服一剂。脘不拒按，苔亦稍退，汗不达于下部，脉来软而且涩。

改授茹、半、芩、栀、橘、翘、知、蛤、花粉、莲子心之剂。三服，脉转弦数，大解未行，谵语不休，夜间热炽，肢凉头晕，浊热上熏也。

以芩、蒌、栀、连、茹、翘、玄参、白薇、牡丹皮、海蛇、淡竹叶投之。乃下坚黑大便，而圊后神晕，苔渐薄而转黑。

为去芩、莲、蒌、蛇，加犀角、鲜生地黄、知母、天花粉，两剂。更衣仍黑，气乃渐平，肢亦渐温，热渴均减，犹不知饥，脉软而虚，苔退未净。

乃去犀、翘，加西洋参、麦冬、金银花、石菖蒲。服三剂，又解黑屎，舌色始津，而寐不安神，汗多心悸。

因去知母、天花粉、牡丹皮，加甘草、丹参、茯苓，而地黄用干者。两剂，大解甚畅，胃渐知饥，稍进稀糜，力不胜啜，脉亦虚大，寐即神驰，乃邪未清而虚毕露也。

用西洋参、生地黄、龙齿、归、芍、苓、甘、连、柏、麦冬、小麦。服五剂，复下酱屎，而右脉尚虚大。

又六剂，粪色始正，汗减神安，脉渐柔和，寝食乃适。

嗣又食复数次，赖孟英活泼如龙，随机应变，竟以告愈，洵属再生。

案12 赵铁珊乃郎子善，康康侯之婿也。因事抑郁，凛寒发热。汤某作血虚治，进以归、芎、丹参之类，多剂不效。乃移榻康寓，延孟英诊之。

脉涩而兼沉弦以数，然舌无苔，口不渴，便溺如常，纳谷稍减，惟左胁下及少腹自觉梗塞不舒，按之亦无形迹，时欲抚摩，似乎稍适。曰：阴虚夹郁，暑邪内伏。夫郁则气机不宣，伏邪无从走泄，遽投血药，引之深入。血为邪踞，更不流行，胁腹不舒乃其真谛。第病虽在血，而治宜清气为先。气得宣布，热象必露，瘀滞得行，厥疾始瘳。子善因目击去年妇翁之恙，颇极钦服。

连投清气，热果渐壮，谵妄不眠，口干痰嗽。孟英曰：脉已转为弦滑，瘀血伏邪，皆有欲出之机，继此当用凉血清瘀为治。但恐旁观诧异，事反掣肘，嘱邀顾听泉质之，顾亦云然，遂同定犀角地黄汤加味。而所亲陈眉生、许小琴暨乃兄子勉，皆疑药凉剂重，纵是热证，岂无冰伏之虞？顾为之再四开导，总不领解。适病者鼻衄大流，孟英笑曰：真赃获矣。诸公之疑，可否冰释？渠舅氏陈谷人鹾尹云：证有疑似，原难主药。鼻血如是，病情已露，毋庸再议。

径煎而饮之。次日衄复至，苔色转黑。孟英曰：三日不大便，瘀热未能下行也。于前方加滑石、桃仁、木通、海蛇、竹沥、石斛、金银花、知母、天花粉之类。

又二剂，大解始行，黑如胶漆，三日间共下七十余次而止。乃去木通、桃仁辈，加西洋参、麦冬以生液。

病者疲惫已极，沉寐三昼夜，人皆危之，孟英曰：听之，使其阴气之来复，最是好机。醒后尚有微热谵语，药仍前法。

又旬日，始解一次黑燥大便，而各恙悉退。惟口尚渴，与大剂甘凉以濡之。

又旬日大解甫得复行，色始不黑，乃用滋阴填补而康。（此证不遇孟英必成虚损，讫无知其为伏暑者，虽死亦不知前药之误也。）

案13 仲夏淫雨匝月，泛滥为灾。季夏酷暑如焚，人多热病。有沈小园者，患病于越。医者但知湿甚，而不知化热。投以平胃散数剂，壮热昏狂，证极危殆。返杭日，渠居停吴仲庄浼孟英视之。

脉滑实而数，大渴溲赤，稀水旁流，与石膏、大黄数下之而愈。

仲庄欲施药济人，托孟英定一善法。孟英曰：余不敢师心自用，考古惟叶天士甘露消毒丹、神犀丹二方，为湿温、暑疫最妥之药。一治气分，一治营分，规模已具。即有兼证，尚可通融。司天在泉，不必拘泥。今岁奇荒，明年恐有奇疫。但甘露二字，人必疑为大寒之药；消毒二字，世人或误作外证之方，因易其名曰普济解疫丹。吴君与诸好善之家，依方合送，救活不知若干人也。

案14 陈足甫室，怀妊九月而患疟，目不能瞑，口渴自汗，便溏气短。医进育阴清解法，数剂不应。改用小柴胡一剂，而咽疼、舌黑，心头绞痛。乃翁仰山闻之，疑其胎坏，延孟英过诊曰：右脉洪滑，虽舌黑而胎固无恙也。病由伏暑，育阴嫌其滋腻。小柴胡乃正疟之主方，古人谓为和剂，须知是伤寒之和剂。在温暑等证，不特手足异经，而人参、半夏、姜、枣，皆不可轻用之药。虽有黄芩之苦寒，而仲圣于伤寒之治，犹有“渴者，去半夏，加栝楼根”之文。古人立方之严密，何后人不加体察耶？

投以竹叶石膏汤，四剂疟止。便秘，口渴不休，与甘凉濡润法数剂。忽腹鸣泄泻，或疑寒凉所致，孟英曰：吾当以凉药解之。人莫识其意，问难终朝，语多不备录。

果以白头翁汤，两啜而愈。

迨季秋娩后，发热不蒸乳，畏露淡且少。家人欲用生化汤，孟英急止之，曰：血去阴更伤，岂可妄疑瘀停而攻之？与西洋参、生地黄、伏苓、石斛、女贞子、墨旱莲、甘草为大剂，数日而安。

继因触怒，少腹聚气如瘕，酸痛夜甚。人又疑为凉药凝瘀所致，孟英力为辨析。与橘核、橘叶、橘络、楝实、苁蓉、木香、栀炭、乌药、丝瓜络、海蛇、藕、石斛、两头尖等药，外以葱头捣烂贴之。

两剂后，腹中雷鸣，周身汗出而痛止。人见其汗，虑为虚脱，急追孟英视之，曰：此气行而病解矣。但脉形细数，阴津大伤，苔黄苦渴，亟宜润补。奈枢机窒滞，滋腻难投，且以濡养八脉为法。服之各恙皆蠲，眠食渐适。

缘平素多郁，易犯痧气，频发脘痛，屡次反复。孟英竭力图维，幸得转危为安，渐投滋补而愈。疟亦分经而治。若阳明疟，正以白虎汤为主剂。岂有专守一小柴胡，而能愈病者？

（录自《王氏医案》）

附录　　**普济解疫丹（雍正癸丑叶天士先生定）**

飞滑石十五两　绵茵陈十一两　淡黄芩十两　石菖蒲六两　川贝母五两　木通五两　藿香、射干、连翘、薄荷、白豆蔻各四两

上药晒燥，生研细末。（见火则药尽热。）每服三钱，开水调服，日二次。或以神曲糊丸，如弹子大。开水化服亦可。

孟英自注云：此治湿温时疫之主方也。按《六元正纪》五运分步，每年春分后十三日交二运徵，火旺，天乃渐温。芒种后十日交三运宫，土旺，地乃渐湿。温湿蒸腾，更加烈日之暑，烁石流金。人在气交之中，口鼻吸受其气，留而不去，乃成温热暑疫之病。则为发热倦怠，胸闷腹胀，肢酸咽肿，斑疹身黄，颐肿口渴，溺赤便秘，吐泻疟痢，淋浊疮疡等症。但看病人舌苔淡白，或厚腻，或干黄者，是暑湿热疫之邪，尚在气分，悉以此丹治之立效。而薄滋味，（家慈每于夏季茹素，且云汝辈为医者当知之。吾见疫疠流行之岁，无论贫富无可避之。总由不知坚壁清野之故耳。试看茹素者，独可不染，岂非胃中清虚，邪不能留乎？旨哉斯言！特谨识之。）远酒色，尤为辟疫之仙方。智者识之。医家临证，能准此化裁，自可十全为上。（上参喻嘉言、张石顽、叶天士、沈尧封诸家。）

神犀丹

犀角尖磨汁、石菖蒲、黄芩各六两　直生地冷水洗净浸透，捣绞汁、金银花各一斤，如有鲜者，捣汁用尤良　粪清、连翘各十两　板蓝根九两，无则以飞净青黛代之　香豉八两　玄参七两　天花粉、紫草各四两

各药生晒，（切忌火炒）研细，以犀角地黄汁、粪清和捣为丸。（切勿加蜜。如难丸，可将香豉煮烂）每重三钱，凉开水化服。小儿用半丸。如无粪清，可加人中黄四两研入。

孟英自注云：温热暑疫诸病，邪不即解，耗液伤营，逆传内陷。痉厥昏狂，谵语发斑等症，但看病人舌色干光，或紫绛，或圆硬，或黑苔，皆以此丹救之。若初病即觉神情昏躁，而舌赤口干者，是温暑直入营分。酷热之时，阴虚之体，及新产妇人，患此最多，急须用此，多可挽回。切勿拘泥日数，误投别药以偾事也。兼治痘瘄毒重，夹带紫斑危症，暨痘瘄后余毒内炽，口糜咽腐，目赤神烦诸症。（上本叶氏参治验）。

陈莲舫

（平正用药避峻猛，祛邪热善清宣分泄）

【医家简介】

陈莲舫（1840～1914），名秉钧，号承注，又号庸叟、乐余老人。清末上海

名医，曾多次奉诏入宫为皇帝等治病。精通内、外、妇、儿各科，尤擅治疗虚劳及疑难病症。

相关著作：《女科秘诀大全》、《十二经分寸歌》，及后人整理的《御医请脉详志》、《陈莲舫医案秘钞》、《陈莲舫医案》等。

【主要学术思想和主张】

陈莲舫尚经典，而主张守经尤贵达变；重视正气的维护，补养气阴善用诸参；用药平和中正轻灵，用阳药忌温燥、忌升举而顾护阴分，用阴药忌滋腻、忌填纳而顾护阳气；临证常一病数方，以备所需，如轻重方轮服，季节方选用，备用方防变，调理方以养等。

【精选案例】

案1 俞，左。春温夹湿，身热微寒，有汗不解，脉见浮滑，舌色带灰。治以分泄。

淡豆豉、薄荷尖、荆芥穗、光杏仁、黑山栀、嫩白薇、焦薏苡仁、炒枳壳、冬桑叶、方通草、白茯苓、炒蒌皮、荷叶、新会皮。

案2 钱，孩，四。春温身热，热而无汗，咳呛痰多，入夜略有谵语。防内陷神昏，治以分泄。

淡豆豉、炒麦芽、粉前胡、杭菊花、冬桑叶、方通草、双钩藤、白僵蚕、薄荷尖、荆芥穗、光杏仁、新会皮、荷叶。

案3 刘，左。春温之邪扰于阳明营分，牙衄口臭，脉息滑大。拟以清降，兼顾痘毒未清。

冬桑叶、生甘草、墨旱莲、新会皮、白茅花、板蓝根、绿豆衣、鲜生地黄、金银花炭、炒荆芥、连翘壳、炒丹皮、炒藕节。

案4 杨，左。

身热不解，头痛口渴，温邪郁蒸，势将发痦，脉见浮弦。治以分泄。

冬桑叶、杭菊花、粉前胡、淡竹叶、淡豆豉、荆芥穗、光杏仁、柔白薇、薄荷尖、净蝉蜕、川通草、新会皮、荷叶、红蔗皮。

案5 孔，左。脉两手数大，舌尖绛且有芒刺，肌灼少汗，脘腹胀痛，痛而拒按，便闭口渴，谵语手痉。此乃邪入营分，食滞中焦，颇为棘手，难许无虞。

乌犀角磨冲，四分　鲜石斛三钱　大豆卷三钱　玄明粉三钱　羚羊角八分　连翘心一钱五分　杭菊花一钱五分　炒蒌皮三钱　鲜生地黄三钱　黑山栀一钱五分　光杏仁三钱　制大黄三钱　芦根一两　辰灯心十寸

案6 金，左，四十。身热淹缠，形寒头痛，脘闷肢酸，脉见弦滑。治以分泄。

西羌活、干佩兰、法半夏、白茯苓、黄防风、焦薏苡仁、制小朴、川郁金、焦建曲、鲜佛手、新会皮、方通草、鲜荷叶包鸡苏散。

案7 唐，左，三十二。身热不扬，头痛便溏，下血伤体，感受湿温，脉见芤大。治以分泄。

大豆卷、焦建曲、益元散、冬桑叶、干佩兰、焦薏苡仁、川郁金、嫩白薇、制小朴、鲜佛手、薄荷尖、新会皮、鲜荷叶。

案8 马，右，三十八。

寒热未除，得汗不解，脘闷耳聋，渴不多饮，脉见滑大，舌苔带灰。湿温郁蒸，表里解而未畅，经后营舍空虚，防劫津为变。

冬桑叶、薄荷尖、淡竹叶、藿石斛、柔白薇、炒荆芥、块滑石、炒蒌皮、焦山栀、光杏仁、净蝉蜕四分　方通草、鲜芦根去节，八钱

二诊：表得汗透，里得两便通行，湿温之邪已有出路，耳聋较减，神志较清，惟舌苔仍然灰腻，脉右部尚大，左部带数。再从清化。

冬桑叶、炒黄芩、省头草一钱五分　细菖蒲、嫩白薇、焦山栀、块滑石、炒荆芥、杭菊花、野蔷薇八分　赤茯苓、方通草、鲜芦根去节，八钱　荷叶

案9 汪，左，四十八。初起身热不扬，至第二日热甚，神志模糊，不知人事，舌光红根灰，脉右部如无，左部细数。吸烟之体，益以发病前一夜通宵不寐，故邪入里最速。

用犀角、鲜菖蒲、竹沥、连翘、竹心、桑叶、杭菊花、薄荷尖、西瓜翠衣等药一剂，神志已清，诸恙均松，接后方。

二诊：昨投宣窍涤痰峻利，神志已得清楚，惟身热未清，有汗不多，口渴无度，大便虽通，脘宇略有窒塞。脉右部已起，且滑且大，微带数象，左部一律如是，舌灰色已退，仍根带黄腻，尖光绛。风暑夹痰，尚少清彻，再从清解，候政。

冬桑叶、川贝母、鲜菖蒲、嫩白薇、杭菊花、光杏仁、莱菔子四钱　益元散荷叶包、粉蛤壳六钱　抱茯神、连翘心、薄荷、竹沥六钱　西瓜翠衣三钱

次日转方，加鲜稻叶（一束），煎汤代水。

案10 顾，右。冬温郁蒸表里解而未解，有汗不多，大便不畅，呃忒口渴，当脘胀满，邪势方张，精液渐为劫烁，舌苔质红色灰薄如烟煤。脉两手滑大，左右寸重按模糊。温邪愈趋愈深，犯包络已有神昏，动肝风又将痉厥，高年正虚邪炽，势防内闭外脱。拟清阴泄邪，以图弋获。

西洋参一钱五分　光杏仁、淡竹叶、鲜生地、淡豆豉二味同打、羚羊尖磨冲，四分　瓜蒌玄明粉二钱拌，三钱　黑山栀、朱茯苓、鲜石斛、冬桑叶、炒枳壳、活

水芦根去节，八钱　荷叶乙角

（录自《陈莲舫医案》）

张聿青

（开郁宣透治湿滞，解邪热需化湿护阴）

【医家简介】

张聿青（1844～1905），名讳乃修，字以行，晚号且休馆主，清代著名医家，名噪于江浙一带。擅治湿温一类病症。

相关著作：由其门人编辑的《张聿青医案》（又名《且休馆医案》）。

【主要学术思想和主张】

张聿青主张临床诊病应留心方脉，遇有症情复杂、虚实疑似之时，通过脉象确定真相；论寒热二证的治疗，提出热证投以温开，亦可透发，寒证投以清开，则反凝涩，此大害的独到观点；对秋分以后之病咳痰，名曰燥证，认为是复气伤肺，由内而起之枯燥，与天气清冷之燥，判若霄渊。

【精选案例】

案1　陈（右）。风温八日，身热咳嗽，左胁作痛，日来神昏不宁，甚则迷昧，气升痰嘶，痰色稠黄，齿垢齳红，自汗渴饮。脉数浮弦，舌红苔黄。日前痰中屡屡见红。此由风邪化热，灼烁肺胃，所有津液，尽为火热熬炼，皆化为痰肺为热炎所熏，肺叶扇动，有喘厥之虞。用竹叶石膏汤加味。

麦冬三钱，去心　石膏五钱，煨　桑白皮二钱，炙　天花粉二钱　梨肉二两　制半夏一钱五分　北沙参四钱　马兜铃一钱五分　淡竹叶十六片

二诊：情神之迷昧较清。舌苔亦化，气升较轻，然痰仍黄厚，痰声如潮。脉数弦滑。肺胃为热所灼，津液尽化为痰，痰随气升，气随痰逆。前意参上病下取法。

马兜铃一钱五分　光杏仁去尖打，四钱　炙桑皮三钱　冬瓜子打，五钱　瓜蒌皮四钱　川贝去心，三钱　海浮石三钱　薏苡仁五钱　枇杷叶去毛，一两　风化霜七分　苇茎一两五钱

竹沥达痰丸三钱，竹茹汤先送下。

三诊：上升之气，大为平定，语亦退，烦懊亦减。虽已出于望外。但脉象滑数而软，舌苔浮糙，上腭糜腐星布。痰热化火灼阴，一波未定，一波又起矣。再化痰热，参入甘凉。

马兜铃一钱五分　冬瓜子五钱，打　风化硝八分　瓜蒌仁五钱，研　杏仁泥三钱

海浮石三钱　茯苓四钱　苇茎一两五钱　鲜竹茹二钱，水炒　梨汁一酒杯，温另服　荸荠汁半酒杯，同冲　上濂珠三分　真川贝母去心，五分，二味研极细末先送下

四诊：痰喘渐平，热亦大减而白腐渐多，却不甚作渴。脉形软滑。阴分亏损，浊随气火上浮，虚多而实少矣。急和其阴，而参清化气热。

南沙参、北沙参各二钱　川贝母去心，二钱　冬瓜子四钱　川石斛三钱　滑石块四钱　淡天冬一钱　猪苓、茯苓各二钱　二泉胶蛤粉拌炒，一钱五分　香豆豉炒，二钱　竹茹水炒，一钱五分　泽泻一钱五分　苇茎七钱　上濂珠三分　川贝母四分，二味研为极细末先调服

五诊：痰喘全平，腐糜忽少忽多。舌质呆紫苔，淡黄而揹，望之干毛，却不燥渴。胸次如哽如阻。脉形软滑。此属阴分伤损，浊蒸不化。治多棘手。勉再以清化并行法，以图万幸。

南沙参四钱　青盐半夏一钱五分　竹茹姜汁炒，二钱　枇杷叶去毛，一两　瓜蒌霜三钱　滑石块五钱　杏仁泥三钱　金石斛四钱　川贝母三钱　香豆豉三钱　芦根去节，一两　陈关蛰洗淡，一两　大荸荠拍碎，四枚，二味煎汤代水

六诊：糜腐大化，胸中痞满。阴多渐复，而胃浊仍阻。犹恐治浊伤阴，动多窒碍。

法半夏一钱五分　金沸草一钱　杜苏子炒研，三钱　茯苓四钱　淡豆豉三钱　橘红盐水炒，一钱　杏仁泥三钱　竹茹姜汁炒，二钱　玫瑰花去蒂，三朵

七诊：一险于喘呼神昧，再险于阴伤糜腐，又险于浊阻膈痞，证象错综，治多窒碍。何幸清凉润燥，补泻纷更，应如桴鼓。履夷出险，殆天授非人力欤。

法半夏一钱五分　茯苓四钱　猪苓一钱五分　薤白头二钱　玫瑰花去蒂，三朵　上广陈皮盐水炒，一钱　枳壳一钱　甜广陈皮炒香，三钱　瓜蒌仁姜汁炒研，三钱　生谷芽、熟谷芽各一钱

案2　祝（十五岁）。饮食内伤，时邪外感。从泄泻而至发热，热势甚炽，纤毫无汗，神情懊烦，频渴不多饮。脉象郁数，舌红苔黄罩灰。此由邪湿相合，三焦均受。恐邪湿交蒸，邪化为火，而湿化为燥。用薛氏升泄法。

煨葛根一钱五分　生甘草三分　淡芩一钱五分　滑石三钱　薏苡仁三钱　大豆卷二钱　上广陈皮一钱　苦桔梗一钱　通草一钱　泽泻三钱

二诊：用薛氏升泄之法，便泄稍减，咳嗽增多，热势渐减，苔灰大化。虽属转轻之象，而未得汗邪无出路，所以热仍不解，心中时觉烦。病起之际，即耳窍闭塞。良由脾土素弱，所以感受风邪，上阻清窍，下趋大肠。但风脉必浮，今脉不以浮应，似非风象。殊不知风在表则浮，今风入肠胃，病既入里，则脉不以浮应矣。仿喻嘉言先生逆流挽舟法。

前胡一钱　川羌活一钱　白桔梗一钱　郁金一钱五分　茯苓三钱　柴胡四分　青防风一钱　炒枳壳七分　薏苡仁三钱　蔻仁四分　淡芩七分

三诊：引邪外达，正气虚微，不能托送，未能得汗，便泄有黏腻，色白带赤，热势得见退轻，而迷沉欲寐，有时夹杂谵语。脉象糊滑，重按少力，苔黄，近根仍带灰润。此由中气不足，外感之风，氤氲之湿，熏蒸之热，炼液成痰，弥漫神机。里虚内陷之象，恐神昏发痉。拟扶助中阳，兼清湿热而化浊痰。

台参须七分　川连五分　制半夏一钱五分　陈胆星一钱　竹茹一钱五分　天竺黄二钱　茯苓三钱　干姜四分　橘红一钱　生薏苡仁三钱　蚕砂三钱

四诊：昨进扶助中阳，兼清热而化浊痰，热势发扬于外，表热稍甚，迷蒙较退，时觉烦懊。自病起至今，耳窍闭塞，今则时兼谵语，口渴欲饮。舌红，后半灰霉，脉象稍起，而软数微弦。风燥之气，上阻清窍，而风与湿合，遂成熏蒸之局，神机为之弥漫。恐邪不外越，复从内窜。拟清化法。必得邪从外越，方是退步，然不易也。

黑豆衣三钱　连翘三钱　郁金一钱五分　鲜石菖蒲二钱　鲜竹叶二十片　绿豆衣三钱　桔梗一钱　薄荷一钱　南沙参三钱　荷叶边三钱　甘草四分

五诊：便泄已止，咳嗽增多，邪势欲从肺，经外泄。而每至正午阳旺之时，转烦懊不宁，言语错乱，颧红面赤，下午仍多眠睡。皆风邪化火，劫烁阴津。昨投泄热和阴，舌苔深黄稍化，而边仍红前半红点满布，后半灰霉。津伤热炽。拟泄热救阴，稍为扩充。

羚羊角片二钱　鲜铁皮石斛七钱　大麦冬三钱　天花粉二钱　淡竹叶心二十片　赤茯苓三钱　黑山栀皮三钱　西洋参一钱五分　连翘壳三钱　真川贝母去心，二钱　光杏仁三钱

六诊：疏泄风邪，清化气热，便泄渐定，解出溏粪带黑，热之象也。风为阳邪，不从外越，从中化热，热灼肺胃，咳嗽不爽，烦懊不宁。热扰神明，言语妄乱。热劫津液，神机不运，所以不为烦懊，即为迷睡。阳明热胜则目赤颧红，口渴欲饮脉数微弦，舌红苔色深黄，根带霉黑。种种见端，皆风邪化火劫烁阴津之象。症方一候，邪势鸱张，恐阴津日干，而神昏发痉。拟救阴泄热。

羚羊角片二钱　大麦冬三钱　广郁金一钱五分　连翘壳三钱　甘草五分　鲜铁皮石斛七钱　真川贝母二钱　石菖蒲二钱　黑山栀皮三钱　北沙参四钱　淡竹叶心二十片

七诊：脉象沉细软弱，较昨稍起。神志较清，懊烦略定，迷睡略退，咳嗽增多，痰出黏腻。舌红稍淡，灰霉略化阴津渐回，而喉有痰声。良由津液为热邪所炼，即化为痰，前贤谓痰，即有形之火，火即无形之痰，非虚语也。拟凉肝泄

热，兼清肺胃，以保阴液。

羚羊角片一钱五分　西洋参一钱五分　鲜铁皮石斛六钱　肥知母一钱五分　川贝母二钱　连翘三钱　玉泉散三钱　大麦冬三钱　桑叶一钱，炙　冬瓜子三钱　淡竹叶心二十片

八诊：脉渐起，咳嗽较爽。内陷之邪，还于肺胃，所以神志渐清，热势递减，口渴稍定，舌苔灰霉较化。惟仍眠多醒少，还是神机欠运，胸中之热弥漫。再泄热和阴，兼宣肺气，以引邪外出。

玉泉散、连翘、铁皮石斛、光杏仁、薄荷、象贝、牛蒡子、霜桑叶、黑栀皮、天冬、前胡。

九诊：口渴渐定，热势渐轻，舌红渐淡，苔黄转白，灰霉渐退，右脉稍起，皆热化津回之象。理应神清气爽。而眠多醒少，仍复如前，耳聋不爽，大便不解。病之初起，原属风温夹湿，邪既化热，劫烁阴津，虽有湿邪，亦成燥火。今津回热化，燥仍为湿，余热与湿，弥漫胸中，如雾氤氲，所以眠多醒少。拟清泄火风，参以化痰。

连翘三钱　黑栀皮三钱　天竺黄二钱　桔梗二钱　广郁金一钱五分　前胡一钱五分　晚蚕砂三钱　薄荷一钱　陈胆星七分　象贝母二钱　桑叶二钱　白金丸五分，入煎

十诊：昨进化痰泄热，咳嗽稍甚痰不甚多，而痰中带红，左颊红赤。苔霉近根全化，而舌心黄又带霉黑，大便不行。脉数右大。还是肺胃热胜。痰既得出，仍守清胃养津。即请商裁。

玉泉散五钱　鲜生地黄五钱　黑栀皮三钱　川贝母二钱　肥知母二钱　铁皮石斛八钱　连翘三钱　天花粉三钱　生甘草六分　粉牡丹皮二钱　雪梨汁一两　白茅根肉一两

十一诊：迷睡稍退。胸中弥漫之热。略得扩清大便欲解不出。脉象右大。再参增液以望便行。

鲜生地黄八钱　大麦冬三钱　玉泉散四钱　象贝母三钱　黑栀皮三钱　淡芩一钱五分　冬瓜子三钱　大玄参三钱　连翘三钱　粉牡丹皮二钱　雪梨汁一两　白茅根肉一两

十二诊：大便畅行。然津液为热所耗，木火升动懊烦口渴，左颊红赤。耳鸣窍闭，咳嗽咽痒。脉数，重按微弦。风温之邪化火劫津，幸数日以来，舌未焦燥，神未昏糊。泄热存阴，似难更动。

羚羊角片一钱五分　鲜生地黄六钱　川贝母二钱　杏仁三钱　炙桑皮二钱　玉泉散五钱　鲜铁皮石斛六钱　天花粉二钱　连翘三钱　荷叶边三钱

十三诊：多眠渐退，两次得汗，咳嗽渐轻，痰亦渐少内陷之邪，仍还于表，

是为正色。但热仍未解，耳聋不聪。脉数舌质淡红，苔淡黄，灰霉未尽。肺胃余热，未能遽澈。存阴泄热，并不表汗而汗自出。良以津液。来复，所以液能化汗。拟乘此疏风泄热，以望邪有出路。

冬桑叶一钱五分　杏仁三钱　连翘壳三钱　前胡一钱　川贝母二钱　池菊花二钱　薄荷一钱　黑山栀三钱　桔梗一钱　荷叶边三钱

十四诊：内陷之邪，还于肺胃。咳嗽身热，耳聋，音声雌腻。脉数右大，舌质淡红，淡黄灰霉之苔逐步化轻。病既由深而浅，宜再辛凉散风微苦泄热。

桑叶二钱　菊花二钱　薄荷一钱　黑栀皮二钱　赤茯苓一钱五分　桔梗一钱　云茯苓一钱五分　粉前胡一钱　牛蒡子三钱　连翘壳三钱　郁金一钱五分　荷叶边三钱

改方加杏仁三钱，豆豉三钱，枳壳一钱五分。

十五诊：身热渐轻。舌苔灰霉已化，烦懊亦定。阴津既回内陷之邪，还于肺胃，其多眠应当立退，乃神情安静，仍复多眠。皆由风邪入于上焦，上焦之气，闭而不行，卫气行于阴而不得出于阳。开泄上焦，使上焦气宣，为目前要务。

杏仁三钱　桑叶二钱　淡豆豉二钱　枳壳八分　桔梗一钱　薄荷一钱　橘红一钱　郁金一钱五分　青防风一钱　干荷叶边三钱

十六诊：胸背皆经得汗，风邪稍得开泄，耳窍略聪，卫气渐开，且能知味，然仍时多眠睡。舌黄灰霉既化，而反觉白腻。上焦之气不行，谷气过多，恐其酿湿生热，不可不防。

光杏仁三钱　淡豆豉二钱　广橘红一钱　丝通草八分　生薏苡仁三钱　炒枳壳一钱　桔梗一钱　防风一钱　茯苓三钱　广郁金一钱五分　干荷叶边三钱

十七诊：内陷之邪，还于肺胃，而从汗出。耳窍闭塞已开，身热亦退。脉静苔化，大局已定。宜和中醒胃。

青盐半夏一钱五分　茯苓三钱　桔梗一钱　郁金一钱五分　防风一钱　薄橘红一钱　薏苡仁三钱　枳壳一钱五分　范志曲一钱五分　谷芽二钱

十八诊：脉静苔化，胃开思食。久热之下，阴津不能遽复。宜和阴益肾。

炙生地黄三钱　炙甘草四分　白芍一钱　橘白盐水炒，一钱　麦冬炒，一钱五分　阿胶珠一钱五分　甜杏仁炒香，三钱　生谷芽、熟谷芽各一钱

十九诊：滋水和阴，胃气渐复，多眠亦退。风为阳邪，温乃热气，其所伤者，无非阴液。但柔腻之药，不能久进。宜甘凉和养。

西洋参一钱五分　生玉竹三钱　广橘白一钱　生谷芽、熟谷芽各一钱　川石斛四钱　生甘草三分　生山药三钱　甜杏仁三钱　范志曲一钱

案3　张（左）。湿温旬日，烦热无汗，赤疹隐约不透，胸次窒闷异常，咳不扬爽，时带谵语，频渴不欲饮，饮喜极沸之汤。脉数糊滑，苔白心黄，近根厚

痞。此由无形之邪，有形之湿，相持不化，邪虽欲泄，而里湿郁结，则表气不能外通，所以疏之汗之，而疹汗仍不能畅。热与湿交蒸，胸中清旷之地，遂如云雾之乡，神机转致弥漫。深恐湿蒸为痰内蒙昏痉。

三仁汤去滑石、川朴、淡竹叶，加豆豉、橘红、郁金、枳壳、桔梗、石菖蒲、佛手。

二诊：昨进辛宣淡化，上焦之气分稍开，熏蒸之热势稍缓，神识沉迷转清，谵语指搐已定，烦闷亦得略松，舌苔较退。但气时上冲，冲则咳逆，脉数滑。良以郁蒸稍解，而邪湿之势，尚在极甚之时，虽有退机，犹不足济。肺胃被蒸气难下降，所以气冲欲咳，仍未俱减也前法之中，再参疏肺下气。

甜葶苈、通草、光杏仁、制半夏、冬瓜子、广郁金、薄橘红、滑石块、炒枳壳、枇杷叶、桔梗、竹茹。

三诊：胸闷烦懊，气冲咳逆，次第减轻，咯吐之痰，亦觉爽利。舌苔亦得大化，但脉仍不扬。其肺胃之间，尚是熏蒸之地，表不得越，邪无出路，还难恃为稳当也。

光杏仁、广郁金、淡黄芩、桑叶、甜葶苈、桔梗、白蔻仁、生薏苡仁、制半夏、炒香豆豉、橘红、枇杷叶。

四诊：咳嗽气逆大退，痰亦爽利，谵语热烦亦得渐减，特小溲清而不爽，大便不行，频转矢气，脉数糊滑，苔化而中独厚。犹是湿痰内阻，邪难泄越再导其滞。

郁金、橘红、桔梗、制半夏、赤茯苓、生薏苡仁、滑石、通草、萆薢、竹沥达痰丸三钱佛手通草汤先送下。

五诊：大便畅行，烦懊大定，热亦较轻，口渴亦减。但赤疹虽布，甚属寥寥汗不外达。脉象较爽，舌根苔白尚痞。邪湿之熏蒸，虽得渐松而未能透泄。须望其外越方为稳妥也。

光杏仁、郁金、橘红、生薏苡仁、枳壳、滑石块、炒瓜蒌皮、葶苈子、桔梗、通草、木通、制半夏、赤白茯苓。

六诊：熏蒸弥漫之势虽松，而湿性黏腻不克遽行泄化，里气不宣表气难，达汗痦不得发越，咳嗽气逆小溲不爽。脉数滑苔白，邪湿互相犄角，尚难稳当。

郁金、光杏仁、橘红、冬瓜子、桔梗、鲜佛手、制半夏、生薏苡仁、蔻仁、赤猪苓、通草、苇茎。

七诊：热势递减，咳亦渐松，然湿从内搏，邪从外越，是以热势恋恋不退，不能外达，而欲从内化，非欲速可以从事也。

豆卷、滑石、光杏仁、郁金、制半夏、通草、新会红、猪苓、桔梗、枳壳、生薏仁、鲜佛手。

八诊：清理余蕴方。

豆卷、生薏苡仁、制半夏、通草、广陈皮、福泽泻、光杏仁、鲜佛手、白蔻仁、真佩兰。如胸闷加桔梗、郁金，甚者川朴、枳壳、藿香；头胀加蒺藜、天麻、僵蚕；理胃加生谷芽、熟谷芽、沉香曲、玫瑰花。

案4　谈（左）。热势日轻暮重，热起之际，烦懊闷乱，神识模糊，目赤颧红，而所饮之汤，独喜沸热，烦甚则气逆似喘。脉闷数不扬，舌红苔白厚而罩灰黑。此暑热之气，从内熏蒸，而湿热之气，从外遏伏。所以暮重者，以湿为阴邪，旺于阴分也。湿性弥漫，清窍被其蒙蔽，是以神情糊乱。肺为华盖，热蒸湿腾肺当其冲，是以气逆似喘。深恐热势复起，而神昏暴喘。勉拟辛开其湿，苦泄其热，参以豁痰。总望抑郁之邪湿得开，方为转机之境。

制半夏一钱五分　生薏苡仁四钱　南星二分　赤芍、猪苓各二钱　橘红一钱　川连三分，干姜五分同炒　光杏仁三钱　蔻仁七分　枳实炒，一钱五分　瓜蒌仁四钱　玉枢丹二分　石菖蒲四分　广郁金六分，后三味研极细末薏仁橘红汤送下

二诊：昨日热起势较平定，神识亦未昏糊，今晨及午自觉甚舒，下午渐又烦闷。所最甚者，中脘之上，心胸之间，似觉一团结聚，于是欲呻不能，欲嗳不得。将寐之际，辄作惊跳。频渴欲饮，虽极沸之汤，不嫌为热。此痰湿蕴结，上焦之气郁痹不宣。脉较数，苔略化，似有松动之机。但极盛之时，虽略转机，尚难足恃，神昏发痉，当预防也。

淡干姜、广陈皮、蔻仁、槟榔皮、赤白苓、枳实、川连、香附、竹茹、薏苡仁、制半夏、川朴。

另胆星五分，菖蒲五分，郁金二钱，黑丑二分，研为细末两次调服。如服药后仍昏，加郁金、菖蒲、桔梗、滑石、通草。

三诊：胸膺臂膊，发出赤疹隐约，尚是发泄于外者少，郁结于里者多，所以热势减轻而仍起伏。烦闷频渴，渴不多饮，虽极沸之汤，不嫌为热。良以湿热郁遏，津液不能布散于上，不得不引外水以济其急，与热烁津枯者不同。脐下板满，按之作痛。痰气阻腑，里气郁遏，表气难宣，势不能以斑疹忌下为例。脉数糊滞，苔白罩灰。还恐内闭神昏，而发痉厥。再辛以开，苦以泄，缓下痰积，以备商进。

干姜五分，川连三分同炒，广郁金明矾三分化水磨七分冲，制半夏一钱五分，枳实一钱五分，桔梗、光杏仁各二钱，竹二青生姜汁炒，荆芥、橘红、香豉、礞石滚痰丸三钱，佛手薏仁汤先服。

滚痰丸服下，仍四肢发冷，大便未解，用竹沥达痰丸三钱，橘红一钱，胆星三分，二味煎汤送下。

案5　翰臣，症起七日，先寒后热，寒则震战，热则烦渴，畏心胸闷，汗出

溱溱，而气味甚秽。脉象弦滑，苔白质腻。病起之际，适值失精，若论邪势直入阴经，则喻氏治黄长人房劳后伤寒论极详细。此盖由时感之邪，与湿混合，阻遏于少阳阳明，名曰湿疟。所恐少阳之邪，并入阳明，而转但热不寒，或热而不退，便多变局，以少阳主半表半里，无出无入，而阳明胃络，上通于心也。若有寒有热，当无大患耳。用小柴胡以和解表里，合达原饮以达募原之邪。即请商政。

净柴胡五分　草果仁五分，炒　花槟榔八分　赤茯苓三钱　橘红一钱　黄芩一钱五分，酒炒　制半夏一钱五分　枳壳一钱，炒　制川朴一钱　竹茹一钱五分，姜汁炒

案6　右。阴分久亏不复，阴虚生内热，经训昭垂，固无疑义。特内热无已时，兹则间数日或旬日即热，显与寻常之内热迥殊。所以然者。良由喉证之后，余热袭入营分，营中有热，至数日而其热郁勃，故发热，热则气泄郁解，故复能退。拟于养营之中，参以清营。

镑犀尖二分，先煎　炙生地黄四钱　炒归身一钱　十大功劳叶一钱　西赤芍一钱五分　炒山药三钱　软白薇二钱　粉牡丹皮一钱五分

二诊：凉营泄热，大便饮食如常。守前法以观动静。

生地炭四钱　磨犀尖二分，冲　香青蒿二钱　十大功劳叶一钱五分　粉牡丹皮二钱　炒白芍一钱五分　当归二钱，酒炒　炒白薇二钱

三诊：每至身热，辄口碎。阳明营分之热无疑。

炙生地黄四钱　犀角尖二分，磨冲　粉牡丹皮一钱五分　玉泉散一钱五分，包煎　川石斛三钱　白茅根五钱，去心

四诊：此次热轻且短，惟口糜作痛。再清胃热。

生甘草三分　煨石膏二钱　黑山栀一钱五分　粉牡丹皮一钱五分　广藿梗二钱　川石斛三钱　制半夏一钱五分　青防风八分

五诊：叠进凉营泄热，热退未楚，然两目尚涩，还是余热之象也。

粉牡丹皮一钱五分　青防风一钱　广藿香三钱　黑山栀一钱五分　煨石膏四钱，研　生甘草三分　炒菊花一钱

六诊：脉象和缓。但小溲有时仍痛，还是余热未尽。再清泄以澈之。

镑犀尖三分　熟石膏三钱　细木通四分　车前子一钱五分　甘草梢三分　竹叶心十二片

下篇

近现代医家

外感发热，或急性感染发热

张锡纯

（衷中参西求发展，立系列方治劳热温热）

【医家简介】

张锡纯（1860～1933），字寿甫，主张中西医汇通的代表人物之一，与当时江苏陆晋笙、杨如候、广东刘蔚楚齐名，被誉为“医林四大家”，又与慈溪张生甫、嘉定张山雷并称为海内“名医三张”。

相关著作：《医学衷中参西录》。

【主要学术思想和主张】

张锡纯试图以中医为主体，沟通中西医，从理论到临床进行全面的尝试，主张中药西药可以配合使用；研究不限于书本，重视亲自调查、试验，力求掌握第一手资料；在疾病的辨治上，强调应以调理气机的升降出入敛散为核心；认为识药性是习医的第一层功夫，对常用药的种植产地、炮制、用量、配伍等进行深入细致的研究，反复总结，拟方200余首。

【常用效方】

方一　资生汤

［组成］生山药一两　玄参五钱　于术三钱　生鸡内金捣碎，二钱　牛蒡子炒、捣，三钱

［主治］痨瘵羸弱已甚，饮食减少，喘促咳嗽，身热脉虚数者。亦治女子血枯不月。

［加减］热甚者，加生地黄五六钱。

脾为后天之本，能资生一身。脾胃健壮，多能消化饮食，则全身自然健壮，何曾见有多饮多食，而病痨瘵者哉？《内经》阴阳别论曰：“二阳之病发心脾，有不得隐曲，在女子为不月，其传为风消，其传为息贲者死不治。”夫病至于风消、息贲，痨瘵之病成矣。而名为二阳之病者，以其先不过阳明，胃腑不能多纳饮食也，而原其饮食减少之故。曰发于心脾，原其发于心脾之故。曰有不得隐曲者何居？盖心为神明之府，有时心有隐曲，思想不得自遂，则心神怫郁，心血亦遂不能濡润脾土，以成过思伤脾之病。脾伤不能助胃消食，变化津液，以溉五

脏，在男子已隐受其病，而尚无显征；在女子则显然有不月之病。此乃即女以征男也。至于传为风消，传为息贲，无论男女病证至此，人人共见，痨瘵已成，挽回实难，故曰不治。然医者以活人为心，病证之危险，虽至极点，犹当于无可挽回之中，尽心设法以挽回之。而其挽回之法，仍当遵二阳之病发心脾之旨。戒病者淡泊寡欲，以养其心，而复善于补助其脾胃，使饮食渐渐加多，其身体自渐渐复原。如此汤用于术以健脾之阳，脾土健壮，自能助胃。山药以滋胃之阴，胃汁充足，自能纳食（胃化食赖有酸汁）。特是脾为统血之脏，《内经》谓“血生脾”，盖谓脾系血液结成，故中多函血。西人亦谓脾中多回血管为血汇萃之所。此证因心思拂郁，心血不能调畅，脾中血管遂多闭塞，或如烂炙，或成丝膜，此脾病之由。而脾与胃相助为理，一气贯通，脏病不能助腑，亦即胃不能纳食之由也。鸡内金为鸡之脾胃，中有瓷、石、铜、铁，皆能消化，其善化有形郁积可知。且其性甚和平，兼有以脾胃补脾胃之妙。故能助健补脾胃之药，特立奇功，迥非他药所能及也。方中以此三味为不可挪移之品。玄参《神农本草经》谓其微寒，善治女子产乳余疾，且其味甘胜于苦，不至寒凉伤脾胃可知，故用之以去上焦之浮热，即以退周身之烧热；且其色黑多液，《神农本草经》又谓能补肾气，故以治痨瘵之阴虚者尤宜也。牛蒡子体滑气香，能润肺又能利肺，与山药、玄参并用，大能止嗽定喘，以成安肺之功，故加之以为佐使也。

地黄生用，其凉血退热之功，诚优于玄参。西人谓其中函铁质，人之血中，又实有铁锈。地黄之善退热者，不但以其能凉血滋阴，实有以铁补铁之妙，使血液充足，而蒸热自退也。又痨瘵之热，大抵因真阴亏损，相火不能潜藏。地黄善引相火下行，安其故宅。《神农本草经》列之上品，洵良药也。然必烧热过甚而始加之者，以此方原以健补脾胃为主，地黄虽系生用，经水火煎熬，其汁浆仍然黏泥，恐于脾胃有不宜也。至热甚者，其脾胃必不思饮食，用地黄退其热，则饮食可进，而转有辅助脾胃之效。生山药，即坊间所售之干山药，而未经火炒者也。此方若用炒熟山药，则分毫无效于术色黄气香，乃浙江于潜所产之白术也。色黄则属土，气香则醒脾，其健补脾胃之功，迥异于寻常白术。若非于潜产而但观其色黄气香，用之亦有殊效，此以色、味为重，不以地道为重也。

方二　十全育真汤

［组成］野台参四钱　生黄芪四钱　生山药四钱　知母四钱　玄参四钱　生龙骨捣细，四钱　生牡蛎捣细，四钱　丹参二钱　三棱一钱半　莪术一钱半

［主治］虚劳，脉弦、数、细、微，肌肤甲错，形体羸瘦，饮食不壮筋力，或自汗，或咳逆，或喘促，或寒热不时，或多梦纷纭，精气不固。

［加减］气分虚甚者，去三棱、莪术，加生鸡内金三钱；喘者，倍山药，加

牛蒡子三钱；汗多者，以白术易黄芪，倍龙骨、牡蛎，加山茱萸、生白芍各六钱；若其汗过多，服药仍不止者，可但用龙骨、牡蛎、山茱萸各一两煎服，不过两剂其汗即止。汗止后再服原方。若先冷后热而汗出者，其脉或更兼微弱不起，多系胸中大气下陷，细阅拙拟升陷汤后跋语，自知治法。

仲景治痨瘵，有大黄䗪虫丸，有百劳丸，皆多用破血之药。诚以人身经络，皆有血融贯其间，内通脏腑，外溉周身，血一停滞，气化即不能健运，痨瘵恒因之而成。是故痨瘵者肌肤甲错，血不华色，即日食珍馐服参苓，而分毫不能长肌肉、壮筋力。或转消瘦支离，日甚一日，诚以血瘀经络阻塞其气化也。玉田王清任著《医林改错》一书，立活血逐瘀诸汤，按上中下部位，分消瘀血，统治百病，谓瘀血去而诸病自愈。其立言不无偏处，然其大旨则确有主见，是以用其方者，亦多效验。今愚因治痨瘵，故拟十全育真汤，于补药剂中，加三棱、莪术以通活气血，窃师仲景之大黄䗪虫丸、百劳丸之意也。且仲景于《金匮》列虚劳一门，特以血痹虚劳四字标为提纲。益知虚劳者必血痹，而血痹之甚，又未有不虚劳者。并知治虚劳必先治血痹，治血痹亦即所以治虚劳也。

仲景之大黄䗪虫丸，与百劳丸所用破血之药，若大黄、干漆、水蛭，皆猛于三棱、莪术，而方中不用三棱、莪术者，诚以三棱、莪术《神农本草经》不载。至梁陶弘景著《名医别录》于《神农本草经》外增药品三百六十五味，皆南北朝以前，名医所用之药，亦未载三棱、莪术。是当仲景时犹无三棱、莪术，即有之，亦未经试验可知。而愚于破血药中，独喜用三棱、莪术者，诚以其既善破血，尤善调气。补药剂中以为佐使，将有瘀者瘀可徐消，即无瘀者亦可借其流通之力，以行补药之滞，而补药之力愈大也。况后天资生纳谷为宝。无论何病，凡服药后饮食渐增者易治，饮食渐减者难治。三棱、莪术与参、术、芪诸药并用，大能开胃进食，又愚所屡试屡效者也。

方三　醴泉饮

［组成］生山药一两　大生地五钱　人参四钱　玄参四钱　生赭石轧细，四钱　牛蒡子炒、捣，三钱　天冬四钱　甘草二钱

［主治］虚劳发热，或喘或嗽，脉数而弱。

［方解］劳热之证，大抵责之阴虚。有肺阴虚者，其人因肺中虚热熏蒸，时时痒而作嗽，甚或肺中有所损伤，略一动作，辄发喘促，宜滋补肺阴，兼清火理痰之品，有肾阴虚者，其人因肾虚不能纳气，时时咳逆上气，甚或喘促，宜填补下焦真阴，兼用收降之品。若其脉甚数者，陈修园谓，宜滋养脾阴。盖以脾脉原主和缓，脉数者必是脾阴受伤，宜于滋阴药中，用甘草以引之归脾，更兼用味淡之药，如薏苡仁、石斛之类。特是人身之阴，所盖甚广，凡周身之湿处皆是也。

故阴虚之甚者，其周身血脉津液，皆就枯涸。必用汁浆最多之药，滋脏腑之阴，即以溉周身之液，若方中之山药、地黄是也。然脉之数者，固系阴虚，亦系气分虚弱，有不能支持之象，犹人之任重而体颤也。故用人参以补助气分，与玄参、天冬之凉润者并用，又能补助阴分。且虑其升补之性，与咳嗽上逆者不宜，故又佐以赭石之压力最胜者，可使人参补益之力下行直至涌泉，而上焦之逆气浮火，皆随之顺流而下；更可使下焦真元之气，得人参之峻补而顿旺，自能吸引上焦之逆气浮火下行也。至于牛蒡子与山药并用，最善止嗽，甘草与天冬并用，最善润肺，此又屡试屡效者也。初制此方时，原无赭石，有丹参三钱，以运化人参之补力。

方四 一味薯蓣饮

［组成］生怀山药切片，四两

［煎服法］煮汁两大碗，以之当茶，徐徐温饮之。

［主治］痨瘵发热，或喘或嗽，或自汗，或心中怔忡，或因小便不利，致大便滑泻，及一切阴分亏损之证。

［方解］山药之性，能滋阴又能利湿，能滑润又能收涩。是以能补肺补肾兼补脾胃。且其含蛋白质最多，在滋补药中诚为无上之品，特性甚和平，宜多服常服耳。陈修园谓：山药为寻常服食之物，不能治大病，非也。若果不治大病，何以《金匮》治痨瘵有薯蓣丸。

方五 珠玉二宝粥

［组成］生山药二两　生薏苡仁二两　柿霜饼八钱

［煎服法］上三味，先将山药、薏苡仁捣成粗渣，煮至烂熟，再将柿霜饼切碎，调入融化，随意服之。

［主治］脾肺阴分亏损，饮食懒进，虚热劳嗽，并治一切阴虚之证。

［方解］山药、薏苡仁皆清补脾肺之药。然单用山药，久则失于黏腻；单用薏苡仁，久则失于淡渗，惟等份并用，乃可久服无弊。又用柿霜之凉可润肺、甘能归脾者，以为之佐使。病人服之不但疗病，并可充饥，不但充饥，更可适口。用之对证，病自渐愈，即不对证，亦无他患。柿霜饼，即柿霜熬成者，为柿霜白而净者甚少，故用其熬成饼者。然熬此饼时恒有掺以薄荷水者，其性即不纯良。遇阴虚汗多之证用之即有不宜，若果有白净柿霜尤胜于饼。

方六 既济汤

［组成］大熟地一两　山茱萸去净核，一两　生山药六钱　生龙骨捣细，六钱　生牡蛎捣细，六钱　茯苓三钱　生杭芍三钱　乌附子一钱

［主治］大病后阴阳不相维系。阳欲上脱，或喘逆，或自汗，或目睛上窜，

或心中摇摇如悬旌；阴欲下脱，或失精，或小便不禁，或大便滑泻。一切阴阳两虚，上热下凉之证。

［方解］方中重用熟地黄、山药以峻补真阴，俾阴足自能潜阳。而佐以附子之辛热，原与元阳为同气，协同芍药之苦降（《神农本草经》味苦），自能引浮越之元阳下归其宅。更有山茱萸、龙骨、牡蛎以收敛之，俾其阴阳固结，不但元阳不复上脱，而真阴亦永不下脱矣。

《神农本草经》谓："山茱萸主心下邪气、寒热、温中、逐寒湿痹"，是山茱萸不但酸敛，而更善开通可知。李士材治肝虚作疼，山茱萸与当归并用。愚治肝虚腿疼，曾重用山茱萸随手奏效。盖山茱萸得木气最厚，酸敛之中大具条畅之性，故善于治脱，尤善于开痹也。大抵其证原属虚痹，气血因虚不能流通而作疼。医者不知，惟事开破，迨开至阴阳将脱，而其疼如故，医者亦束手矣。而投以此汤，惟将山茱萸加倍，竟能于救脱之外，更将心疼除根。

方七 来复汤

［组成］山茱萸去净核，二两　生龙骨捣细，一两　生牡蛎捣细，一两　生杭芍六钱　野台参四钱　甘草蜜炙，二钱

［主治］寒温外感诸症，大病瘥后不能自复，寒热往来，虚汗淋漓；或但热不寒，汗出而热解，须臾又热又汗，目睛上窜，势危欲脱；或喘逆，或怔忡，或气虚不足以息，诸症若见一端，即宜急服。

［方解］山茱萸救脱之功，较参、术、芪更胜。盖萸肉之性，不独补肝也，凡人身之阴阳气血将散者，皆能敛之。故救脱之药，当以山茱萸为第一。而《神农本草经》载于中品，不与参、术、芪并列者，窃忆古书竹简韦编，易于错简，此或错简之误欤！

凡人元气之脱，皆脱在肝。故人虚极者，其肝风必先动，肝风动，即元气欲脱之兆也。又肝与胆脏腑相依，胆为少阳，有病主寒热往来；肝为厥阴，虚极亦为寒热往来，为有寒热，故多出汗。山茱萸既能敛汗，又善补肝，是以肝虚极而元气将脱者服之最效。愚初试出此药之能力，以为一己之创见，及详观《神农本草经》山茱萸原主寒热，其所主之寒热，即肝经虚极之寒热往来也。特从前涉猎观之，忽不加察，且益叹《神农本草经》之精当，实非后世本草所能及也。又《神农本草经》谓山茱萸能逐寒湿痹，是以本方可用以治心腹疼痛。曲直汤用以治肢体疼痛，以其味酸能敛。补络补管汤，用之以治咳血吐血。再合以此方重用之，最善救脱敛汗。则山茱萸功用之妙，真令人不可思议矣。

方八 清解汤

［组成］薄荷叶四钱　蝉蜕去足土，三钱，生石膏捣细，六钱　甘草一钱五分

［主治］温病初得，头痛，周身骨节酸痛，肌肤壮热，背微畏寒无汗，脉浮滑者。

［方解］方中薄荷叶，宜用其嫩绿者。至其梗，宜用于理气药中，若以之发汗，则力减半矣。若其色不绿而苍，则其力尤减。若果嫩绿之叶，方中用三钱即可。薄荷气味近于冰片，最善透窍。其力内至脏腑筋骨，外至腠理皮毛，皆能透达，故能治温病中之筋骨作疼者。若谓其气质清轻，但能发皮肤之汗，则浅之乎视薄荷矣。蝉蜕去足者，去其前之两大足也。此足甚刚硬，有开破之力。若用之退目翳消疮疡，带此足更佳。若用之发汗，则宜去之，盖不欲其于发表中，寓开破之力也。蝉蜕性微凉、味淡，原非辛散之品，而能发汗者，因其以皮达皮也。此乃发汗中之妙药，有身弱不任发表者，用之最佳。且温病恒有兼瘾疹者，蝉蜕尤善托瘾疹外出也。石膏性微寒，《神农本草经》原有明文。虽系石药，实为平和之品。且其质甚重，六钱不过一大撮耳。其凉力，不过与知母三钱等。而其清火之力则倍之，因其凉而能散也。尝观后世治温之方，至阳明腑实之时，始敢用石膏五六钱，岂能知石膏者哉！然必须生用方妥，煅者用至一两，即足偾事。又此方所主之证，或兼背微畏寒，乃热郁于中，不能外达之征，非真畏寒也。白虎汤证中，亦恒有如此者，用石膏透达其热，则不畏寒矣。

方九　凉解汤

［组成］薄荷叶三钱　蝉蜕去足土，二钱　生石膏捣细，一两　甘草一钱五分

［主治］温病，表里俱觉发热，脉洪而兼浮者。

春温之证，多有一发而表里俱热者，至暑温尤甚，已详论之于前矣。而风温证，两三日间，亦多见有此脉症者。此汤皆能治之，得汗即愈。

方十　寒解汤

［组成］生石膏捣细，一两　知母八钱　连翘一钱五分　蝉蜕去足土，一钱五分

［主治］周身壮热，心中热而且渴，舌上苔白欲黄，其脉洪滑。或头犹觉疼，周身犹有拘束之意者。

［方解］用此方者，特恐其诊脉不真，审证不确耳。果如方下所注脉症，服之复杯可汗，勿庸虑此方之不效也。盖脉洪滑而渴，阳明腑热已实，原是白虎汤证。特因头或微疼，外表犹似拘束，是犹有一分太阳流连未去。故方中重用石膏、知母以清胃腑之热；而复少用连翘、蝉蜕之善达表者，引胃中化而欲散之热，仍还太阳作汗而解。斯乃调剂阴阳，听其自汗，非强发其汗也。况石膏性凉（《神农本草经》谓其微寒即凉也）味微辛，有实热者，单服之即能汗乎？

方十一　石膏阿司匹林汤

［组成］生石膏轧细，二两，阿司匹林一瓦。

[煎服法] 上药二味，先用白蔗糖冲水，送服阿司匹林。再将石膏煎汤一大碗，待周身正出汗时，乘热将石膏汤饮下三分之二，以助阿司匹林发表之力。迨至汗出之后，过两三点钟，犹觉有余热者，可仍将所余石膏汤温饮下。若药服完，热犹未尽者，可但用生石膏煎汤，或少加粳米煎汤，徐徐温饮之，以热全退净为度，不用再服阿司匹林也。

[主治] 周身壮热，心中热而且渴，舌上苔白欲黄，其脉洪滑。或头犹觉疼，周身犹有拘束之意者。

此汤不但可以代寒解汤，并可以代凉解汤。若以代凉解汤时，石膏宜减半。

方十二　和解汤

[组成] 连翘五钱　蝉蜕去足土，二钱　生石膏捣细，六钱　生杭芍五钱　甘草一钱

[主治] 温病表里俱热，时有汗出，舌苔白，脉浮滑者。

[加减] 若脉浮滑，而兼有洪象者，生石膏当用一两。

方十三　宣解汤

[组成] 滑石一两　甘草二钱　连翘三钱　蝉蜕去足土，三钱　生杭芍四钱

[主治] 感冒久在太阳，致热蓄膀胱，小便赤涩。或因小便秘，而大便滑泻。兼治湿温初得，憎寒壮热，舌苔灰色滑腻者。

[加减] 若滑泻者，甘草须加倍；太阳未解，渐入阳明。其人胃阴素亏，阳明腑证未实，已燥渴多饮，饮水过多，不能运化，遂成滑泻，而燥渴益甚。或喘，或自汗，或小便秘。温疹中多有类此症者，尤属危险之候，加生山药一两，甘草改用三钱，为滋阴宣解汤；外表已解，其人或不滑泻，或兼喘息，或兼咳嗽，频吐痰涎，确有外感实热，而脉象甚虚数者，或若前症，服滋阴宣解汤后，犹有余热者，去连翘、蝉蜕，加生山药一两，甘草改用三钱，为滋阴清燥汤。

[方解] 滑石性近石膏，能清胃腑之热，淡渗利窍，能清膀胱之热，同甘草生天一之水，又能清阴虚之热，一药而三善备，故以之为君。而重用山药之大滋真阴，大固元气者，以为之佐使。且山药生用，则汁浆稠黏，同甘草之甘缓者，能逗留滑石于胃中，使之由胃输脾，由脾达肺，水精四布。循三焦而下通膀胱，则烦热除，小便利，而滑泻止矣。又兼用连翘、蝉蜕之善达表者，以解未罢之太阳，使膀胱蓄热，不为外感所束，则热更易于消散。且蝉之性，饮而不食，有小便无大便，故其蜕，又能利小便，而止大便也。愚自临证以来，遇此等症，不知凡几。医者率多束手，而投以此汤，无不愈者。若用于温疹兼此症者，尤为妥善，以连翘、蝉蜕，实又表散温疹之妙药也。

（录自《医学衷中参西录》）

【精选案例】

案1 1913年，客居大名。治一室女，痨瘵年余，月信不见，羸弱不起。询方于愚，为拟资生汤。连服数剂，饮食增多。身犹发热，加生地黄五钱，五六剂后热退，渐能起床，而腿疼不能行动。又加丹参、当归各三钱，服至十剂腿愈，月信亦见。又言有白带甚剧，向忘言及。遂去丹参加生牡蛎六钱，又将于术加倍，连服十剂带证亦愈。遂将此方邮寄家中，月余门人高某某来函云："赵某某病痨瘵数年不愈，经医不知凡几，服药皆无效。今春骤然咳嗽，喘促异常，饮食减少，脉甚虚数，投以资生汤十剂痊愈。"审斯则知此方治痨瘵，无论男女，服之皆有捷效也。

案2 津埠宋氏妇，年将四旬，身体羸弱，前二年即咳嗽吐痰，因不以为事未尝调治。今春证浸加剧，屡次服药无效。诊其脉，左部弦细，右部微弱，数近六至。咳嗽，吐痰白色，气腥臭，喘促自汗，午后发热，夜间尤甚，胸膈满闷，饮食减少，大便秘结，知其已成痨瘵而兼肺病也。从前所服药十余纸，但以止嗽药治其肺病，而不知子虚补母之义，所以无效。为疏方用资生汤加减，生山药八钱，玄参、大生地、净山茱萸各六钱，生牡蛎、生杭芍、生赭石各四钱，于术、生鸡内金、甘草各二钱。煎服二剂，汗止喘轻，发热咳嗽稍愈。遂将前方去牡蛎，加瓜蒌仁、地骨皮各三钱，山药改用一两，赭石改用六钱。连服十剂，诸病皆愈，为善后计，用生山药细末八钱煮粥，调白糖服之，早晚各一次。后月余。与介绍人晤面，言此时宋氏妇饮食甚多，身体较前健壮多矣。

案3 族嫂年三十五岁，初患风寒咳嗽，因懒于服药，不以为事。后渐至病重，始延医诊治。所服之药，皆温散燥烈之品，不知风寒久而化热，故越治越剧，几至不起，后生于腊底回里，族兄邀为诊视。脉象虚而无力，身瘦如柴，咳嗽微喘，饮食减少，大便泄泻，或兼白带，午后身热，颧红，确系痨瘵已成。授以资生汤，加炒薏苡仁、茯苓片、生龙骨、生牡蛎各三钱，茵陈、炙甘草各钱半。服二剂，身热、颧红皆退，咳嗽泄泻亦见愈。后仍按此方加减，又服六剂，诸病皆痊。嘱其每日用生怀山药细末煮粥，调以白糖服之，以善其后。

案4 弟长男媳，年二十四岁，于丙寅正月间患寒热往来，自因素畏服药，故隐忍不肯言。至四月初，家人来迓弟，言儿媳病剧。回家视之，虽未卧床不起，而瘦弱实难堪矣。诊其脉，弦而浮数。细询病情，言每逢午后先寒后热，时而微咳无痰，日夜作泻十余次，黎明则头汗出，胸间绵绵作疼，食一下咽即胀满难堪，而诸虚百损之状，显然尽露。筹思良久，为立逍遥散方。服两剂无效。因复至沧取药，适逢张某某自津来沧，遂将儿媳之病细述本末。张某某曰："以弟之意，将用何方以治之？"答曰："余拟将资生汤、十全育真汤二方，汇通用之，可乎？”张某某曰：“得之矣。此良方也，服之必效。”弟遂师二方之义，用生怀山药八钱，生白术、净山茱萸、生鸡内金、生龙骨、生牡蛎、鲜石斛各三钱，丹参四钱。连服四剂，诸症皆大轻减。又于原方加三棱、莪术（十全育真汤中用此二药者，因虚劳之证多血痹也。）各一钱，粉丹皮、地骨皮各二钱。又连服八剂，诸病悉退，饮食增加，今已完全成功矣。

案5 苏某某，年三十许，劳嗽二年不愈，动则作喘，饮食减少。更医十余人，服药数百剂，分毫无效，羸弱转甚。来院诊治。其脉数六至，虽细弱仍有根柢，知其可治。自言上焦恒觉发热，大便三四日一行，时或干燥。遂投以醴泉饮，为其便迟而燥，赭石改用六钱，又加鸡内金二钱（捣细），恐其病久脏腑经络多瘀滞也。数剂后饭量加增，心中仍有热时，大便已不燥，间日一行。遂去赭石二钱，加知母二钱，俾于晚间服汤药后，用白蔗糖水，送服阿司匹林四分之一瓦，得微汗。后令于日间服之，不使出汗，数日不觉发热，脉亦复常，惟咳嗽未能痊愈。又用西药几阿苏六分，薄荷冰四分，和以绿豆粉为丸，梧桐子大，每服三丸，日两次，汤药仍照方服之，五六日后咳嗽亦愈，身体从此康健。

案6 一人，年二十余，于孟冬得伤寒证，调治十余日，表里皆解。忽遍身发热，顿饭顷，汗出淋漓，热顿解，须臾又热又汗。若是两昼夜，势近垂危，仓猝迎愚诊治。及至，见汗出浑身如洗，目上窜不露黑睛，左脉微细模糊，按之即无，此肝胆虚极，而元气欲脱也，盖肝胆虚者，其病象为寒热往来，此证之忽热忽汗，亦即寒热往来之意。急用净山茱萸二两煎服，热与汗均愈其半，遂为拟此方，服两剂而病若失。

案7 一人，年四十余。为风寒所束不得汗，胸中烦热，又兼喘促。医者治以苏子降气汤，兼散风清火之品，数剂病益进。诊其脉，洪滑而浮，投以寒解汤，须臾上半身即出汗。又须臾，觉药力下行，至下焦及腿亦皆出汗，病若失。

案8 李某某，得温病，先服他医清解之药数剂无效。弟诊其脉象，沉浮皆有力，表里壮热无汗。投以寒解汤原方，遍身得汗而愈。山斯知方中重用生石膏、知母以清热，少加连翘、蝉蜕以引热透表外出，制方之妙远胜于银翘散、桑菊饮诸方矣。且由此知石膏生用诚为妙药。从治愈此证之后，凡遇寒温实热诸证，莫不遵书中方论，重用生石膏治之。其热实脉虚者，亦莫不遵书中方论，用白虎加人参汤，或用白虎加人参以生山药代粳米汤，皆能随手奏效。

案9 高某某，年二十八岁，客居天津，于仲秋得温病。朋友招饮，饮酒过度，又多喝热茶，周身出汗，出外受风。周身骨节作痛，身热39.4℃，心中热而且渴，舌苔薄而微黄。大便干燥，小便短赤，时或干嗽，身体酸软殊甚，动则眩晕，脉数逾五至，浮弦无力。自始病至此已四十日矣，屡次延医服药无效。

诊断：此证乃薄受外感，并非难治之证。因治疗失宜，已逾月而外表未解，内热自不能清。病则懒食，又兼热久耗阴，遂由外感之实热，酿成内伤之虚热，二热相并，则愈难治矣。斯当以大滋真阴之药为主，而以解表泻热之药佐之。

生怀山药一两　生怀地黄一两　玄参一两　沙参六钱　生杭芍六钱　大枸杞子五钱　天冬五钱　天花粉五钱　滑石三钱　甘草三钱

共煎汤一大碗，分三次温饮下，其初饮一次时，先用白糖水送服西药阿司匹林半瓦，然后服汤药。

二诊：初服药一次后，周身得汗，骨节已不觉疼，二三次继续服完，热退强半，小便通畅，脉已不浮弦，跳动稍有力，遂即原方略为加减，俾再服之。

处方：生怀山药一两　生怀地黄八钱　玄参六钱　沙参六钱　大枸杞子六钱　天冬六钱　滑石三钱　甘草二钱　真阿胶三钱，捣碎

药共九味，先将前八味煎汤两大盅，去渣入阿胶融化，分两次温服。其服初次时，仍先用白糖水送服阿司匹林三分之一瓦。此方中加阿胶者，以其既善滋阴，又善润大便之干燥也。

将药先服一次，周身又得微汗，继将二分服下，口已不渴，其日大便亦通下，便下之后，顿觉精神清爽，灼热全无，病遂从此愈矣。

方中重用大队凉润之品，滋真阴即以退虚热，而复以阿司匹林解肌、滑石利小便者，所以开实热之出路也。至于服阿司匹林半瓦，即遍身得汗者，因体虚者其汗易出，而心有燥热之人，得凉药之濡润亦恒自出汗也。

案10　邑城东刘氏女，年十五岁，于季春患温病久不愈。因天气渐热，犹勤纺织，劳力之余出外乘凉，有汗被风遂成温病。初得周身发热，原宜辛凉解肌，医者竟用热药发之，汗未出而热益甚，心中亦热而且渴。此时若用大剂白虎加人参汤清之，病亦可愈，而又小心不敢用。惟些些投以凉润小剂，迁延二十余日，外感之热似渐退。然午前稍轻而午后则仍然灼热，且多日不能饮食，形体异常清瘦。左脉弦细无根，右部关脉稍实，一息六至。舌苔薄而微黄，毫无津液。大便四五日一行，颇干燥。

诊断：此因病久耗阴，阴虚生热，又兼外感之热留滞于阳明之腑未尽消也。当以清外感之热为主，而以滋补真阴之药辅之。

处方：生石膏一两，捣细　党参三钱　生怀地黄一两　生怀山药一两　生杭芍四钱　滑石三钱　甘草三钱

共煎汤一大盅　分两次温服下。

二诊：将药煎服两剂后，外感之热已退，右关脉已平和，惟过午犹微发热，此其阴分犹虚也。当再滋补其阴分。

处方：玄参一两　生怀山药一两　枸杞子大者，五钱　生杭芍五钱　滑石二钱　熟地黄一两　生鸡内金黄色，捣，一钱　甘草二钱

共煎一大盅，分两次温服。日服药一剂，连服三日，灼热痊愈。

按此方于大队滋阴药中犹少加滑石者，恐外感之热邪未尽，引之自小便出也。愚凡治外感之热兼有虚热者，怀生山药与滑石并用，泻热补虚一举两得。至上有外感燥热而下焦复滑泻者，用之以清热止泻宜各用一两，尤屡次奏效。二药相伍，原有化合之妙用，若再加芍药、甘草，即拙拟之滋阴清燥汤，可参观也。

（录自《医学衷中参西录》）

丁甘仁

（崇仲景兼通各科，外感发热活用经方时方）

【医家简介】

丁泽周（1865～1926），字甘仁，男。清末民初江苏著名中医家，孟河四大家之一。通内、外、妇、儿各科，尤擅治外感热病，对喉科有专长。谙经方，通时方，临证以“和”、“缓”为特色。

相关著作：《药性辑要》、《脉学辑要》、《喉痧症治概要》；其后人所辑的有《孟河丁甘仁医案》、《诊方辑要》、《丁甘仁用药一百十三法》、《思补山房膏方集》、《思补山房医略》、《丁甘仁医案续编》等。

【主要学术思想和主张】

丁甘仁认为《伤寒论》、《金匮要略》是临证的两大法门，是中医辨证施治的主要依据；临证以“和”、“缓”为特色；对内科杂病，强调辨证正确，处方有准则，尤擅治中风证；对外感病，主张贯通伤寒与温病两种学说，灵活运用经方和时方；外科，集诸家验方，创制了多种外科药品，其中大红膏尤为著名；妇科，因证施治，归纳诸证治方等；喉科，内外并治，内服重泻火解毒、滋阴清肺，外用消炎退肿、祛腐生新。

【精选案例】

案1　吴左，发热不退，胸闷呕吐，舌中有一条白苔，脉弦滑而数。太阳阳明未解，痰滞逗留，中焦气滞，宣化失司。当拟栀豉汤疏解表邪，温胆汤蠲除痰饮，俾得邪从外解，饮从内化，则热可退，而呕吐自止。

淡豆豉三钱　黄芩一钱半　半夏二钱　炒谷芽、炒麦芽各三钱　赤芍二钱　生姜一片　川桂枝四分　竹茹一钱半　陈皮一钱　鸡金炭一钱半　泽泻一钱半

［**按**］本例表邪未解，中焦痰湿已成，取栀豉汤合温胆汤之意，以外解其表

内蠲痰饮。又用桂枝、芍药、生姜助其解表，黄芩、泽泻清热，鸡内金、谷麦芽和中化湿，共祛太阳阳明之邪。

案2 李左，伤寒夹滞，太阳阳明为病，身热10余日不解，脊背微寒，脉浮滑而数，口干不多饮，唇焦，苔薄腻而黄，五六日不更衣。太阳之邪未罢，阳明之热熏蒸，肠中浊垢，不得下达。拟桂枝白虎汤加减，疏太阳之邪，清阳明之热，助以通腑，盖阳明有胃实当下之条也。

川桂枝五分　生甘草五分　玄明粉一钱半　竹茹一钱半　石膏打，三钱　瓜蒌三钱　川大黄三钱　半夏一钱半　生姜二片　大枣三枚

［**按**］太阳之邪未罢，阳明腑实已成，为太阳阳明同病，阳明经腑同病。用桂枝、白虎、承气三方加减。方中桂枝、甘草、生姜、大枣疏太阳之表邪；石膏清阳明之里热；川大黄（后下）、玄明粉（冲服）泄胃腑之实热；又佐竹茹、半夏、瓜蒌降逆通腑气。是方可谓治太阳伤寒入里化热成结的得力之方。

案3 姚左，伤寒两感，太阳少阴为病。太阳为寒水之经本阴标阳，标阳郁遏，阳不通行，故发热畏寒而无汗；少阴为水火之脏，本热标寒，寒入少阴，阴盛火衰，完谷不化，故腹痛而洞泄。胸闷呕吐，舌苔白腻，食滞中宫，浊气上逆，脉象沉迟而细。仲圣云：脉沉细，反发热，为少阴病。与此吻合，挟阴挟食，显然无疑，症势非轻。姑宜温经达邪，和中消滞。

净麻黄四分　熟附子一钱　藿香梗、苏梗各一钱半　制川朴一钱　枳实炭一钱　仙半夏二钱　赤茯苓三钱　白蔻仁研，六分　六神曲三钱　生姜一片　干荷叶一角

二诊：服温经达邪，和中消滞之剂，得微汗，畏寒发热较轻，而胸闷呕吐，腹痛泄泻，依然不止，苔腻不化，脉沉略起。太阳之经邪，虽有外解之势，少阴之伏邪未达，中焦之食滞互阻，太阴清气不升，阳明浊气不降也，恙势尚在重途，还虑增剧。仍守原法出入，击鼓而进取之。

荆芥一钱　防风一钱　淡豆豉三钱　熟附子一钱　藿香梗、苏梗各一钱半　仙半夏二钱　生姜二片　枳实炭一钱　制川朴一钱　六神曲三钱　大腹皮二钱　黄芩酒炒，一钱　干荷叶一角

三诊：脉沉已起，畏寒已而身热未退，泄泻止而呕畏胸闷。渴喜热饮，心烦少寐，舌转灰腻。少阴之邪，已转阳明之经，中焦之食滞，与素蕴之湿浊，互阻不化也，脉症合参，渐有转机。今拟透解阳明之经邪，宣化中焦之湿滞。

粉葛根二钱　淡豆豉三钱　嫩前胡一钱半　藿香梗一钱半　炒黄芩一钱半　仙半夏二钱　枳实炭一钱　炒竹茹一钱半　神曲三钱　大腹皮二钱　赤茯苓朱砂拌，三钱　干荷叶一角

四诊：得汗表热大减，而里热尚炽，呕畏止而胸脘不舒，渴喜冷饮，心烦少

寐，小便短赤，舌边尖红绛碎痛，苔转薄黄，脉象濡数。良由寒已化热，热又伤阴，津少上承，心肝之火内炽，还虑劫液之变。今拟生津清解而降浮火，邪去津生，始得坦然。

天花粉三钱　生甘草五分　炒黄芩一钱半　川雅连四分　连翘壳三钱　朱茯神三钱　江枳壳一钱　炒竹茹一钱半　川贝母二钱　活芦根一尺

五诊：表里之热均减，渴喜冷饮，心烦少寐，小溲短赤，舌红绛碎痛，糜点已起，脉左弦数，右濡数。此阴液已伤，津乏上承，心肝之火内炽，伏热蕴湿交蒸。病情变化，正难预料。仍以滋液生津，引火下行。

西洋参一钱半　生甘草五钱　鲜生地四钱　川连五分　川通草八分　天花粉三钱　川贝二钱　连翘三钱　白薇一钱半　北秫米包，三钱　鲜竹叶三十张，活芦根去节，一尺

六诊：热势渐退，舌糜亦化，佳兆也。而心烦少寐，渴喜冷饮，脉数不静，阴液伤而难复，虚火旺而易升，邪热已解，余焰未清。仍守增液生津，引火下行。药既获效，毋庸更张。

原方加琥珀安寐丸一钱半，野蔷薇花露八两，入煎。

案4　惠珠小姐，风温之邪，蕴袭肺胃，身热得汗不解，胸闷咳嗽舌边红，苔薄腻，脉浮滑而数。投剂合度，再拟辛凉疏解，宣肺化痰。

淡豆豉三钱　荆芥穗一钱　粉葛根一钱半　薄荷叶后下，八分　枳实炭二钱　苦桔梗三钱　连翘壳三钱　嫩前胡一钱半　光杏仁三钱　大贝母三钱　净蝉蜕八分　熟牛蒡子二钱　冬瓜子三钱

二诊：身热五天，有汗不解，咳嗽胸闷，舌边红，苔灰腻，脉象滑数。此无形之风温，与有形之痰滞，互阻阳明为病，肺失宣化之权。再拟辛凉疏解，宣肺化痰。

粉葛根一钱半　净蝉脱八分　鸡苏散三钱　嫩前胡一钱半　枳实炭一钱　苦桔梗一钱　金银花三钱　连翘壳三钱　光杏仁三钱　大贝母三钱　熟牛蒡子一钱半　白通草八分　炒竹茹一钱半

三诊：风温夹湿6天，得汗身热较轻，咳嗽痰多，胸闷不思饮食，舌苔薄腻而黄，脉濡滑而数。此无形之风温，与有形之痰滞交阻阳明为病，肺失宣化之权。再与辛凉清解，宣肺化痰。

粉葛根一钱　嫩前胡一钱半　鸡苏散包煎，三钱　光杏仁三钱　熟牛蒡子二钱　枳实炭一钱　冬桑叶三钱　大贝母三钱　金银花三钱　连翘壳三钱　炒竹茹一钱半　通草八分　冬瓜子二钱　全瓜蒌切，四钱

［**按**］发热汗出不解，胸闷咳嗽，脉浮数，证仍在肺卫之表，风热夹湿袭

之。以辛凉散风宣肺化痰治之。

案5 朱先生，风温之邪，夹湿热内蕴阳明为病。肺失宣化之权，身热六天，朝轻暮重，有汗不解，咳痰不爽，胸闷不思饮食，小溲短赤，舌苔粉白而腻，脉象濡滑而数。书云：汗出而热不解者，非风即湿。又曰：湿为黏腻之邪，最难骤化，所以身热而不易退也。再拟疏解温邪，宣肺淡渗。

炒豆豉三钱　黑栀皮一钱半　鸡苏散包煎，三钱　福泽泻一钱半　赤茯苓三钱　江枳壳一钱　苦桔梗一钱　连翘三钱　净蝉蜕八分　光杏仁三钱　大贝母三钱　熟牛蒡子二钱　甘露消毒丹包煎，四钱

二诊：风温之邪，夹湿热内蕴阳明为病。肺失宣化，身热七天，朝轻暮重，汗泄不畅，咳痰不爽，胸闷不思饮食，口干不多饮，小溲短赤，三日未更衣，舌苔薄腻，脉象濡滑而数。仍拟解肌达邪，宣肺化痰，冀望风温之邪，由从气分而解。

炒豆豉三钱　粉葛根一钱半　净蝉蜕八分　薄荷叶八分　熟牛蒡子一钱半　江枳壳一钱　苦桔梗一钱　嫩前胡一钱半　光杏仁三钱　大贝母三钱　通草八分　冬瓜子三钱　连翘壳三钱

案6 雷右，身热一候，有汗不解，咳嗽气逆，但欲寐，谵语郑声，口渴不知饮，舌光红干涸无津，脉细小而数，右寸微浮而滑，此风温伏邪，始在肺胃，继则传入少阴，阴液已伤，津乏上承，热灼津液为痰，痰热弥漫心包，灵机堵塞，肺炎叶枯，有化源告竭之虞，势已入危险一途。勉拟黄连阿胶汤合清燥救肺汤加减，滋化源以清温，清神明而涤痰，未识能挽回否。

阿胶蛤粉炒，三钱　天花粉三钱　鲜生地三钱　天竺黄二钱　川雅连五分　冬桑叶三钱　鲜石斛三钱　光杏仁三钱　川贝三钱　淡竹沥冲，五钱　冬瓜子三钱　芦根去节，一两　银花露一两　枇杷叶露煎药，二两

另饮去油清鸭汤，佐生阴液。

二诊：昨进黄连阿胶汤合清燥救肺汤之剂，津液有来复之渐。舌干涸转有润色，神色较清，迷睡亦减，而里热依然，咳嗽气逆，咯痰艰出，口干欲饮，脉息如昨，数象较和。伏温燥痰，互阻肺胃，如胶似漆，肺金无以施化，小溲不通，职是故也。昨法既见效机，仍守原意出入。

阿胶蛤粉炒三钱　桑叶三钱　鲜生地三钱　鲜石斛三钱　川贝三钱　光杏仁三钱　天花粉三钱　天竺黄二钱　生甘草五分　活芦根去节，一两　冬瓜子三钱　知母一钱半　竹沥冲，五钱　银花露一两　枇杷叶露煎药，二两

三诊：投药2剂，神识已清，舌转光红，身热较退，咳痰艰出，口干欲饮，脉细滑带数。阴液伤而难复，肝火旺而易升，木叩金鸣，火烁津液为痰，所以痰

稠如胶，而嗝逆难平也。仍拟生津清温，润肺化痰，俾能精胜邪去，自可渐入坦途。

原方去知母、天竺黄，加青蒿梗三钱，嫩白薇三钱。

案7 祁左，冬温伏邪，身热十七天，有汗不解，咳嗽胁痛，甚则痰内带红，渴喜热饮，大便溏泄。前投疏表消滞，荆防败毒、小柴胡及葛根芩连等汤，均无一效。今忽汗多、神糊，谵语郑声，汗愈多则神识愈糊，甚则如见鬼状，苔干腻，脉濡细。是伏邪不得从阳分而解，而反陷入少阴，真阳外越，神不守舍，阴阳脱离，不能相抱。脉症合参，危在旦夕间矣。急拟回阳敛阳，安定神志，冀望一幸。

吉林参须一钱　熟附片一钱　煅牡蛎四钱　花龙骨先煎，三钱　朱茯神三钱　炙远志二钱　仙半夏二钱　生白术一钱半　浮小麦四钱　焦楂炭二钱　干荷叶一角　炒薏苡仁、谷芽各三钱

2剂后即汗敛神清，去参、附、龙、牡，加炒怀山药三钱，川贝二钱，又服二剂。泻亦止，去楂炭，加炒扁豆衣二钱，藕节三枚，即渐渐而痊。

案8 计左，暑温一候，发热有汗不解，口渴欲饮，胸闷气粗，入夜烦躁，梦语如谵，小溲短赤，舌苔薄黄，脉象濡数。暑邪湿热，蕴蒸阳明漫布三焦，经所谓因于暑，烦则喘渴，静则多言是也。颇虑暑热逆传厥阴，致有昏厥之变。

清水豆卷四钱　青蒿梗一钱半　天花粉三钱　朱茯神三钱　通草八分　黑山栀一钱半　带心连翘三钱　益元散包煎，三钱　青荷梗一支　竹叶心三钱　郁金一钱半

万氏牛黄清心丸一粒。

二诊：暑温九天，汗多发热不解，烦闷谵语，口渴欲饮，舌边红苔黄，脉象濡数，右部洪滑。良由暑湿化热，蕴蒸阳明之里。阳明者，胃也，胃之支脉，贯络心包，胃热上蒸心包，扰乱神明，故神烦而谵语也。恙势正在鸱张，还虑增剧，今拟竹叶石膏汤加味。

生石膏五钱　茯苓三钱　郁金一钱半　仙半夏一钱半　通草八分　天竺黄二钱　鲜竹叶心三钱　益元散包煎，三钱　鲜石菖蒲五分　白茅根去心，三钱　荷梗一支

万氏牛黄清心丸一粒。

三诊：神识渐清，壮热亦减，原方去石膏、牛黄清心丸，加连翘心、天花粉、芦根。

案9 吕奶奶，身热有汗不解，胸闷脘胀，甚则泛畏，小溲频数渐减，舌苔薄腻，脉象濡滑而数。伏邪蕴湿夹滞，交阻太阳阳明，经腑同病，还虑缠绵增剧。再拟疏解伏邪，利湿消滞，尚希明正。

清水豆卷六钱　粉葛根一钱半　藿香梗一钱半　仙半夏二钱　赤苓、猪苓各三钱

福泽泻一钱半　枳实炭一钱　白蔻仁五分　大腹皮二钱　陈皮一钱　苦桔梗一钱　炒麦芽三钱　姜竹茹一钱半　滋肾通关丸包，三钱

二诊：小溲频数渐愈，身热有汗不解，脘痞泛畏，舌苔薄腻，脉濡滑而数。伏邪痰湿，逗留膜原，太阴阳明为病，湿不化则热不退，气不宣则湿不化。再拟疏阳明之经邪，化膜原之痰湿，尚希明正。

清水豆卷四钱　粉葛根一钱半　藿香梗一钱半　仙半夏二钱　赤苓、猪苓各三钱　福泽泻一钱半　白蔻仁八分　苦桔梗一钱　制川朴一钱　槟榔一钱半　枳实炭一钱　佩兰叶一钱半　甘露消毒丹包煎，四钱

三诊：身热较轻，而未能尽退，腑气亦通，胸闷不舒，舌苔薄白而腻、脉象濡滑而数。伏邪痰湿，逗留膜原，太阴阳明为病，再宜疏解经邪，宣化痰湿，尚希明正。

清水豆卷四钱　粉葛根一钱半　藿香梗一钱半　仙半夏二钱　赤苓、猪苓各三钱　泽泻一钱半　蔻仁四分　大腹皮一钱半　制川朴一钱　苍术八分　陈皮一钱　范志曲三钱　佩兰叶一钱半　甘露消毒丹包煎，四钱

案10　叶左，初病喉痧，治愈之后，因复感停滞，酿成湿温。身热有汗不解，临晚畏寒，入夜热势较盛，天明即觉轻减，已有三候。口干不多饮，小溲短赤，逾时有粉汁之形。苔薄黄，脉濡数。素有失红，阴虚体质，迭进清温化湿之剂，其热非特不减，反加肤肿足肿，脐腹饱满，面浮咳嗽。细推病情，太阳经邪未解，膀胱腑湿不化，久则湿困太阴，健运无权。湿为阴邪，易于化水，水湿泛滥，则为肤肿足肿；中阳不运，浊阴凝聚，则为脐腹饱满；水湿逆肺，则为咳嗽面浮；格阳于外，则身热不退也。恙势已入险境，岂可泛视。今拟五苓加味，温开太阳而化水湿，勿可拘执阴虚体质，而畏投温剂，致误而再误也。然乎否乎，质之高明！

川桂枝八分　连皮苓四钱　炒白术三钱　猪苓三钱　仙半夏二钱　大腹皮二钱　砂仁后下，八分　光杏仁三钱　泽泻一钱　姜皮八分　陈皮一钱　冬瓜子、冬瓜皮各三钱

二诊：两进五苓，症势未见动静。夫太阳为寒水之经，本阴标阳；太阳与少阴为表里，少阴为水火之脏，本热标寒。太阳之阳不行，少阴之阴亦伤，少火不能生土，中央乾健无权，水湿日积，泛滥横溢，浊阴凝聚，阴盛格阳，肺失治节，水道不行，险象环生，殊可虑也。脉象寸部濡数，关尺迟弱，真阳埋没，阴霾满布，若加气喘，则难为力矣。再拟五苓合真武汤，震动肾阳，温化水湿，千钧一发，惟此一举，狂见如斯，明者何如!?

熟附块一钱　川桂枝八分　陈皮一钱　大砂仁后下，八分　连皮苓四钱　猪苓二钱

大腹皮二钱　川椒目十四粒　炒白术三钱　泽泻一钱半　水炙桑皮一钱半　淡姜皮八分

三诊：连服五苓真武以来，肤肿腹肿腹满，已见轻减，小溲稍多，真阳有震动之渐，水湿有下行之势，临晚形寒身热，至天明得汗而退，枢机有斡旋之意，均属佳象。口干渴喜热饮，痰多咳嗽，谷食衰微，白苔化而转淡。夫太阴为湿久困，乾健无权，肺失肃化。脉象关尺迟弱略起，虽逾险岭，未涉坦途。仍守前法，努力前进。

桂枝六分　白术三钱　熟附块一钱　软柴胡七分　大腹皮二钱　茯苓四钱　泽泻一钱半　大砂仁后下，八分　仙半夏二钱　水炙桑皮一钱半　清炙甘草五分　生姜二片　红枣四枚　炒谷芽、薏苡仁各三钱

四诊：温少阴，开太阳，运中阳，逐水湿，又服二剂，肿退，腹满渐消，临晚寒热亦轻，惟痰多咳嗽，纳谷衰少，小溲不清，苔薄腻微黄，脉象缓滑。此脾不健运，胃不流通，湿痰积之于肺，肺失肃化之权。再仿前意，制小其剂。

吉林参须八分　连皮苓四钱　炒白术一钱半　光杏仁三钱　冬瓜子、冬瓜皮各三钱　潞党参五钱　龙骨先煎，三钱　煨益智一钱半　炙远志一钱　熟附块三钱　牡蛎先煎，三钱　清炙甘草五分　鹿角霜五钱

复诊加炙黄芪、大砂仁。

［**按**］湿温之治难于杂症。本案素体阴虚，因迭进清化而致中阳受损，后及肾阳。复感外邪，不可因阴虚而畏投温剂，急则先治其标。水湿内停为其标急之证。先以五苓散祛表邪而利水，冀其太阳开而水湿化，症势未减。再以五苓合真武，附桂共进，阴翳渐消，肤肿腹满渐退。此案本热而标寒，标急险，非温利难以化，逾险岭方可顾其本。

（《丁甘仁临证医集》）

祝味菊

（辨八纲五段喜用附子，退热需祛亢热护抗温）

【医家简介】

祝味菊（1884～1951），晚年自号傲霜轩主。曾任中国医学院教授。擅治疑难危重杂症，尤喜用温热之剂。

相关著作：《祝味菊医书四种》（包括《病理发挥》、《诊断提纲》、《伤寒新义》、《伤寒方解》）。

【主要学术思想和主张】

祝味菊极其推崇仲景、景岳诸家，提出以八纲辨证论杂病，以五段辨证（太

阳，正气合度抵抗；阳明，正气抵抗太过；少阳，抵抗未能长相继；太阴、少阴，抵抗不足；厥阴，最后之反抗）论伤寒的辨证方法。强调“气足则抗能旺盛，阳和则抗力滋生”，临证擅用附子一类温阳药物，尤力主重用附子为主的温热峻剂挽危于难，有“祝附子”之誉称。治虚损，喜于冬令用膏方，及诸如紫河车、鹿茸、鹿角胶、鹿筋等血肉温补之品。

【医论医话】

1. 营气

吾人体温源源散失，而仍能继续补充不致低落者，全赖体内筋肉腺器等之酸化燃烧作用，由中枢神经主宰而调节之。此调节功能，即名营气。一旦障碍，则生温或亢进，或减退，而呈异常状态，生温失调，亦有强弱之别。

营弱即生温低减。由司温中枢之衰弱，或皮肤放散太过，及身体组织之化学机转减退，体温低降。脏器功能，亦因而迟钝。例如伤寒少阴证之“脉微细，但欲寐”等症状是也。

营强即生温亢进，由身体组织之化学机转增盛，或司生温之神经中枢受刺激，致生温超超常度，放温不克相应，体温升腾之结果，而呈伤寒阳明经证，为“发热而渴、自汗、不畏寒、反畏热”等症状是也。

营气之强弱，影响于脏器异常重大。盖生温少，则体温低降，诸脏器功能减退全身营养，俱有障碍之虑；生温多，则体温升腾，身体诸功能亢进持续日久，体内蛋白质分解过度，营养液消耗不资，各脏器功能亦因此发生障碍，而起显著之病变。

2. 卫气

人之体温放散能保持一定度量，其责任全在卫气之调和与否。卫气者，即肺脏与皮肤所营之一种放温功能也。卫气调和，则体温不致发生变化。若受外界原因之要约，卫气或停顿、或亢进，则体温失调，而成发热畏寒之生活界常状态。

卫弱即放温功能低减。由于皮肤血管收缩，汗腺闭止，体温不得放散，结果则呈畏寒战栗，继以发热、无汗等症状。例如仲景太阳伤寒，人体为寒冷侵袭，皮肤功能即发现异常之状态也。

卫强即放温功能亢进。由于皮肤血管扩张，汗腺分泌增加，则发热、畏风、自汗出等症状因而发现。例如仲景太阳中风，因皮肤受流动空气之激刺，其功能即起一种反应之兴奋状态也。卫弱之结果，其体温升腾，达于极点，遂致体力消失，抗毒素缺少，续发他种症状；卫强之结果，则津液消亡，内脏枯燥，水分无以供放温之调节，体温亦得升腾达于极点也。

3. 营气与卫气联系

夫营与卫本有互相密切之关系，如生温异常，而放温尚不失其常度，或放温异常，生温尚无变化者，其病机之传变进行较为徐缓；如生温放温同时异常，则病机传变必速而且剧也。例如仲景书中，太阳病之大青龙汤证，即放温低减，生温亢进；阳明病之白虎汤证，即生温与放温同时亢进；太阳病之桂枝加附子汤证，即放温亢进，生温低减；少阴病之通脉四逆汤证，即生温与放温同时低减也。功能之亢进与低减，尚须辨别其虚实。虚实于治疗上大有关系，不明虚实即失去国药之精要矣。如上文太阳病，大青龙证之放温低减，为实；少阴病，通脉四逆证之放温低减，为虚。余可类推。

（祝味菊．祝味菊医学四书合集．天津科学技术出版社）

夫邪干发热，非六淫侵于表，即菌毒激于内。六气激于表，故病在放温；菌毒激于内，故病在生温。

发热者，司温中枢有所激而然也。六淫之外侵，菌毒之内伏，有激于神经，则反射而为热。激在局部，而正气力能中和之、消灭之，则不及中枢，故虽有激而无热。是故寒闭毛窍，其热也暴；湿犯腠理，其困也渐；盛夏汗出，虽暑无热。所以然者，六淫障碍放温之程度，各自不同也。

伤寒发热，是动员血液以抗病也。吾人因抗病而需要发热，生理自然也。是故发热之动机而有当，则益人而疗疾，所谓必要之发热也。然反常之高热，蛋白质为之消耗，抗毒素为之消失，神经为之不安，痛苦为之增加。

躯壳之表，有灼热可按，而谓之表热；躯壳之里，有灼热之处，而谓之里热。此不足为凭也。夫热为一种症象，表热之因，不尽在表；里热之因，未必内生。以病象言，直捷名之曰发热可也，奚必有表里之分？夫体温亢进，肌肤未必灼手。彼亢热40℃，而皮肤不温，阴极格阳，肌表忽然回热，油竭火烬，灯焰突明，灿烂夕阳，转瞬黄昏，此他觉之不足为凭也。口渴引饮，水分缺少之故，有因储水太多而津不上升者，皆非热也。神经疲劳太过，则虚烦谵妄，岂必脑热生风？口疮有因局部不洁，细菌寄生，有因下元不摄，虚炎上腾，非有热也。目赤为角膜充血，以有激而然也。彼尘埃入目，红赤流泪，岂上有热哉？阴凝之体，大便不畅，小溲久蓄，其溲必黄，亦非热郁于下。此症状之不足为凭也。治病必求其本，执着症状，以为想当然耳，此淆惑之渐也。夫人有常温，超越常温，便曰发热。发热之来，有所激而然也。在表之激，大都由于放温之障碍；在里之激，大都由于生温之亢进。吾子依据他觉之温感，逻辑直觉之症状，而定其表里清下之法，是不足为凭也。不知其所以然，宜乎有应有不应也。伤寒之下，下有形之积滞，除无用之废料，子既隅反矣。伤寒之用清，非限于局部实质之炎热，乃抑减体工之抗力。

人有常温，寒暑无变，生理所需要者，名曰平温（平人体温，常在37℃间，高低不过半度而已）；邪之所干，正气抗之，病理所需要者，名曰抗温（伤寒抗温最佳38℃～39℃间）；抗邪太烈，矫枉过正，生理所难堪，病理所不需者，名曰亢温（伤寒40℃以上，持久不降，自觉难堪者，即为亢温）。平温者，基温也；抗温者，善温也；亢温者，害温也。伤寒之用清，中和亢热而维持抗温也。

刺激之因不去，体温愈激愈高。高温非生理所能堪，清灵之府，难禁烈焰燔灼。发热原为抗邪而起，骄师无制，每多自陷于瞀乱。是故生温亢盛，放温亦同时激增，放散之温，相当于激生之温，此体工有调节作用，所以消散太过之亢温，而维持需要之抗温也。惟是体温调节作用，每因初期失表，诱因不解（汗垢塞寒，六气困束），而致放温障碍者；有因凉表太过，肌腠不宣，而致放温失畅者；亦有大汗伤津，过下伤气，致使放温无力者。放温之不足，即无以调节其高热。生之不已，放之不及，势必造成亢温。于是神经为之混乱，心脏为之衰弱，抗毒素为之消失，赤血球为之崩坏，利病害正，故伤寒之邪，得以鸱张蔓延，进入极期。此皆因早期失治，或治之不得其当也，医者宜有以调之矣。伤寒当表失表，或表之不得其当，放温功能不能调节亢热，则司温中枢受激而致变态，恒多片面激进。高温持续不降，此伤寒极期，每每陷于稽留热也。

以高热而用清，以排滞而用下，似是而非也。伤寒极期，抗力岂皆有余哉？子知其一，而不知其二也。夫伤寒至于极期，病势严重极矣，好转畏转，所以决胜败于旦夕也。当斯时也，正邪各为其生存而作殊死之战。壮热无汗，或汗出不畅，是生温多而放温障碍也，麻桂所必用，清表则汗愈少而热愈壮矣。

（祝味菊．伤寒质难．福建科学技术出版社）

【精选案例】

案1 荣先生，肌热旬日，疹瘖俱见，神乏苔白，下利，脉浮缓。

辨证：阳虚中寒，湿邪内蕴，寒风外干，营卫不和，中阳失化。

治法：当与辛温淡化。

处方：灵磁石先煎，45g　姜半夏15g　蜜炙麻黄4.5g　黄附片先煎，18g　云茯神18g　藿梗9g　炒茅术15g　川桂枝6g　带皮砂仁9g　炒泽泻9g　粉葛根6g　生姜12g

二诊：下利不化，肌热如故，苔白，脉浮缓。

辨证：中阳下陷，营卫不调。

治法：再与前法损益。

处方：灵磁石先煎，45g　酸枣仁打先煎，24g　川桂枝9g　黄附片先煎，18g　炒茅术15g　蜜炙麻黄4.5g　云茯神18g　粉葛根9g　赤石脂30g　大腹皮12g　炮姜9g　益智仁9g　带皮砂仁9g

三诊：下利止，肌热起伏，苔腻，白痦四肢俱见，脉息转。

辨证：中阳渐化，营卫未调。

治法：再与前法损益。

处方：灵磁石先煎，45g　酸枣仁打，先煎，24g　川羌活6g　金黄附片先煎，24g　炒茅术15g　粉葛根6g　云茯神18g　川桂枝6g　赤石脂30g　干姜6g　紫石英30g　大腹皮12g　带皮砂仁9g　姜半夏18g

四诊：肌热平，二便亦调，苔白，脉虚缓。

辨证：营卫和，中阳不足，湿邪尚盛。

治法：再与温潜淡化。

处方：灵磁石先煎，45g　酸枣仁打，先煎，24g　大腹皮12g　金黄附片先煎，24g　炒茅术15g　淡干姜6g　云茯神18g　姜半夏18g　带皮砂仁9g　川桂木6g　藿梗9g　淫羊藿12g　陈皮6g

案2　梁先生，肌热经旬，汗出疹透，体酸头痛，腹满便溏，脉息略紧。

辨证：寒邪外来，营卫不和，三焦遏阻，阳浮孑匕。

病名：伤寒。

治法：当与温潜辛解。

处方：灵磁石先煎，60g　酸枣仁打，先煎，24g　粉葛根6g　生龙齿先煎，30g　水炙麻黄4.5g　仙半夏15g　朱茯神18g　川桂枝9g　炒茅术15g　黄郁金9g　腹皮12g　黄附片先煎，15g　生姜9g

二诊：头痛稍瘥，肢酸，便溏，肌热起伏，脉息转缓。

辨证：营卫未调，三焦遏阻。

治法：再与温潜辛解。

处方：灵磁石先煎，60g　生牡蛎先煎，30g　水炙麻黄6g　云茯神18g　黄附片先煎，18g　川羌活6g　酸枣仁24g　川桂枝9g　仙半夏15g　生茅术15g　藿梗9g　大腹皮12g　桑寄生15g

三诊：头痛体酸俱瘥，肌热渐平，苔白，脉缓。

辨证：正盛邪衰，营卫渐调。

处方：灵磁石先煎，60g　黄附片先煎，18g　姜半夏18g　酸枣仁打，先煎，24g　桂枝9g　炒茅术15g　藿梗6g　大腹皮9g　白杏仁12g　茯神18g　川羌活9g　大腹子12g　陈皮9g　生姜9g

四诊：肌热已平，寐已安，二便俱郁，苔腻纳少，脉虚缓。

辨证：邪去正虚，中湿尚盛。

治法：再与前法损益。

处方：灵磁石先煎，60g　川桂枝9g　姜半夏18g　云茯神18g　炒白芍9g　大腹皮12g　酸枣仁24g　炒茅术15g　黄附片先煎，18g　藿梗9g　西砂壳9g　淡干姜6g　炒麦芽15g

案3　刘老，74岁，察赋素强，身体健康。一日突患伤寒发热，医投辛温之药，病不少减，而反增重。壮热烦渴，六脉洪实，谵妄无度，不可终日。举家惊慌，于是再请一医生为其诊治。医曰：“此为温病，虑其病人心包，有痉厥之变”，处方则银翘散之类，自夸轻可去实。服药2剂，毫无效果。病者不安，更为狂妄，于是又换一医诊治曰：“病者年高病重，慎防摆脱之变”，予潜阳之品，亦无效果。

闻祝师之名，请其出诊。祝诊之曰：“病者察赋素强，服桂枝汤而转入阳明，可用白虎汤法，如体质虚弱者，可加人参，即人参白虎汤。今迁延日久，所幸正气未虚，可以大剂速抑病邪。”

处方：生地30g　石膏30g　知母12g

家属睹其方颇以为异。认为祝医生以用温药而传远近，今此病用此大凉之药，患者年老，是否有碍？祝曰：“余之常用温药者，因近人阳虚者多，刘君禀赋强，热度高，宜及时清热抑邪，可放心服之。”果然1剂热减，2剂热退神清，3剂能下床行走矣。

（招萼华．祝味菊医案经验集．上海科学技术出版公司）

蒲辅周

（求因顾胃治病本，治外感病必先岁气）

【医家简介】

蒲辅周（1888～1975），原名启宇，现代著名中医学家。精于内、妇、儿科，尤擅治热病。

相关著作：《流行性乙型脑炎》、《中医对几种妇女病的治疗法》、《中医对几种传染病的辨证论治》，由其门人辑录的《蒲辅周医案》、《蒲辅周医疗经验》等。

【主要学术思想和主张】

蒲辅周指出治病必求其本的中医治疗基本原则，应处理好一是邪正关系，掌握扶正祛邪、祛邪养正的辨证关系；二是病因和症状的关系，病因为本，症状是标，治病必求病因，对因治疗，方可痊愈；三是察脾胃之强弱，外感须助胃气，内伤尤重胃气，调理脾胃正安的关键，具体治疗主张既升脾阳，又保胃阴，升降润燥，权宜而施。无论外感内伤，均重视气候环境的影响，并根据其后的变化调整治疗用药。在外感病的论治上，主张伤寒与温病是始异、中同、终异，临证当详辨。

【医论医话】

外感热病必须掌握季节性，一年十二个月，有六个气候上的变化。这六气是固定的，即风、火、暑、湿、燥、寒。学习中医学，治疗急性病，就是要掌握这个规律。

大寒、立春、雨水、惊蛰，这四个节气六十天，叫做初之气，主厥阴风木。此时的外感病，称温病或春温、风温。《内经》云："冬伤于寒，春必病温。"有人说：有伏邪者叫春温，无伏邪者不叫春温。他们对《内经》这句话理解错了。我认为经文原意，应是指人的体质衰弱，冬天不能抵御寒冷，春天也不能适应天气的变化，必然要生病。

春分、清明、谷雨、立夏，为二之气，主少阴君火。

小满、芒种、夏至、小暑，为三之气，主少阳相火。温发展成热，热发展成火。到这个季节，外感病都在暑证范畴。

大暑、立秋、处暑、白露，为四之气。主太阴湿土，这是下雨的季节。这时的外感病叫做湿温。

秋分、寒露、霜降、立冬，为五之气，主阳明燥金，叫做秋燥。这个季节，雨水少了，自然界万物枝萎叶黄、干枯了，因谓之燥。

小雪、大雪、冬至、小寒，为终之气，主太阳寒水。这时候，伤寒病就多了。

六气为病，年年如此。天和则发病少，不和则发病多一些。环境卫生好，也可以减少四时的流行病。

初之气，春温病，有轻有重。轻的感冒，用银翘散加葱豉汤，效很快，一剂就可以解决问题。要注意，用不得苦寒药，冰伏其邪。感冒初起，病人吃了大凉药，病反不得出。我经常强调，表从表解，里从里解。表邪从发汗就可以出去。病在表不能过早用石膏、黄芩、大黄之类里药；重一点的感冒，例如发烧到39℃以上、口渴、头晕、身疼无汗、不思食，可用葳蕤汤。还常有挟食的肠胃症状，要加一点消导药，如莱菔子、焦山楂、炒麦芽、炒神曲之类。这个病，来得急，烧得高，以我多年经验，还有一个可靠办法，就是节食一天，只喝开水，少吃饭，让肠胃空一下，频频服药，往往好得更快。附带讲一个问题，每年春天都能碰到。病人有点畏寒、发热、头痛身倦、不思食、作呕、腹痛、脉浮，形似伤寒，用上面的办法，烧退不下，这个病，是寒疫。天气反常，春应温而反凉，夏应热而反寒，若冷三天以上，即易见此症。用十神汤加减最好，一剂可缓，二剂可解。

二之气，这时的温热病，与西医病毒性感冒的症状大致相同。一般仍用银翘散加葱豉汤。若热盛、苔黄、尿黄、口渴，可采取表里双解法，用凉膈散。挟湿者，亦加入消导药。这是属于偏热的表里双解。有的里证（指肠胃有积滞）重于表证，当用藿香正气散。这是属于偏寒挟湿的表里双解。

三之气，主少阳相火，夏至后谓之暑。这个节令，湿气上腾，热气下迫，仲景云："太阳中暍，白虎汤主之。"就是这个情况，但暑病夹湿者多，中暍则不一定夹湿；古人有几家专论暑气者认为，惟此节令，风、热、湿三气并行，热自上而下迫，湿从下而上蒸，风横行于空，所以疾病起于三个方面，可重用鲜藿香、香薷；关于香薷，有人说，夏月香薷，乃冬月之麻黄也，因而被误解为发汗的峻药，是理解错了，香薷微辛微芬，可以解热、利水、清暑，透邪外出，但不是峻汗之药物，确与麻黄不同。此外，尚多用扁豆花、淡竹叶、芦根、六一散、午时茶等，如果肠胃症状明显，还是用藿香正气散加香薷、六一散。心烦加黄连，用药剂量不宜大。我年轻时，读叶天士《临证指南医案》，看到他用药甚轻，多年后才理解，人病了，胃本来就差，药多了，加重负担，反而影响吸收，这是很有道理的。附带说两句风与寒的区别，一般都晓得中风脉缓有汗，伤寒脉紧无汗。还有一个鉴别方法，即风杀谷，寒不杀谷，伤风口味不变，伤寒口味变，吃东西不香。这个节令，有时能碰到时疫证，啬啬畏寒，冷得异常，烤火不暖，重被不温，体温很高，发汗退不下，也不受一般退烧药，这个病是伏邪、伏气。我碰过这样一个患者，用半个银翘散套了升降散，三剂，体温恢复正常。本节令用药，以杨栗山所著《伤寒瘟疫条辨》中升降散为主的十五个方剂最好。

四之气，太阴湿土主化，这六十天是化物，是田禾果物成熟的节令。此时，肠胃病多，湿温亦盛；吴鞠通《温病条辨》中的湿温方剂最好，例如正气散的五个加减方，辨证细致，而且清楚。又如午后热盛，用三仁汤；汗出热解，继而复热，用黄芩滑石汤最好；还有三石汤（见暑温部分）、薏苡竹叶散等，我用过多年，可靠；湿热病非辛不通，非苦不降，非淡不渗，辛多于苦，例如厚朴、藿香、佩兰之类。

五之气，为秋燥，燥为小寒之气。年年秋后，九十月间，气候转凉，天不下雨，地气收。病分凉燥、温燥两种。凉燥：人感秋风凉气伤凉，亦称感冒。鼻塞、声重、咳嗽。我思考了七八年，亦不能自信，后来逐渐理解，凉燥即是凉气，要当小小的伤寒医治，若误用润药，越吃越燥。玉竹、天花粉一类的药不行。吴鞠通用杏苏饮，使人明白须解表，但尚觉黏滞。我的经验是，不见热象，初起用三拗汤；见口渴等热象者，用麻杏石甘汤（用生石膏），加一点前胡、射干、芦根、淡竹叶。温燥：言其秋后，久晴无雨，秋阳过盛，人感之咳嗽咽痛，宜润，古人用清燥救肺汤，我看不必用清燥救肺汤全方，仿清燥救肺汤，多用玉竹、芦根、淡竹叶、枇杷叶、天花粉；连、芩、栀等苦化燥，不宜多用，多则伤津化火。若时令正常，则无此温燥之症。

终之气，小雪后，多伤寒。但冬季亦有伏暑，虽很少见，要区别。

（蒲辅周．蒲辅周老中医介绍外感热病治疗经验．新医药学杂志．1973）

纯寒药味，仅可施于体气充足的火热之症，如遇羸弱者，难胜克伐，稍弱之体，初则见功，后亦不效。凡病以胃气为本，投纯寒之剂，胃败必导致病情畏化。夏邦佐治白喉热证，用黄连解毒汤加僵蚕、附子，这是一种苗头，用附子者，用寒勿远热，驾诸药而不凝滞，反佐而能捣其巢，攻坚破结。津液亏损，用生津之药不能获效，如属釜底无火，不能气化，必加附子。急性热病津伤，若需用附子，必须慎重，且用量宜轻。辨证不清，不可轻投。

（中国中医研究院．蒲辅周医疗经验．人民卫生出版社）

【常用效方】

方一　春季风温方药

［方药］银翘散、桑菊饮二方出入化裁。

［功效］辛凉解表。

［加减］银翘散原定加减：胸闷，加藿香、郁金；渴甚，加天花粉；项肿咽痛，加马勃、玄参；衄者，去荆芥穗、豆豉，加白茅根、侧柏叶、栀子炭；咳者，加杏仁；热渐入里者，加细生地黄、麦冬。桑菊饮原定加减：小便短少，加知母、黄芩、栀子；燥热在气分，加生石膏、知母；入营，加玄参、犀角（水牛角代）；在血分，去薄荷、苇根，加麦冬、细生地黄、玉竹、牡丹皮；肺热，加黄芩、天花粉。兼有微寒者略佐葱白、苏叶；夹湿者加滑石、芦根、通草；初起总以达邪外出为要，切勿过早使用寒凉，冰伏其邪，热不得外越而内陷，延长病程，甚则恶化。

余在临床亦按此法加减，惟初起加入葱白，透邪外出，见效更捷；咽痛加僵蚕、射干；伤食加山楂、莱菔子；若心烦不用葱白，加栀子 3 枚，或合用栀、豉宣解郁热，其效更速。此余之经验，屡用获效。淡豆豉，苦甘寒，临床主要用于解郁热，为解表发汗通用药，葱豉、姜豉、栀豉、生地豆豉等都是有效简方，豆豉在伤寒、温病都可选用，我用火郁汤（升麻、葛根、柴胡、白芍、防风、甘草、连须葱白）亦多加豆豉。

方二　春季寒疫时病方药

［方药］一般可用香苏散加味或十神汤化裁。

［功效］芳香温平和解。

［加减］头痛甚，加川芎、僵蚕、白芷、蔓荆子；身痛，加羌活、防风；背痛，加葛根；呕，加半夏、生姜；若呕吐下利，可用藿香正气加生姜；若无汗身痛兼胃肠不和，症状夹杂，可用五积散为末，每服15g，加生姜3片，水煎温服。此证不宜辛凉、苦寒。

似寒非寒，似温非温，壮热烦躁，无汗头痛身疼，胸腹痞满，大便不利，小便短涩，目胀心烦，口苦不思食，渴不多饮之内蕴湿热，外感风寒，用增损双解散为末，每用15g，加生姜3片，葱白3枚，水煎热服，汗出热退，二便自和，当避风，以稀粥调养数日即愈。

方三　夏季（先夏至）温热方药

［方药］初起有表证者，可酌用银翘散合栀豉解散；不效，心烦便秘者，可用凉膈散两解；若表解里热盛，可用白虎汤清解；热甚津伤，可加沙参、玉竹益气生津。

［功效］清热逐秽解毒。

［主治］温毒，秽浊之气所致之病，四时皆有，春夏较多。

［加减］若舌苔白腻乃湿盛，加燥湿解秽之佩兰、藿香、薏苡仁、豆卷；若苔黄腻乃湿热并盛，加栀子宣发郁热；若便秘腹胀满，加酒炒大黄，服法频频含咽，并常用热毛巾热敷患处，引热外达，或用赤小豆细末，醋汤调，厚敷肿处，以拔其毒，稍凉即换。

方四　夏季（长夏）暑病方药

［方药］暑温先用辛凉，次用甘寒，终用甘酸，初起可用天水散（滑石180g，甘草30g。为末，每服9g，温开水调下。胃阳弱者，绢包煎汤服。）或用二鲜饮；纯热不兼湿之中暍，以辛凉重剂白虎汤，脉芤者加人参（以沙参代之，玉竹亦可用），夹湿身重者加苍术；兼寒湿闭滞，表实无汗，舌苔白秽，可用新加香薷饮，呕吐加鲜藿香，心烦苔黄加黄连，小便短涩加六一散；汗多，脉散大，喘渴，欲脱者，急用生脉散；暑邪入营，神昏谵语，可用清营、清宫加减，至宝丹、牛黄丸、紫雪丹亦可随症选用；邪入厥阴，消渴烦躁，神昏谵语，时热时厥，或吐蛔者，可予连梅汤（黄连、乌梅肉、麦冬、生地黄、阿胶），或用椒梅汤（黄连、黄芩、干姜、白芍、川椒、乌梅、人参、枳实、半夏）；善后调理以益胃生津为主，可与益胃汤或三才汤。

方五　夏秋伏暑方药

［方药］初起宜银翘散，去牛蒡子，加杏仁、滑石，香薷可酌用；胸闷加藿香、郁金；舌赤口渴无汗者，加细生地黄、牡丹皮、赤芍；舌红、口渴、有汗，

去牛蒡子、荆芥穗，加石膏、杏仁、黄芩；初起畏寒，无汗，身疼，或有微汗而热不解，可用香薷饮；热甚无汗，心烦，舌赤，小便短涩者，用黄连香薷饮加六一散或六一散加薄荷、葱白、豆豉；若脉大、口渴甚、汗大出，用白虎汤，脉虚大则加人参，此邪在气分正虚之证；若舌赤、口渴、汗多宜生脉散加牡丹皮、生地黄，此邪在血分正虚之证。

暑温、伏暑，病本一源，可前后互参，不可偏执。

方六 夏秋湿温方药

［方药］湿温在上焦，以三仁汤灵活运用；邪入心包，神昏肢厥，清宫汤去麦冬之滞，加金银花、赤豆皮宣清降浊，并可予以至宝丹、紫雪丹；喘促者宜用千金苇茎汤加杏仁、滑石。以上属上焦治法，若出现中焦症状，当从中焦论治。

湿温在中焦，不饥不食，机窍不灵，宜三香汤（瓜蒌皮、桔梗、黑山栀、枳壳、郁金、香豉、降香末）。

湿郁三焦，升降失司，五个加减正气散，对症选择。汗出热解，继而复热，宜湿热两清之黄芩滑石汤（黄芩、滑石、茯苓皮、大腹皮、白蔻仁、通草、猪苓）；湿热蕴于经络，骨节烦疼，宜用宣痹汤（防己、薏苡仁、晚蚕砂、半夏、杏仁、赤小豆皮、滑石、连翘、栀子），加减木防己汤（防己、桂枝、石膏、杏仁、滑石、白通草、薏苡仁）亦可选用；胸腹项背发现白痦，可用薏苡竹叶散（薏苡仁、淡竹叶、飞滑石、白蔻仁、连翘、茯苓、通草）；阳虚脾弱寒湿者，胃苓汤加木瓜、炮姜；寒盛者酌加川附子；脉浮虚而涩者宜桂枝附子汤；脉浮而身体重痛，自汗出或额上多汗之风湿者，宜羌活胜湿汤或防己黄芪汤。

方七 秋季秋燥方药

［方药］凉燥初起形似风寒，惟唇干咽燥，脉浮细数，舌红苔白而干燥，宜用桑菊饮加味。咽痛加马兜铃、射干、橄榄；头痛甚加僵蚕、蔓荆子；口干加天花粉、麦冬；烦热加知母、生石膏；气促痰黏加苏子、桑皮；有食滞加山楂炭、麦芽；胸胁满加炒枳实、竹茹；呕者加枇杷叶、半夏；若寒甚，脉浮弦似紧，畏寒，无汗，心烦口渴，内热外寒，可用麻杏石甘汤加芦根、淡竹叶、桔梗、前胡凉解，但麻黄须用蜜炙，此凉燥治法；外寒无内热者，宜三拗汤加减。

温燥，微热不畏寒，鼻干龈胀，唇干咽干，脉细数，舌红苔薄黄，小便数，大便干，可予吴氏翘荷汤（薄荷、连翘、生甘草、黑栀皮、桔梗、绿豆皮）。耳鸣加苦丁茶、夏枯草；渴加天花粉；咽痛加橄榄；咳甚加象贝母、瓜蒌、枇杷叶；咳痰带血加茅根、芦根、竹茹；目赤加菊花、夏枯草；口苦加枯黄芩；阴虚无外感者，可酌用喻氏清燥救肺汤（石膏、甘草、霜桑叶、沙参、杏仁、胡麻仁、阿胶、麦冬、枇杷叶）；痰多加贝母、瓜蒌；血虚加细生地黄；口渴加天花粉；烦热加知母。以上加减化裁，必须根据患者强弱而施，用量不宜过大。

方八 冬季冬温方药

[方药] 冬温外寒内火，宜凉解之麻杏石甘汤。咽痛加僵蚕、桔梗、射干；咳甚加前胡、象贝、枇杷叶；痰多气促加瓜蒌、莱菔子、苏子；头痛加薄荷、菊花、荆芥穗。服麻杏石甘汤不解，脉浮紧，无汗烦躁，头疼身痛者，予大青龙汤，桂枝量只须数分，切勿过重致衄；四五日不解，气分大热，大烦大渴，汗出热不解，亦可用白虎汤，脉虚大者加沙参；表热未解，里热又结，可用凉膈散表里两解；见少阳证亦可予小柴胡汤去姜、枣和之，或大柴胡汤解之。

方九 冬季伤寒方药

[方药] 轻者，华盖散（麻黄、苏子、杏仁、桑皮、茯苓、橘红、甘草、生姜、大枣）、九宝汤（薄荷、苏子、麻黄、杏仁、桂枝、陈皮、大腹皮、桑皮、甘草、生姜、大枣）可以选用；暴寒伤肺，喘嗽鼻塞痰壅，宜三拗汤（麻黄、杏仁、甘草）；外寒内火，喘甚者，越婢加半夏汤（麻黄、石膏、生姜、甘草、大枣、法半夏）；外寒内火，咳而微喘者，麻杏石甘汤；外感风寒，内有寒饮，宜小青龙汤，兼烦热者加生石膏；水饮上逆，喘咳，面目浮肿，宜葶苈大枣泻肺汤。

兼伤食，胸腹满闷，或呕吐，或下利，宜藿香正气散，痛甚加吴茱萸，呕吐甚加白豆蔻（生姜引，水煎服）；夹湿痰，腹胀满，不思食，畏水不欲饮，宜用五积散（每服15g，生姜3片，水煎服），妇科宜用熟料五积散，即五积散原方去麻黄加党参，桂枝易官桂，通治血寒痛经，经行身痛，腹痛及产后感风寒（身痛仍宜五积散原方），用量每服15g，用水和醋将药拌湿炒黄色为度，加生姜3片，水煎服。

方十 二鲜饮（自拟方）

[方药] 鲜芦根切，90g　鲜竹叶30g

[制服法] 浓煎取汁，不分冷热频频服之。

[功效] 退热生津，轻宣引热外出。

[主治] 外感热病，肺胃津伤，不能达热外出，表证已罢，高烧不退，烦渴引饮或有时谵语，目赤气粗，或汗不出；然而又无里实证，不可用下药再伤正气者。

[加减] 若兼衄血，加鲜茅根一握（约60g），煎成再加童便半杯兑服，屡获满意效果。

余在农村行医时用之屡效，服后汗出热降，继服漐漐汗续出，高热全退，烦渴尽除。此方看来平平无奇，但用之屡效。在热病三四日之后，表证已罢，此方可代白虎汤功用；有衄血者加茅根、童便，可代替犀角地黄汤之功用。余临床数十年，凡热盛络伤之证，在对证方中加入童便，颇获速效。此方最宜于乡村缺药之地，就地取材，不花钱能治病。但须注意，童便必须取之于健康无病之儿童。

（蒲辅周．蒲辅周老中医介绍治疗时病的经验．新医药学杂志．1974）

【精选案例】

案1 杨某某，男，63岁，1962年6月28日初诊。发热已数日，体温尚38.3℃，恶风寒，头痛，身痛，咽痛，咳嗽吐痰，二便正常。脉右浮数，左沉细数，舌正苔黄腻。属风邪郁闭，肺气不宣，治宜宣透。

处方：紫苏叶4.5g　杏仁4.5g　桔梗4.5g　僵蚕6g　炒枳壳3g　陈皮4.5g　甘草1.5g　姜南星4.5g　橘红4.5g　前胡4.5g　薄荷后下，3g　黄芩3g　生姜2片

2剂，每剂煎2次，共取200ml，分早晚2次温服。

6月30日二诊：药后，畏寒、发热、咳嗽均减。咽微痒，痰稠淡黄，头晕乏力。脉右微数，余沉细，舌正苔灰腻。风邪虽减，肺胃未和，治宜清宣，兼调肺胃。

处方：紫苏叶4.5g　杏仁6g　桔梗3g　僵蚕4.5g　橘红4.5g　枇杷叶6g　桑白皮4.5g　薏苡仁9g　冬瓜仁9g　炒枳壳3g　甘草3g

2剂，煎服法同前。

7月2日三诊：已不畏风，体温正常，头、身痛基本消失。但尚咽微痒，微咳，痰淡黄，口干。脉沉微数，舌正苔灰褐腻。风邪再减，肺气未清，治宜清燥，和胃化痰。

处方：炙桑皮4.5g　地骨皮6g　粉甘草3g　姜制南星4.5g　桔梗3g　橘红4.5g　杏仁3g　枇杷叶9g　枳壳3g　麦芽6g

2剂，煎服法同前，服后病愈。

案2 罗某某，男，62岁，1960年9月1日初诊。本体中虚脾弱，长夏宿营于海滨，至秋后白露前数日，稍感精神不佳，体重减轻，脉搏稍快，微有低热，服用抗生素数日，高热转增达40℃以上，随即出现呕吐，胸腹胀满，大便溏泻，每日6、7次，手足凉，额腹热，微汗出，小便频数，便时茎痛，四肢关节酸痛。脉两寸微浮数，右关沉数，左关弦数，两尺沉濡，舌质红，苔白腻。

结合病因脉症，中医辨证为伏暑夹湿，热郁三焦。治以清暑利湿，苦辛淡渗法。

处方：藿香6g　杏仁4.5g　香薷3g　连皮茯苓9g　黄芩4.5g　滑石9g　薏苡仁15g　防己4.5g　猪苓4.5g　淡竹叶4.5g　通草4.5g　荷叶6g

服2剂。

二诊：热减吐止，解小便时茎痛消失，关节酸痛见轻，大便每日减至4、5次。身倦乏力，食纳尚差，脉寸沉细，关沉滑，尺沉迟。

病势虽减，但湿热未尽，胃气未复。宜和胃气并清湿热。

处方：山茵陈6g　藿香梗6g　新会皮4.5g　连皮茯苓9g　川厚朴3g　豆卷9g　白蔻仁2.4g　滑石块9g　扁豆皮9g　猪苓4.5g　薏苡仁12g　炒稻芽6g　通草3g　荷叶9g

服2剂。

三诊：热再退，周身漐漐汗出，小便正常，大便1日2次，食纳仍差，食后腹微胀，昨日一度出冷汗，六脉沉细微数，舌转正红苔退。湿热已尽，胃气尚差。宜益胃养阴为治。

处方：玉竹6g　沙参6g　茯神9g　石斛12g　桑寄生9g　炒稻芽6g　新会皮6g　莲子肉12g　扁豆皮9g　荷叶9g

连服3剂，诸症悉平，饮食、二便俱正常，停药以饮食调养月余而康复。

案3　沈某某，男，63岁，1964年4月23日初诊。发热4天，午后体温较高，身倦纳少，口淡不思饮，咽间有痰黏滞，曾自服辛凉清解之剂，反致便溏，小便少，未获汗出，又续进苦寒清泄，病情转重，不能工作。初诊脉弦滑，舌质暗淡，苔秽腻。

认为由寒湿外袭，肺胃郁闭，三焦失调。治宜芳香解秽，通阳利湿。

处方：连皮茯苓9g　法半夏6g　陈皮6g　苍术3g　厚朴4.5g　藿香4.5g　杏仁去皮，6g　薏苡仁12g　白豆蔻打，3g　茵陈6g　神曲6g　通草3g

2剂。

4月25日二诊：服药后得漐漐汗出，小便增多，体温恢复正常，纳谷稍振，已能恢复工作。脉沉滑，秽腻苔减。再调理三焦和胃利湿。

处方：连皮茯苓9g　法半夏6g　陈皮3g　厚朴4.5g　藿香3g　杏仁去皮，6g　薏苡仁12g　白豆蔻打，3g　茵陈6g　扁豆衣6g　神曲6g　麦芽炒，6g

2剂，诸恙悉平。

案4　梁某某，男，28岁，住某医院。诊断为流行性乙型脑炎。病已6日，曾连服中药清热、解毒、养阴之剂，病势有增无减。会诊时，体温高40.3℃，脉象沉数有力，腹满微硬，哕声连续，目赤不闭，无汗，手足妄动，烦躁不宁，有欲狂之势，神昏谵语，四肢微厥，昨日下利纯青黑水。

此虽病邪羁踞阳明，热结旁流之象，但未至大实满，而且舌苔秽腻，色不老黄，未可与大承气汤，乃用小承气汤法微和之。

服药后，哕止便通，汗出厥回，神清热退，诸症霍然，再以养阴和胃之剂调理而愈。

案5 王某某，男，28岁，住某医院已3日，确诊为流行性乙型脑炎，会诊时，已服辛凉苦寒数剂，高烧不退（体温40.2℃），头痛无汗，目微赤，胸腹满微硬，大便未行，鼻塞，舌苔中心秽干无津，舌质不绛，口不渴，尿少，嗜睡，但神志清，微烦，脉浮，右大于左。

总观脉症，乃胃阴已伤，表里郁闭之候。详询病程经过，在入院前，误服辛温药2剂，胃阴被劫。入院后，又进辛凉苦寒，热邪被遏，因议其症：脉浮头痛、鼻塞、壮热无汗是表邪郁闭之象；胸腹满微硬，微烦，苔干，大便未行，乃里闭之征。

治宜急救胃阴，宣通表里，俾郁闭之邪热，从表里两解，此权变之法，合宜而施之。

处方：瓜蒌仁打，15g　黄连4.5g　炒枳实6g　玄参9g　鲜芦根24g　青连翘9g　金银花6g　郁金6g　香豆豉15g　葱白连须，6cm　紫雪冲，3g

服后，大便利，浑身微汗出，热退，次日复诊体温降至37℃，烦除睡安，舌上津回，诸症悉平，脉象缓和，继以益胃养阴之品，连进3剂，一切正常，胃纳亦佳，遂停药以饮食调理，痊愈出院。

案6 朱某某，男，29岁，住某医院已6日，诊断为流行性乙型脑炎。会诊前曾连服大剂辛凉苦寒及犀、羚、牛黄、至宝之品，但高烧不退，四肢微厥，神识如蒙，时清时昏，目能动，口不能言，胸腹濡满，下利稀溏，随矢气流出，量不多，尿不利，头汗出，漱水不欲咽，口唇燥，板齿干，舌质淡红，苔白，脉象寸尺弱，关弦缓。

经会诊，分析脉症，虚实互见，邪陷中焦之象，与邪入心包不同，引用吴氏《温病条辨》所谓“湿热上焦未清，里虚内陷”的治法，主以人参泻心，去枳实易半夏，辛通苦降法。

处方：人参9g　干姜6g　黄连4.5g　黄芩4.5g　法半夏9g　白芍12g

服后，尿多利止，腹满减，全身汗出，热退。但此时邪热虽去，元气大伤，而见筋惕肉瞤，肢厥汗出，脉微欲绝，有阳脱之危。急以生脉加附子、龙骨、牡蛎回阳固阴。

处方：台党参30g　麦冬15g　五味子6g　熟川附子6g　生龙骨打，24g　生牡蛎打，18g

浓煎徐服，不拘时，渐能安眠，肢厥渐回，战栗渐止，神识略清，汗出减，舌齿转润，阴回阳生，脉搏徐复，后以养阴益胃，兼清余热，用三才汤加枣仁、阿胶、石斛数剂，一切正常。停药观察，惟以饮食休息之，观察数日痊愈出院。

（中国中医研究院．蒲辅周医疗经验．人民卫生出版社）

岳美中

（病证结合辨轻重缓急，顺势祛邪治外感发热）

【医家简介】

岳美中（1900～1982），原名岳中秀，号锄云，中国中医研究院西苑医院内科主任、教授，现代著名中医学家。精通内科杂病论治，尤擅于老年病的治与养。

相关著作：《实验药物学笔记》、《锄云医话》、《锄云杂俎》等共30余册；由门人整理辑录的《岳美中论医集》、《岳美中医案集》、《岳美中老中医治疗老年病经验》等。

【主要学术思想和主张】

岳美中治学不囿于门派，主张与时俱进，上世纪50年代后期便提出专病专方专药与辨证论治相结合的原则；指出辨证论治是中医的特点和精华，具体内容历代含义不尽相同，中医药史上有许多专病专方专药治病的例子，与综合辨证相结合才是提高中医疗效的可靠措施；强调临证用药，经方、时方择优而用，尤重视经方在治疗急性热证、危重症和疑难症等方面的运用；认为治急症重在抓现症，以解除病痛为要，慢疾则应扶助正气，以期稳中求胜；晚年致力于研究老年疾病和老年保健，创立老年疾病平、调、清、温、峻、食之补益六法，首重脾胃。

【临证经验】

发热很常见，有时也很难治。历年来，余本《内经》："必伏其所主，而先其所因"的精神，因势利导，祛邪外出，治愈了一些发热病。

首先谈感冒发热，感冒，轻者叫伤风，重者就是《伤寒论》所说的"中风"。查风为百病之长，善行而数变，既能单独致病，又能合邪为患。正气强的人，风邪被抗在表，可一药汗出而愈；正气弱的人，风邪可深入经络脏腑，留恋不去，致发热不退，变端百出。例如火郁一证，就是风邪由太阳传入手少阴经而成。

感冒发热，治疗当分四时。春宜用平，可选桑叶、菊花、金银花、连翘之类；夏宜用凉，可选薄荷、石膏、青蒿、藿香之类；秋宜用温，可选紫苏、荆芥、防风、羌活之类；冬宜用热，可选麻黄、桂枝、细辛、生姜之类。选药精当，疗效方能提高。

对于老人伤风夹寒者，神仙粥比麻黄汤好使。神仙粥的组成有歌曰："一把糯米煮成汤，七个葱须七片姜。熬熟兑入半杯醋，伤风感冒保平康。"此方的主药是米醋，无醋发不出汗。米醋既治感冒，又能预防流感，安全有效，价廉易得，值得推广。

对于儿童病温夹食者，加味升降散颇佳，此方组成：蝉蜕 4.5g，僵蚕 6g，地肤子 6g，片姜黄 4.5g，黄芩 3g，黄连 1.5g，熟大黄 3～4.5g，蜂蜜 30g（分 2 次冲服）。方中蝉、蚕、地肤散升以解表邪；大黄、蜂蜜通降以除食滞；佐芩连苦寒直折郁火，使姜黄利胆兼调血气。俾表里和调，气机升降有常，则热自退去。

成人于秋冬感受雾露之湿，留连不去，历 1～2 个月而发病者，亦属多见，因雾露之邪中于上，故症见头沉重如裹，伴畏寒有汗，鼻流清涕，骨节酸痛，肢体困乏，舌苔薄白，或薄黄而腻，脉濡。治宜散风除湿，用"轻可去实之法，小剂量九味羌活汤主之。处方：防风 3g，细辛 15g，羌活 3g，苍术 4.5g，白芷 3g，川芎 1.5g，生地 5g，黄芩 4.5g，甘草 1g，葱白 3cm，生姜 2 片。以水 2 盅，煎取 1 盅服之，日 2 次。

感受外邪，治不如法，邪气留连肌表不去者，"中风"有之。

外邪入里，高热神昏谵语者，应分清是热入阳明，或是热入心包。热入阳明，则大便燥结，热入心包，则脉象模糊。前者退热之法，宜荡涤腑实，后者退热之法，宜清心开窍。倘辨证不明，则投药必误，势必至祸不旋踵。

至于温热病后期，稽热不退，则多属阴液耗伤，其兼见虚阳浮越者，亦易见到。

发热的疑似症很多，辨证和用药必须入细，才能愈病。杂药乱投，反生他患。

如病属外感，有邪气传里，表气不能通于内，必壅于外，每致午后潮热，热甚则头胀作痛，热退即已。此非表实者，而有似表之症，误投升散之剂，经气愈实，火气上升，头痛转甚。须下之，里气一通，经气降而发热头痛立止。若感冒兼头痛，无时不痛，为可辨也，且有别证相参，不可一途而取。

高热之病，病家喜要贵重药品，医者亦喜迎合其需而投之。庶不知犀、羚、瑙、麝、金箔、珠、雄、以及安宫、至宝、紫雪等含香窜、金石之品，若不对症，盲目滥投，会引热邪入里，造成昏迷和不应有的后遗症。原因是药物下咽，尤其是峻烈药物下咽，有病则病当之，无病则身受之。身体无病，如何经得住香窜、金石药物之攻伐？既受戕害，则抗病力因之衰减，热邪焉得不入而窜据？所谓“邪之所凑，其气必虚”，引邪内陷，是容易理解的。这种“诛伐无过”，也可叫作“献门迎贼”，必至症随药变，难于收拾，这是用药不当的罪过。

若发热退后，脉静身凉，尚有他病，投药亦须审慎。如浑身肢节痛反加甚，一如被杖，一如坠伤，少动则痛苦呼号，此经气虚，营卫行涩所致。三四日内，经气渐回，其痛渐正，虽不药，必自愈。设妄引经论，以为风湿相搏，遂投疏风胜湿之剂，则可能误人。

（中医研究院西苑医院．岳美中医话集．中医古籍出版社）

【精选案例】

案1 汪某某，男，54岁。患感冒发热，于1971年6月12日入院。在治疗中身热逐步上升，到14日达38℃以上。曾屡进西药退热剂，旋退旋起，8天后仍持续高热达38.8℃，6月22日由中医治疗。

诊察证候，口渴，汗出，咽微痛，脉象浮大，舌苔苍黄，认为温热已入阳明经，内外虽俱大热，但尚在气分，不宜投芩、连苦寒之剂，因疏白虎汤加味以治。

处方：生石膏60g　知母12g　粳米12g　炙甘草9g　鲜茅根后下，30g　鲜芦根30g　连翘12g

水煎，温服。下午及夜间，连进2剂，热势下降到38℃。

23日：又按原方续进2剂，热即下降到37.4℃。

24日：原方石膏量减至45g，进1剂。

25日：又进1剂，体温已正常，口不渴，舌苔退，惟汗出不止，以王孟英驾轻汤加减予之。随后进补气健脾剂，兼饮食调理，月余而愈。

石膏合知母，方名白虎。今人用白虎独以石膏入剂，而不合知母者，则所治不专主阳明，而失掉了命名白虎的意义。另外，石膏、知母相配伍，治阳明胃热，石膏麻黄相配伍，治太阴肺喘，在石膏用量上是有所不同的，白虎汤方中石膏之量，从不少于500g，而麻杏石甘、越婢等汤方中石膏之量，从不超过250g。这是仲景《伤寒论》方剂配伍中有关重要的部分，不容等闲视之。

案2 郑某某，女，22岁，未婚，运动员。患者因出国到拉丁美洲，时值夏令，气候炎热，在回国途中飞机上，即发低烧，头痛，服解表及注射退热药而未愈。回国后，于1972年4月25日住院，发高热达40.5℃，用各种抗生素及柴胡液而高热不降，延至2周，于5月7日中医会诊。

病人汗出，午后高热，持续多日，周身烙手，背微畏寒，头痛，胸膺上部布有红疹，前日溏便2次，昨日1次，小溲黄，泛畏胃呆，口干不欲多饮，脉数而濡，无弦象，舌苔白黄而润。西医诊断为伤寒（血培养：有伤寒杆菌），中医认为湿温证。

根据脉症分析：热邪熏灼故口渴，湿邪黏腻故不喜多饮，湿热之邪留滞胃腑则泛畏，阻塞清阳则发疹，浮溢肌表则汗出，上扰清窍则头痛，下注二便则溲赤便溏，脉濡数，舌白润，午后高热状若阴虚，均系湿温之候。

现既表有疹汗之宣达，里有便溏之排泄，表里俱通，何以高热不撤？此因湿为黏腻之邪，热乃无形之气，湿被热蒸，热为湿遏，其来也渐，其去也迟，郁伏肠胃，酿成湿温，缠绵时日，在所不免。既不能辛散以发表，又不能苦寒以抑降，而滋阴适助长湿邪，惟有芳香化浊，淡渗利湿以治之。

处方：鲜藿香 9g　鲜佩兰 9g　鲜荷叶边 2 张　淡竹叶 9g　嫩青蒿 6g　方通草 3g　青竹茹 9g　厚朴花 4.5g　茅根 30g　鲜芦根 30g

清水煎服。

方剂取藿香清芬之气以宣中快膈，醒胃助脾；佩兰除畏散结，化湿悦脾，并消头中垢腻以除湿热之头重痛；青蒿叶得春初少阳之气，能散营中郁热；厚朴花气香微苦，能化脾胃湿热；淡竹叶、荷叶一则除上焦烦热，一则散血中邪热；茅根、芦根一则导上热下行而利水，一则清胃腑之热而除烦呕；方通草渗利湿热；青竹茹制止呕逆。病蕴浊邪非芬芳不化，故以藿、朴、佩兰、青蒿为主；湿邪非淡渗通阳不能利小便，故以茅根、通草为辅；伍荷叶是针对红疹；伍竹茹是针对泛畏；而淡竹叶、芦根均是清化上焦邪热之妙品；用青蒿而不用柴胡者，以脉不弦，柴胡非的对之药，而青蒿则具挽营中邪热使转气分，可防郁热深陷。

9 日二诊：体温 39℃左右，热减疹消，惟仍泛畏欲呕，胃呆少纳，原方减藿香、佩兰之半，加大豆黄卷 9g，半夏曲 6g，以醒胃和脾再宣余湿。至 12 日，体温 38.6℃，14 日体温正常。

16 日三诊：诊脉虚濡，体有汗，口无味，胃纳不馨，舌苔灰白。投变通四君子汤以复胃阳，并嘱调节饮馔以防食复。

处方：太子参 6g　茯苓 6g　扁豆衣 9g　炒薏苡仁 9g　炙甘草 3g　姜竹茹 6g　霜桑叶 9g

前人倪松亭云："治湿之道非一，当细察表里上下，为用药之准的：如湿气在于皮肤者，宜用麻、桂、二术以表其汗，譬如阴晦非雨不睛也；亦有用羌、防、白芷等风药以胜湿者，譬如清风荐爽，湿气自消也；水湿渍于胃肠而腹肿胀者，宜用遂、戟、芫、丑之属以攻其下，譬如水满沟渠，非导之不去也；寒湿在于肌肉筋骨之间，拘挛作痛，或麻痹不仁者，宜用姜、附、丁、桂之属以温其经，譬如太阳中天，则湿自干也；湿气在于脏腑之内，肌腠之外，微而不甚者，宜用术、苍、朴、夏之属以健脾燥湿，譬如微湿，以灰掺之则湿自燥也；湿热在下小肠膀胱，或肿或渴，或溺闭不通者，宜用二苓、车、泻之属以渗利之，譬如水溢沟浍，非疏通其窦不达也。学者能于斯理精熟，则于治湿之道，必中鹄矣。”此案系湿温久延，取法，摈表散、远苦寒，采用芳化淡渗，即热退湿去。师倪氏治湿之意，辨证施治，恰中病机，故可收效。

案3 王某某，男，20岁，农民。因发高烧不退而入院，检查体温，高达40℃，血细菌培养，金黄色葡萄球菌、铜绿甲单胞菌生长，诊断为败血症。用各种抗生素未效，数日间高热持续在40℃不降。因约我会诊。

抚按患者皮肤烙手，形削骨立，脉数疾，舌干口红。是毒热炽盛之候。为疏五味消毒饮。

金银花15g 蒲公英9g 紫花地丁9g 野小菊9g 紫背天葵根9g

酒引，水煎热服，取微汗。

二诊：服药5剂后，体温减至39℃上下，细菌培养未见控制，脉仍数，舌红略减。考虑前方虽对症而病重药轻，为加入金线重楼9g，半枝莲9g，以增益解毒清热之力。再进5剂。

三诊：高热下降到38℃以下，细菌培养（-）。

四诊：高热基本消失，脉微数，舌质接近正常，为疏清养之剂，以善其后。

本方取金银花寒能解毒，甘不伤胃为主药，以宣通气血，疏散毒热；蒲公英、紫花地丁消痈毒，散结热为佐；野小菊、天葵根凉血散瘀为使；金线重楼即草河车（又名蚤休）之外皮紫、内里白色者，同紫花地丁、半枝莲配合，治疔毒甚捷；半枝莲，即鼠牙半支莲，治一切大毒、疔毒，大有功效。据现代药理研究，金银花、蒲公英、紫花地丁、野菊花对金黄色葡萄球菌有抑菌作用，为治疗疮毒之要药。

案4 运某某，男，33岁。于8月10日开始头痛、头晕、身痛。13日发热（38℃左右），食欲减退，咳嗽，以为是感冒，曾服西药治疗未效。17日神识不甚清楚。18日晨，有谵语。送至医院，检查为乙型脑炎，转至传染病医院。

18日下午4时，诊察病状，头痛，项强，面赤，唇干，牙关紧，舌苔白，中心较腻，舌质淡红。白睛有红丝。发热39℃，无汗，咳嗽。神识昏迷，谵语，扬手掷足，躁扰不安，脉沉，模糊不清。认为暑风内陷，治以清热安脑熄风之剂。

先用安宫牛黄丸1粒，煎鲜芦根、鲜竹叶汤送服，隔时即用安脑丸2粒。再用乌犀角（先煎）1g，龙胆草（炒）1.5g，细生地黄12g，蝎尾（炙、研、冲）1g，川连1g，当归身9g，羚羊角（先煎）1.5g。共合一处。煎2次，取100ml，送服安脑丸2粒，因患者神昏谵妄，药难下咽，取鼻饲法。

到下午7时15分，除胸前微有汗外，其他症状如前。仍用安脑丸4粒，分2次用同前的药引送服。

19日上午6时，患者在夜间曾竟夕狂躁不安，叫嚷不停，目常开不闭，口噤，时齘齿。胸背部及两上肢汗出如洗，腰腹部微似有汗，两脉洪大而长，今晨脉转弦数，右甚，舌苔白少津，体温下降到37.8℃，足冷，无大便，因得汗至9时，狂躁稍安。仍进安脑丸2粒，药引如前方。

下午2时，患者依然神昏口噤，大便无，两足冷。可喜上身微汗，能口饲牛乳，呼其名有时能应，脉弦数，舌苔白。仍续服安脑丸2粒，药引同前。

夜间9时，一般情况好转，仍备前方2剂，今晚8时1刻，明早7时服1剂。

20日7时诊察，脉见代（每32～48次一歇止），神识已经清醒，能张口吐舌，其爱人来视，知对之流眼泪，但不能出语。下午自起在屋角大小便，已不齘齿，舌苔白，有时咳，微有痰。证属邪由表达，余邪未净（体温37.7℃）之候，予以淡渗宣化之剂，渐次痊可，9月2日出院。

本病例是暑温范畴内之偏于寒湿者。患者热不扬而足冷。是属寒象，舌苔白而稍腻，是属湿征。精神沉困如蒙，嗜睡，暑邪内伏，滞而难达。采用安脑丸的动机，是以此丸为有发越寒遏湿滞之功，使寒散则内邪得越，湿开则伏热得透，而后再清化余邪，自易为力。循此施治，幸而获愈。回忆我个人于1950年秋季，在河北省唐山市传染病院，曾用安脑丸施治乙型恼炎5例，均收到痊愈良效。1951年一旧友之爱人怀孕7个月，患乙型脑炎症，曾用安脑丸2次，病势虽缠绵月余，幸母子无恙而痊愈。

安脑丸方（恽铁樵原方）：金钱白花蛇11条，去头隔纸烘，研筛　全蝎9g　白附子4.5g　薄荷9g　梅片9g　独活15g　川生乌6g　天麻9g　明雄黄60g　麻黄60g　犀角黄4.5g　麝香3g

上药另将麻黄用陈绍兴酒2盅，煎至1盅，去渣不用，再于所煎之酒内加入蜜15g，熬制成膏，勿令焦赤，再将前11味药分轧细或研细，合一处，兑入热药膏，众手疾拈做丸，如绿豆大（如无金钱白花蛇，真蕲蛇可代用，真蕲蛇约用18g）。

发高热抽搐用安脑丸之引药：犀角尖磨冲1g，龙胆草炒1.5g，细生地黄12g，蝎尾炙研0.6g，川连1g，归身9g，煎汤。送服安脑丸2粒，病重者，须连服4或5剂，并将第1剂内加羚羊角0.6g。此指最重者而言，通常只要照安脑丸仿单服药即已妥当。

（中医研究院．岳美中医案集．人民卫生出版社）

林沛湘

（从肝论治杂病，给出路阻去路治外感）

【医家简介】

林沛湘（1906～1998），字震瑚，广西中医学院教授、主任医师，广西名老中医。善治内科及眼科杂病，尤擅肝、肾之疾。

相关著作：《内经讲义》、《林沛湘医案医话选》、《绛雪园伤寒方条目评注》、《西溪书屋夜话录评释》等。

【主要学术思想和主张】

林沛湘重视用通俗易懂的语言，对古医籍解疑答惑，发挥对临床实际的指导作用；治病强调平衡阴阳，调节气机升降出入；主张辨证与辨病相结合，专效方药与个体辨证用药相结合，传统本草经验与现代药理研究成果相结合；在脏腑辨治上，尤重脾肾调治，而尤擅从肝入手论治杂病；喜用古方，并常利用简小方进行重新组合，源于古而不囿于古，效验显著。

【常用效方】

清解退热方（自拟方）

［组成］柴胡、青蒿、金银花、连翘、桑白皮、地骨皮、牡丹皮、桔梗、前胡、紫苏、甘草等。

［功效］辛凉解表，宣肺泄热。

［主治］温热之邪侵犯，邪在卫分，或卫气同病者。症见发热重而畏寒轻，咳嗽，咽痛；或身热烦渴，咳嗽痰黄，头胀身重。

［加减］壮热不畏寒，舌红苔黄，脉洪数，证属阳明气分热甚者，合白虎汤，或加紫花地丁、蒲公英等清热解毒药；夹湿者，酌加藿香、佩兰、续断、救必应、鬼箭羽等；头痛属表证者，酌加蔓荆子、白芷、藁本等；咽痛明显者，加龙利叶、大蝴蝶、牛蒡子、射干等；见咳嗽者，先宜清热，再图止咳。

［方解］方中柴胡、青蒿、金银花、连翘等解表清热，透邪于外；桑白皮、地骨皮、牡丹皮等清解内热，阻截病邪之内传；桔梗、前胡等宣通肺气，以利于风热病邪的祛除。本病的证候特点是表证仍在，治疗时应慎用大寒大苦之品，以免冰伏病邪。若证已入营血，不宜用本方治疗。

林老在辨治外感及肺系疾病时，从肺脏的特性出发，借鉴叶天士温病学说中有关病邪卫气营血传变的理论，制定了“给出路，阻去路”的基本治疗原则。“给出路，阻去路”的含义，一是强调祛邪，对感受外邪而致病者，应根据其不同的证候制定祛邪的治法。二是注意防范病邪的传变，以阻止疾病进一步发展。“给出路，阻去路”应是同时进行，不可分而治之。“给出路，阻去路”主要是针对与外邪相关的疾病而言。由于外感常常是肺系一些慢性病证复发和加重的原因，故这些疾病也存在“给出路，阻去路”的问题。“给出路，阻去路”仅仅是一个原则，在具体病证的辨治时，需要针对不同的证候施治。

（林寿宁．中国百年百名中医临床家·林沛湘．中国中医药出版社）

【精选案例】

案1 邓某，男，16岁，1991年12月18日就诊。发热1周。1周前发病，症见发热，畏风寒，体温在38℃~39℃之间。伴咳嗽，痰少，曾用青霉素及中药治疗，未见好转。现仍发热，微畏风寒，咳嗽痰少。查体温39.3℃，双肺可闻及散在干性、湿性啰音，呼吸音粗糙。血常规：WBC 12×10^9/L，N 0.82，舌质红，舌苔黄白相兼，脉滑数。

西医诊断：急性支气管炎。

中医辨证：外感风热，肺气失宣。治宜清透风热，解毒宣肺。

处方：柴胡10g 青蒿10g 金银花15g 连翘15g 桑白皮17g 地骨皮17g 牡丹皮10g 紫苏叶8g 桔梗10g 甘草5g

3剂，水煎服，每日1剂。

12月21日二诊：服药后发热渐退，现体温正常，仍咳嗽，有痰，咽喉不适。查两肺干、湿性啰音减少，血常规正常。舌质尖红，舌苔白，脉弦。

邪热已去，肺气未宣，治宜疏散风邪，宣利肺气为主。桑菊饮加减。

处方：桑叶10g 菊花10g 紫苏梗8g 前胡10g 枳壳8g 桔梗10g 杏仁10g 芒果叶10g 甘草5g

3剂，水煎服，每日1剂，药后病愈。

（林寿宁．林沛湘教授治疗外感病经验举隅．广西中医药．1992）

案2 麻某，男，5岁6个月，1992年12月5日初诊。发热15天。于15天前因受凉后出现发热，体温在38℃~39℃之间，病后服中西药物治疗，症状未见减轻，于1周前，住某医院治疗至今，发热仍未退，现发热以午后为甚。病后无明显咽痛，无咳嗽及关节疼痛。

诊见肌肤灼热，无汗，体温38.9℃，舌质偏红，舌苔白，脉数。血常规、抗链球菌溶血素O、肥达反应、X线胸片等均属正常。

西医拟诊：上呼吸道感染。

中医辨证：外感发热，证属外感风邪，卫气同病。

治法：祛风解表，清热解毒。

方药：清解退热方化裁。

青蒿 7g　金银花 10g　连翘 10g　桑白皮 13g　地骨皮 13g　牡丹皮 10g　龙利叶 7g　桔梗 8g　薄荷后下，5g　紫花地丁 10g　蒲公英 10g　玄参 10g　牛蒡子 6g　甘草 5g

3 剂，水煎服，每日 1 剂。药后病愈。

案 3　邓某，女，56 岁，1992 年 4 月 11 日初诊。发热、咳嗽 1 周。1 周前因受凉后出现发热、咳嗽，病后 3 天到医院诊治，曾用青霉素治疗，症状好转不明显，今延中医治疗。

症见发热，午后为甚，无畏寒，咳嗽，有痰，痰黏稠而黄，口干，纳减，大便结，小便黄而短。体温 39.3℃，舌质红，舌苔黄，脉数。血常规：Hb 100g/L，RBC 3.88×10^{12}/L，WBC 1.3×10^{9}/L，N 0.86，L 0.14，X 线胸部正位片：右中下肺炎。

西医诊为肺炎。

中医诊为外感发热，证属邪热壅肺。

治法：清热解毒，化痰宣肺。

方药：麻杏石甘汤合五味消毒饮加减。

处方：麻黄 7g　石膏先煎，30g　杏仁 10g　蒲公英 25g　金银花 15g　紫花地丁先煎，20g　青天葵 15g　野菊花 15g　芦根 20g　桔梗 10g　甘草 5g

3 剂，水煎服，每日 1 剂。

4 月 14 日二诊：服上药后发热已退，仍咳嗽，有痰。热邪渐退，改用麻杏石甘汤合外感止咳方化裁为治。

处方：麻黄 7g　杏仁 10g　石膏 20g　青天葵 10g　桑叶 10g　苏叶 8g　前胡 10g　枇杷叶 10g　桔梗 10g　浙贝母 12g　枳壳 7g　甘草 5g

7 剂，水煎服，每日 1 剂。

服药后症状消失，复查血常规正常，X 线胸片示原炎症已基本吸收。

案 4　闭某，男，2 岁，1955 年 12 月 5 日就诊。高热、气喘 8 天，神志昏迷数小时。患儿于 8 日前因受凉得病，出现发热，体温 39℃～40℃，气喘，痰多，数小时前突然出现神志昏迷。

诊见神昏，体温 40℃，喘促，鼻翼扇动，喘声如拉锯，口唇发绀，肌肤灼热而无汗，指纹紫色而粗，射甲透关，舌质红，舌苔黄厚，脉浮细数。

诊为风寒入里化热，热壅于肺，郁闭清窍。治宜宣泄郁热，通窍清肺。

处方：麻黄5g　杏仁4g　甘草2g　生石膏先煎，20g　黄连1g　蛇胆陈皮末冲服，0.7g

水煎服，每日1剂，2剂。

12月7日二诊：服药后神清，热退，喘平，仍有痰，咳嗽。病已向愈，不任重剂，拟辛凉轻剂为治。

处方：桑叶5g　前胡5g　桔梗5g　紫苏梗5g　枳壳3g　川贝母5g　白薇5g　天花粉6g　枇杷叶3g　甘草2g

水煎服，每日1剂，3剂痊愈。

案5　罗某，女，32岁，1992年2月26日初诊。发热17天。2周多前开始出现发热，体温在38℃～39℃之间，病后住医院治疗，经用抗炎、退热药物及支持疗法治疗，至今发热未退。现发热而身热不爽，时有畏寒，午后热甚，头痛身累，胸脘胀闷，纳差。体温38.3℃，舌质偏红，舌苔白腻，脉数。查血常规、肥达反应、抗“O”、血沉及X线胸片均未见异常。

西医诊为发热原因待查。

中医诊为外感发热，证属湿邪郁阻，三焦不利。治宜疏解三焦，清利湿热。

方用三仁汤为主化裁。

处方：柴胡10g　青蒿10g　杏仁10g　薏苡仁20g　白豆蔻10g　半夏10g　厚朴7g　苍术10g　滑石15g　藿香10g　苏叶8g　甘草5g

5剂，水煎服，每日7剂。

3月1日二诊：发热已退，仍腹胀闷，纳差，乏力，头晕。查体温正常，舌质淡红，舌苔白，脉弦。湿邪虽大退，还需调理，方用平胃散加味。

处方：苍术10g　陈皮5g　厚朴7g　木香后下，7g　神曲10g　茯苓15g　苏叶8g　甘草5g

3剂，水煎服，每日1剂。

服药后症状消失。

案6　梁某，男，47岁，1942年8月16日初诊。发热4天。患者于4天前因劳累及受雨淋而出现发热，寒战，病后虽经治疗，病情无好转而日见加重。

诊见壮热，神志模糊，烦躁，口渴引饮，肌肤灼热无汗，微咳无痰。舌质深红而绛，舌苔干黄，脉数尚有力。

诊为风温，热虽已入营血，但仍为气营两燔之证，且热闭心包。治当清营透热，清心开窍。

处方：清营汤加减：犀角先煎，4g　生地黄15g　丹参15g　金银花15g　连翘

15g 玄参15g 浙贝母15g 黄连5g 甘草5g

2剂，水煎服，每日1剂。

安宫牛黄丸，每次1丸，每日2次，汤剂送服。鲜芦根煎水代茶。稀米粥，间断服用。

病人服药2天后发热逐渐减轻，神清。再予原方治疗，安宫牛黄丸改为每日1丸，至第5天发热消失，诸症缓解。但觉神疲乏力，纳呆，又改用益气养阴生津之法为主，调治10余天，病愈。

（林寿宁．中国百年百名中医临床家·林沛湘．中国中医药出版社）

赵 棻

（治病重温养健运脾胃，外感发热扶正温散）

【医家简介】

赵棻（1911～2000），福建中医学院教授，中医内科专家。善用健运中焦，升清降浊治疗高血压病等。

相关著作：《赵棻医疗经验选集》、《中医基础理论详解》等。

【主要学术思想和主张】

赵棻学宗补土，重视元气运化，无论外感内伤，皆以健运脾胃为治病核心，但又不拘泥于温补，善用温运脾肾，清化湿热，佐以理气化瘀法调理脾胃；常以其自拟之麦谷芽方（麦芽、谷芽各30g，淮山药15g，甘草6g），随宜加入各种病证的治疗当中；治外感既强调祛逐外侵之邪，更注重维护受损的卫外之气，通过温养心肾、调理脾胃以恢复机体的御邪能力；治内伤杂症，不轻用苦寒、酸涩、凉腻碍伤阳气，护养脏腑温运之气贯穿始终。

【医论医话】

体温的产生与敷布，有赖脾、胃和三焦的功能，体温的调节，则依靠心、肾两脏的活动。脾胃有生化津液之功能，三焦有宣通津液的作用，又是体液运行的途径。津与液是混称的，但在体内作用，又有区别。津因清而稀，故可随三焦之气与卫气出入于分肉腠理之间，起滋润肌肤的作用，故津与卫气是相依相存。液因浊而稠，不能随气往还于肌肤之间，而流行于筋骨、关节之中，起着滑利关节、濡养空窍等作用，故液不与卫气发生直接关系。

饮食所化的水谷精微，一部分化生气血，用以维持机体的生命活动，并在气化过程中，产生热量，温暖全身，另一部分贮藏于肾中备用，当机体活动量增强时，则动用肾中贮存的精微，以充能量的消耗。

机体活动量增加时，气血活动亦旺盛，精微气化亦多，所以人体热量增加，这时引起心阳和卫气的亢奋，于是在心阳蒸动下，加强了卫气的活动，开放毛孔，放松肌腠，而排出汗液，以达散热的目的，心阳管制排汗，以调节体温，故有“汗为心液”之说，也说明体温调节，是靠心肾两脏的。

但是，体温的恒定，还要取决于人体内部的阴阳平衡，和人体与外界环境间均阴阳平衡，而这两种平衡，又是彼此影响，相互制约的。这是一种动态的平衡。这种平衡的实现，主要靠机体的调节功能。如外面阳气盛（温度高），体内产热就少，消耗精微相对也少，另一面散温多，出汗多，而尿则少；如外面阴气盛（温度低），体内产热就多，消耗精微相对也多，另一面散温少，出汗亦少，而尿则多。这说明内因与外因取得统一，体温亦可保持正常。

人体适应外界的寒热变化，是有一定限度的。如果外界气温变化太快或太剧烈，超过了人体适应功能时，就将失去寒热平衡的关系，而发生疾病。这种疾病的发生，多有发热，中医学称为“外感热病”。当然，体内适应功能不强，是很关键的。故有“邪之所凑，其气必虚”之说。如果人体内某些脏腑功能失调，影响到营卫、气血的不调或不足，也会产生发热。这种发热，中医学称为“内伤发热”。

（赵棻．赵棻医疗经验．福建医科大学中医系印）

【常用效方】

伤寒高热常用方药

［常用药］制香附、苏叶、蜜麻黄、防风、荆芥、香豆豉、藿香、党参、淮山药、茯苓、麦谷芽、神曲、陈皮等。

［功效］散寒祛邪，温养心神，调理脾胃，增强卫外之力。

［主治］伤寒高热。

［加减］兼有咳嗽者，加苦杏仁、前胡、炒枇杷叶、蜜紫菀；兼有大便不通者，加火麻仁、郁李仁、番泻叶；兼有胸闷气急，痰湿重者，加佛手、白芥子、莱菔子、苏子；兼有周身疼痛剧甚，加姜黄、白芷、鸡血藤；兼有气虚甚者，党参改红参，加生芪；兼有阳虚甚者，加补骨脂、菟丝子、仙茅、淫羊藿、肉桂、附子。

（蒋远征．赵棻教授治疗伤寒高热的经验．辽宁中医杂志．1984）

【精选案例】

案1　王某某，男，29岁，1976年8月30日初诊。因高热10天不退，住某医院急诊观察室。

病始远道归家，旅途疲劳，饮食失调，感受外邪，初觉咽痛不舒，复因外出，猝遇大雨如注，衣履尽湿，归则浴身换衣，亦未介意。继则畏寒高热，体温持续在39℃以上，无汗头痛，周身酸楚，行动沉重，脘腹胀满，纳食不下，便干欠畅，溲赤如茶，口干而不喜饮。经医院诊治，检查如下。

肝功：GPT 9单位，麝浊2单位，麝絮（-），脑絮8单位，锌浊8单位。

血培养致病菌：无生长。血检肥达反应：（-）。

血常规：白细胞6.9×10^9/L，中性粒细胞0.62，嗜酸性粒细胞0.02，淋巴细胞0.35，单核细胞0.01。

西药以四环素、合霉素、庆大霉素、盐酸吗啉胍、柴胡注射液、马来酸氯苯那敏、复合维生素，以及配合静脉滴注葡萄糖等，高热依然不退，转中医治疗，认为是风热外感夹湿，处以连翘、薄荷、青蒿、薏苡仁、黄芩、芦根、忍冬藤、六一散之类，病情未见好转。患者家属惶惶不安，经人介绍，请赵老诊治。

患者呈急性病容，脸色苍白，畏寒而着厚衣，脉象浮弦而数，重按无力，舌苔黄厚近焦，舌质红，舌体胖大，边见齿痕。

综合脉症及病程演变，实系外感寒湿，然素体亏虚，又兼脾胃失调，治当兼顾。

处方：香附4.5g　紫苏叶9g　陈皮4.5g　防风6g　豆豉12g　党参12g　茯苓12g　泔苍术1.5g　建神曲9g　焦楂肉6g　麦芽、谷芽各30g　甘草3g

2剂。并嘱服中药期间，停止他药治疗，以排干扰。

9月2日二诊：药后浑身汗出，精神顿爽，体温降至38.5℃，纳食转佳，他症亦瘥。药中病机，仍继前法，以藿香、荆芥、淮山药之类出入，复诊有四，体温恢复正常，诸恙悉平。

案2　张某某，女，43岁，1975年11月26日初诊。发病已10余天，初起畏寒发热，头额胀痛，头重如裹，颈项不舒，肢体沉重，酸痛如束，微有咳嗽、咽干、口渴、不欲饮水。曾用过中西药，未见效果。近日转为午后热甚（体温38℃），干咳无痰，脘闷纳呆，不知饥饿，口淡无味，夜寐多梦，大便秘结，10天只通2次，并带血丝，小便正常。面色不华，舌质淡紫，苔白厚腻，脉象细数，重按无力（右脉反关）。

证属寒湿外束，失于宣化。治宜芳香化湿，助气解表。

处方：紫苏叶7.5g　防风6g　藿香3g　佩兰叶4.5g　泔苍术3g　草蔻6g　陈皮9g　煮半夏9g　结茯苓9g　建神曲15g　党参18g　甘草3g

2剂。

11月28日二诊：服药后便通热退，能知饥进食，脘闷大减，头痛，干咳皆除。但感口干如焚，不喜饮水，夜寐烦躁，神疲多汗，舌脉如上。药已中病，但湿邪仍着，脾失运化，气不化津，燥热内生，按前方加减再进。

处方：藿香3g　紫苏叶4.5g　防风4.5g　泔苍术1.8g　草蔻4.5g　陈皮6g　煮半夏6g　佩兰叶3g　茯苓9g　神曲9g　党参18g　甘草3g

3剂。

12月1日三诊：服药后，口中烧灼感消失，饮食知味，烦躁亦解，尚有头晕乏力。舌质淡红，苔前半转薄白，后半仍厚腻微黄，脉细数无力。正值月经来潮，量少色暗。湿邪渐除，但仍停滞。照上法加减再进。

处方：紫苏叶4.5g　藿香3g　陈皮6g　煮半夏6g　茯苓6g　党参18g　神曲9g　苦杏6g　甘草3g

2剂。

12月3日四诊：药后饮食增加，月经情况正常，已能上班工作。苔亦全部转薄，脉弱。惟偶感下腹有轻微之气上冲感。照上法加减再进。

处方：陈皮6g　煮半夏6g　结茯苓9g　党参24g　苦杏4.5g　藿香3g　苏叶3g　神曲9g　甘草3g　桂枝1.5g

2剂。药后诸恙皆平。

案3　陈某某，男，28岁，1975年6月9日初诊。自诉昨因洗地板之后，汗出当风，先寒战高热39.6℃。继即流涕、微咳、头痛、全身骨节酸痛、口苦、不思食，晨起水泻数次，人极疲倦。脉浮紧，重按无力，舌质正常，苔白厚。

拟为风寒外束，湿滞中焦。治当解表化湿。

处方：苏叶9g　防风6g　荆芥4.5g　白芷3g　羌活3g　豆豉12g　蜜麻黄3g　杏仁6g　陈皮6g　茯苓12g　藿香6g　党参15g　麦芽、谷芽各30g　车前子布包，9g　甘草3g

给药3剂，限2日内服完。

6月11日二诊：患者由其妻扶腋而来。自诉药后，流涕，骨节酸痛已除，微汗能出，寒热已罢，腹泻亦少。但双目红赤而不痛，口唇红裂，肢体麻痹，筋掣而痛，不便行走，现出一派热象，然口渴不喜饮，脘闷。舌质淡紫、苔仍厚，脉虚数。经询知有房帏之事，故脉症不符。仍从中焦温化解决，以利气机。

处方：藿香6g　苍术、白术各4.5g　木香6g　陈皮6g　茯苓9g　麦芽、谷芽各30g　神曲15g　焦山楂9g　吴茱萸6g　补骨脂12g　北沙苑子12g　党参30g　粉甘草3g

连服2剂。

6月13日三诊：服药后，口唇干裂，双眼红赤、肢麻筋痛均消失，已能行走。腹泻已止，小溲亦长。惟四肢酸楚乏力，时有脘闷嗳气。舌质正常，苔稍退，仍底白面黄，脉浮大无力，再乘胜追击。

处方：麦芽、谷芽各30g 焦山楂9g 神曲15g 藿香6g 木香6g 陈皮6g 煮半夏6g 茯苓9g 党参30g 北沙苑子布包，12g 菟丝子布包，12g 乌梅6g 甘草3g

连服2剂。3日后，经访问病已痊愈。

案4 郑某，男，33岁，1956年7月28日初诊。半月以前，因公出差，时当炎夏，又值霪雨，偶伤暑湿，因而发冷发热，病已10余日，曾用中西药，症尚未除。

发冷发热，多在午后与夜间，但不定时。冷时虽拥被犹寒，热时亦有微汗。胸腹郁闷，口臭便难，饮食锐减，极感疲劳。两脉沉实，舌被厚腻黄苔。

诊断：暑湿积久，化热内结。

治法：表证未除，里实已成，宜仿仲景大柴胡汤加减，以解表清里。

处方：柴胡9g 黄芩9g 厚朴4.5g 枳实6g 大黄6g 陈皮3g 半夏6g 茯苓9g 藿香3g

1剂。

7月29日二诊：大便已通，寒热已平。诊其脉已转缓，舌苔已退大半。惟尚感口干不思食，此脾胃功能尚未康复之故。

处方：泔苍术3g 淡枳壳6g 香陈3g 煮半夏4.5g 建神曲6g 白茯苓7.5g 莱菔子7.5g 川黄连3g 黄芩4.5g

1剂。

7月30日三诊：经用清热健脾化湿法，食欲增加，苔亦退薄，仍投养胃之品以收全功。

处方：谷芽9g 结茯苓6g 白术2.1g 莱菔子6g 活芦根9g

连投2剂而安。

（赵棻．赵棻医疗经验．福建医科大学中医系印）

刘仕昌

（统十二法辨治温病，重清湿热用药灵巧）

【医家简介】

刘仕昌（1914~2007），广州中医药大学终身教授，广东省名老中医。擅长内、儿科杂病，尤精于外感温热病的证治。

相关著作：《温病选读讲义》、《中医温病学表解》等。

【主要学术思想和主张】

刘仕昌特别推崇叶天士、吴鞠通，以卫气营血、辨证为温病的辨证纲要，以病变过程中反映出来的证候作为临床辨证和治疗用药的依据；将温病的治法，归纳为辛凉解表、清气泄热、通下积热、清营透热、凉血解毒、气营（血）两清、清心开窍、熄风镇痉、养阴增液、护阴救脱、清热化湿、和解三焦等十二种治法，认为前十种适用于温热病证，后二种适用于湿热病证；而不论何种治法，均需体现清热养阴、扶正祛邪的温病治疗特点；根据岭南的地域特点，指出湿热是岭南温病的主因，因此病理机转、证候表现、治疗特点等均具有独特之处。

【医论医话】

温病是由多种不同的温邪引起，以发热为主症的一类急性外感热病。各种温病的发病过程及其治疗都有各自的特点。

一般来说，邪在卫、气分，舌象变化多表现在舌苔方面，如苔薄白，多为邪在卫分，苔黄多为邪在气分；邪在营、血分，舌象变化多表现在舌质方面，如舌绛多为邪入营分，舌紫绛多为邪入血分；苔质可辨别温邪的性质，如湿热性质的温邪为病多见苔腻，不兼湿的温邪为病多见苔燥。

验齿燥与否，判断津液存亡。辨斑疹白痦，了解病邪的性质和邪势盛衰。观察咽喉，能了解病情轻重、津液存亡，温病初起，咽部常见微红微痛，邪热伤津、阴液不足可见咽部微红微痛，后壁粗糙；热毒炽盛，咽红肿甚，甚则出现脓点；湿重热轻，咽微红或不红，后壁粗糙明显。不同的温病，其发展变化有一定的差别，因此，还要注意发病全过程的证候特点，用以辨明其病因。

辨病因，如风热邪气具有炎上疏泄的性质，致病多先伤肺卫，易逆传心包，常夹痰壅肺；若病发于春季，初起见发热微畏风寒，咽红，咳嗽，舌苔薄黄，脉浮数，进而传变较快，可出现心营证候；咳痰气喘，多属风热邪气为患。暑热邪气具有炎热酷烈的性质，致病多先伤阳明气分，易内陷厥阴，耗伤津气，多夹湿邪为患；若病发于夏季，起病急骤，初起即见阳明气分热盛证候，病程中易见邪热内闭心包和肝风内动证候，津气受伤明显，多属暑热邪气所致。湿热邪气具有重浊黏滞难化的性质，致病多犯中焦脾胃，常留恋气分，留困日久易伤阳气，亦可化燥伤阴；若病发于长夏季节，患者素体脾失健运，初起症见身热不扬，身重肢倦，胸脘痞闷，小便短赤，舌苔浊腻，脉缓，病势缠绵，传变缓慢，多属湿热邪气为患。燥热邪气具有干涩的性质，致病必耗伤津液，易犯肺经；若病发于秋季，初起见肺卫表证，咳嗽痰黏难咯，咽干鼻燥，皮肤干燥，苔干，多为燥热邪气为患。热毒邪气具有易搏结于局部肌肤的特性，致病多引起局部红肿热痛，甚则溃烂。

温病治疗的目的，在于及时祛除温邪，消除病理变化，调整和恢复机体的正常功能。在临床上，如见患者高热，便予大剂量石膏清热泻火，未必取得预期疗效。笔者认为，温病治疗的立法用药，要注意以下两个问题。

（1）必须针对温病的病因病理立法用药。一方面要注意祛除病邪，消除了病邪才能阻止病情的发展恶化。在各种温病的初中期，邪势较盛，均须选用针对性较强的祛除病邪的药物。如风热邪气为患者，可用牛蒡子、淡竹叶、川贝母、瓜蒌仁等；暑热邪气为患者，可用青蒿、莲叶、扁豆花、西瓜翠衣等；湿热邪气为患者，可用藿香、佩兰、白蔻仁、生薏苡仁、黄芩等；燥热邪气为患者，可用沙参、天花粉、玉竹等；热毒邪气为患者，可用金银花、连翘、蒲公英、甘草等。另一方面，根据不同的病程阶段及其病理变化施治，以便药到病所，最有效地消除病理变化。如邪在卫分，治以辛凉解表，方用银翘散或桑菊饮；邪在气分，治以清气泄热，选用白虎汤、麻杏石甘汤、黄芩汤加减；热结大肠，治以通下积热，方用承气汤类；邪入营分，治以清营透热，方用清营汤；邪入血分，治以凉血解毒，方用犀角地黄汤加减；气营两燔，治以气营两清，方用清瘟败毒饮等；邪热内闭心包，治以清心开窍，方用“三宝”配服清宫汤；肝风内动，治以熄风镇痉，热盛动风者用羚角钩藤汤，虚风内动者用三甲复脉汤；热伤阴液，治以养阴增液，邪热伤及肺胃津液者用益胃汤等；久热伤及下焦肾阴者用加减复脉汤；热炽灼津导致阴竭阳脱，治以护阴救脱，用生脉散加牡蛎、龙骨；湿温病盛于气分，治以清热化湿，可选用三仁汤、黄芩滑石汤；湿热痰阻三焦，治以和解三焦，用蒿芩清胆汤或杏仁滑石汤。在这方面，要贯穿“异病同治”、“同病异治”的思想。

（2）必须处理养阴扶正和清热祛邪的关系。这是温病治疗的特点。温病是外感温邪引起的急性热病，邪热侵入机体，必然损伤正气，耗伤阴液。治疗上养阴增液，扶助正气，则有利于祛除邪热，祛除邪热自然有护卫正气的作用。因此，祛邪与扶正是相辅相成的。但是，无原则的养阴扶正或清热祛邪都不利于收到预期临床疗效。孰轻孰重，临床上必须根据实际情况而定。一般来说，初中期邪热较盛，正气不虚，以清热祛邪为主，养阴扶正为辅；到了后期，邪热已不盛，正气较虚，则重在养阴扶正，兼清余邪；中期邪热仍盛，正气已虚，则清热祛邪、养阴扶正并进。运用养阴扶正药物，要注意勿滋腻留邪，一般初期可用芦根、天花粉之类；中期可用沙参、石斛之属；后期可用生地黄、白芍、麦冬之辈。在温病后期，如见患者舌质嫩红无苔，无发热，多属气阴不足，治宜益气养阴，可用四君子汤加鸡内金、淮山药、麦芽、生薏苡仁等，不宜过用滋腻药。

（刘仕昌．略谈温病诊治的几个问题．新中医．1988）

【常用效方】

方一　蒿芩藿苡汤（自拟方）

［组成］青蒿 6～10g　黄芩 12g　藿香 10g　薏苡仁 20～30g　甘草 3～6g

［主治］暑湿、湿热或伏暑郁阻少阳、三焦，留恋气分之证。

［方解］青蒿是蒿芩藿苡汤中的君药，味辛苦性寒，气味清芳。芳香药物而具苦寒之性者惟此而已。该药解暑清热之功优于藿、佩，苦寒清热之力次于芩、连，其性平和，不良反应少，不惟苦而不伤阴，寒而不碍湿，气芳香而化浊，质轻清而透邪，且与其他相关药物配伍可发挥明显的协同作用，如配黄芩能清热化湿，配石膏能清暑泄热，配扁豆花能清暑化湿，配香薷能祛暑化湿，配西洋参能清暑益气。该药用量亦轻，一般是6g，病重时用至10g，小儿多用3g，且后下，乃轻剂取胜之意。其处方药少量轻，用药质地、性味清轻，且善用花叶类药而自成轻清芳化、灵活巧妙的用药特色。

［加减］病毒性脑炎，头痛加菊花、白蒺藜、苍耳子、葛根等；热毒甚者重用大青叶、板蓝根、金银花、蒲公英、水牛角；呕吐不止者可用薛氏止呕散（川黄连、苏叶少许，泡开水慢慢呷服）；肠伤寒，初起邪热郁阻卫表，合新加香薷饮出入，若邪在气分，湿热困阻中焦，合葛根、黄连、凤尾草、蚤休等；湿热弥漫三焦，则合以三石汤化裁；病毒性肺炎，以本方加杏仁、鱼腥草、桔梗、太子参并随症加减；功能性低热，予本方合小柴胡汤加减；若腹胀加郁金、川厚朴；纳差、苔腻加茵陈、麦芽。

（李吉超．刘仕昌教授创制蒿芩藿苡汤经验撷萃．河南中医药学刊．1998）

方二　涤暑透湿汤（自拟方）

［组成］连翘、菊花各12g　扁豆花、黄芩、淡竹叶、北杏仁各10g　青蒿后下、香薷、甘草各6g　薏苡仁20g　葛根15g

［功效］涤暑化湿，透邪达表。

［主治］暑湿，邪郁肌表卫分者。

［加减］头痛甚者，加苍耳子、白蒺藜祛风止痛；胸闷者，加藿香、枳壳宽胸理气；全身疼痛者，加秦艽、防风祛风湿，舒筋络；口渴甚者，加天花粉、芦根生津止渴；大便秘结者，加火麻仁、郁李仁以润肠通便。

方三　少阳分消汤（自拟方）

［组成］柴胡10g　黄芩、葛根各15g　扁豆花、秦艽、白芍、苍耳子各12g　青蒿后下、甘草各6g　黄连3g

［功效］清泄少阳，分消湿热。

［主治］暑湿，邪郁少阳者。

［加减］微畏风寒者，加金银花、连翘辛凉解表；咳嗽者，加紫菀、北杏仁、浙贝母止咳化痰；脘腹胀满者，加枳壳、藿香以理气除胀；胁痛者，加小青皮、生牡蛎疏肝理气止痛；心烦者，加知母、夜交藤以清热除烦安神。

方四　三石汤

［组成］生石膏先煎、薏苡仁各30g　滑石20g　金银花15g　藿香、黄芩、杏仁各12g　淡竹叶、青蒿后下，各10g　甘草6g

［功效］清热利湿，宣通三焦。

［主治］暑湿弥漫三焦者。

［加减］纳呆甚者，加麦芽、山楂、鸡内金开胃消滞；咳嗽甚者，加浙贝母、枳壳、瓜蒌皮宽胸理气，化痰止咳；畏心呕吐者，加黄连、竹茹清热止呕；夜寐不宁者，加柏子仁、酸枣仁宁心安神。

方五　加味生脉散

［组成］黄芪20g　太子参、葛根、生地黄、天花粉、白薇、地骨皮各15g　麦冬、扁豆花各12g　青蒿后下，10g　五味子6g

［功效］清热养阴益气。

［主治］暑湿，气阴两伤者。

［加减］多汗者，加浮小麦、糯稻根以收敛止汗；心悸者，加夜交藤、白芍、鸡血藤以补血宁神；大便溏者加白术、茯苓、乌梅以健脾止泻；大便秘结者，加火麻仁、郁李仁以润肠通便。

（史志云．刘仕昌教授治疗暑湿发热的经验．新中医．1993）

方六　宣肺饮（自拟方）

［组成］北杏仁、浙贝母、桔梗、前胡、枇杷叶、瓜蒌皮、鱼腥草等。

［功效］宣畅肺气，透发内郁风热之邪。

［主治］肺炎。

［加减］初起邪在肺卫，加薄荷、淡竹叶、牛蒡子、金银花、连翘、甘草等；邪在气分，加黄芩、石膏、芦根、大青叶、板蓝根、甘草等；邪热欲入营血，加玄参、生地黄、牡丹皮、大青叶、板蓝根、知母、石膏等；高热不退，谵语神昏者，可选用安宫牛黄丸或紫雪丹以豁痰开窍。兼有寒邪，加防风、荆芥、橘红、白芷、法半夏、白蒺藜等；虚人感受者，加苏叶、生姜、黄芪、防风等；春季，多加疏风透邪之金银花、连翘、薄荷、牛蒡子、蝉蜕等；夏季，加青蒿、香薷、扁豆花、淡竹叶、鲜荷叶、生薏苡仁等清暑化湿；秋季，加冬桑叶、紫菀、百部、玄参、款冬花、玉竹、天花粉等润燥透邪；冬季，加荆芥、防风、苏叶、白蒺藜、法半夏等。如高热不退、烦躁不安，即可用安宫牛黄丸或紫雪丹；正气虚弱，内闭外脱，可用生脉散或独参汤送服安宫牛黄丸（必须注意的是，当险情已过，则又当以肺炎本证常规辨治，此留人治病，急则治标之法）。

（钟嘉熙．刘仕昌教授治疗肺炎的经验．新中医．1994）

方七 治肠伤寒基本方（自拟方）

［组成］青蒿、黄芩、滑石、葛根、薏苡仁、枳壳、扁豆花、云茯苓等。

［功效］疏理气机，清热利湿。

［主治］肠伤寒。

［加减］初起邪热郁阻卫表，加新加香薷饮加减；邪在气分，湿热困阻中焦，加葛根芩连汤配以火炭母、凤尾草、蚤休等；湿热弥漫三焦，合三石汤加减；后期，以薛氏五叶芦根汤加减（藿香叶、薄荷叶、荷叶、佩兰叶、枇杷叶、淡竹叶、芦根等）；头痛者，加苍耳子、白蒺藜、菊花以祛风止痛；周身酸痛者，加秦艽、防风以舒筋活络；腹胀腹痛，加救必应、蚕砂以行气止痛；纳差，加麦芽、鸡内金以开胃消滞；出汗多者，加糯稻根、浮小麦以收敛止汗；大便秘结，加郁李仁、火麻仁等润肠通便；口渴甚者，加天花粉、芦根以生津止渴。

中焦病最多，治疗常寒温并用，以辛温药燥湿理气，常用川厚朴、法半夏、香薷、橘红、苏叶等。

肠伤寒并发症多，湿热之邪化燥化火，蕴蒸营血，耗血动血，出现便血，予凉血止血之犀角地黄汤加味，犀角可用水牛角代；如出血过多，可致气随血脱，则当予益气固脱为主，方予独参汤合黄土汤；若湿热郁蒸，内熏肝胆，可出现胁痛、黄疸，方予茵陈蒿汤加减；若引动肝风，出现神昏痉厥等，可予安宫牛黄丸或紫雪丹合葛蒲郁金汤加减，安宫牛黄丸可用醒脑净代替（予醒脑净 20ml 加 50% 葡萄糖 40ml 静脉注射，日 2 次）。

（钟嘉熙．刘仕昌教授治疗肠伤寒的经验．新中医．1994）

方八 银翘散合白虎汤

［组成］连翘、金银花、桔梗、薄荷、淡竹叶、生甘草、荆芥穗、淡豆豉、牛蒡子、生石膏、知母等。

［功效］清气解表，解毒泄热，佐以凉营祛湿。

［主治］流行性出血热，发热期。

［加减］解毒可加入大青叶、板蓝根、黄芩之类；凉营可加牡丹皮、赤芍、生地黄等；祛湿可加藿香、佩兰、薏苡仁等。气营（血）两燔，清瘟败毒饮加减；斑疹及出血症状明显者，加紫草、田七末、丹参；头痛剧烈者，加白蒺藜、菊花、苍耳子；骨节疼痛者，加秦艽、葛根、防风；湿浊明显者，加茵陈、薏苡仁、佩兰、滑石。

（史志云．刘仕昌教授治疗流行性出血热经验．新中医．1994）

【精选案例】

案 1 邱某某，女，27 岁，学生，1985 年 8 月 20 日晚初诊。患者于 5 天前淋雨，当晚即发热，伴畏寒头痛，经附院门诊和急诊观察室诊治，服中成药及西药，病情无改善，继进苦寒清热之剂，发热暂退，旋即热度增高，遂入院治疗。入院后，服用大剂清热解毒之品，症情未减，邀余会诊。

症见壮热（体温40.1℃），畏寒，头痛，轻咳无痰，口干不欲饮，畏心欲呕，面赤，咽红，大便溏，小便黄短，舌苔黄腻，脉浮滑数。入院查血常规：白细胞 $2.35 \times 10^9/L$，其中杆状细胞0.05，中性粒细胞0.64，淋巴细胞0.27，伊红0.04，血小板 $86 \times 10^9/L$。

患者发病虽在初秋，但当时气候仍炎热，暑热邪气袭人，且患者发病急骤，迅速出现阳明大热，耗伤津气的证候，故认为暑热邪气为患。因"暑多兼湿"，湿困中焦，故见畏心欲呕、便溏、不欲饮，苔腻；暑湿郁表，故见畏寒、脉浮。治当清暑化湿，泻火生津。

处方：青蒿后下、香薷后下　甘草各6g　藿香10g　生石膏先煎，20g　葛根、太子参、连翘、大青叶各15g　扁豆花、白蒺藜、苍耳子各12g　1剂水煎服。

二诊：发热大减（体温37.3℃），畏寒消失，头痛减轻，咽红，舌苔黄腻，脉浮滑略数。辨证为暑湿未清，仍守上方加减。

青蒿后下、香薷后下、甘草各5g　生石膏先煎、大青叶、连翘、葛根、天花粉各15g　板蓝根、白蒺藜、菊花各12g　藿香10g

2剂。

8月23日三诊：热退（体温36.9℃），头痛已除，汗出、咽微红，口干，舌苔薄黄，脉弦滑。辨证为邪热初退，胃阴受伤。治以益气养阴，兼清余邪。

处方：菊花、西洋参另炖，各10g　天花粉、太子参、大青叶各15g　丹参、白蒺藜、连翘、板蓝根各12g　糯稻根30g　甘草6g

2剂。药后神佳，胃纳增，惟口略干，咽微红。查血甲规复常，血小板 $158 \times 10^9/L$。仍守上方加减续服2剂调理后痊愈出院。

（刘仕昌．略谈温病诊治的几个问题．新中医．1988）

案2　张某某，男，18岁。因精神异常，失语，呕吐，遗尿1天，于1975年7月26日住院。

住院检查：患者体温38.1℃，发育正常，营养中等，瞳孔等大，对光反射存在，心肺、腹部检查阴性，神志障碍，腱反射及浅反射消失，巴氏征、克氏征、布氏征均为阴性。眼底可视，屈光清晰，视乳头边界清楚，A∶V＝2∶3，未见出血点。脑脊液检查：第1次，无色、透明、清晰，潘氏反应阴性，葡萄糖4.2mmol/L，细胞数 9×10^{12} 个/L，隔2周再度检查，基本同前。血化验：白细胞 $8.25 \times 10^9/L$，中性粒细胞0.87，淋巴细胞0.1。60%泛影钠右侧颈A脑血管造影：额顶部轻度水肿，未见占位病变。头颅超声波检查未见中线波偏移。钩端螺旋体凝集溶解试验阴性。

西医诊断：病毒性脑炎。

患者于7月26日入院后，畏寒发热，神志不清，烦躁妄动，失语，偶见抽搐，但无脑膜刺激征和病理反射。经西药镇静、消炎，中药清心开窍、清热通下等药治疗，5天后，患者热退，神清，间有烦躁，浅反射未恢复。

其后，患者饮食不节，骤进温补，加之来访人多，休息失宜，几天后，旋又发热，神志模糊，嗜睡，小便失禁，惊叫，阵发性频繁抽搐，遂失语，颜面不对称，左侧鼻唇沟变浅，左上肢肌张力减弱，下肢伸直，肌张力增强，巴氏征阳性。经用消炎、脱水、激素，纠正脑功能紊乱及支持疗法等西药治疗，同时运用中药清热解毒、熄风、豁痰、利湿和益气等法，经1个多月治疗，神志仍不清，症状未见明显改善。

8月29日应邀会诊。症见：患病月余，低烧持续不退，意识迟钝，失语，不能吞咽，抽搐，瘈疭，右嘴㖞斜，左上肢不遂，痿软，右上肢躁扰不宁，左下肢稍呈强直，双下肢轻度肌肉萎缩，大便不畅，舌红，苔黄白粗，脉弦而数。

证属暑温夹湿，内闭心包，食复变证，肝风内动。治宜清心开窍，平肝熄风，益气养律，消食损谷。

（1）丸剂：安宫牛黄丸1个，上午服，至宝丹或紫雪丹1个，下午服。连服9天。

（2）中药处方：麦芽、鸡内金、天竺黄、茯苓、大青叶、西洋参、石菖蒲、郁金、正牛黄、羚羊角等，以上药味，酌情加减进退。

（3）新针：头针，选用运动区、言语区；体针，选用哑门、大椎、风池、曲池、合谷、足三里、三阴交、阳陵泉、阴陵泉、太冲等穴。隔天1次。

（4）改善饮食：削减肥腻之品、建议灌服白粥水、藕粉、马蹄粉、生鱼汤、瘦肉汤，少量多次。

（5）继续配合西药，支持和对症治疗。

经过一旬，患者逐渐能吞咽，右手能握左手，病情稳定，症有喜色，但仍不能言语，后我等因事需返广州，行前与医护人员共同商订治法，基本如前，并加用广东中医学院中心实验室制造的“转移因子”（四亿淋巴细胞/支）4支，隔5天注射一次。时逾7天，即患者于食复变证后第38天，再次开始讲话，低热下降，其后诸症，日趋好转。至11月下旬前后经过4个月的治疗，患者终于神清，言语流利，记忆力和四肢活动基本如常人，最后痊愈出院，1976年有关部门招工安排患者到某单位搞仓库管理工作，1977年8月中旬追踪随访，患者精神活动均正常。

[**按**] 本例属暑温夹湿，内闭心包。病发于七八月间，正值极热季节。转为火邪，易犯心包，故初起便见神志症状。暑多兼湿，湿为阴邪，黏腻重滞，不易速解。病起之时，邪毒方发，及时清解，迅速向愈。惟病新瘥，炉烟虽熄，灰中有火，骤进温补，过食肥腻，致令食复，兼与暑湿纠合，黏腻缠绵。内蒙心窍则神昏，上蒙清窍则目瞑不言，热动肝风则抽搐瘈疭。故取"安宫"之芳香化秽浊而利诸窍，咸寒保肾水而安心，苦寒通火腑而泻心；取"至宝"会萃各种灵异，辟秽浊，解热结；取"紫雪"之诸石利水火而通下窍。此症热虽不高，仍需清心开窍为主，交替使用"三宝"，庶获开窍通神之功，惟症属险畏，须配合滋水熄风，消谷豁痰等药味，藉以增强"三宝"之药效，以辅"三宝"之不逮。患者饮食忌进燥热肥腻，一改清润，此亦为中医治热性病可贵经验之一，《素问·热论》说："病热少愈，食肉即复"，未可等闲视之。

[刘仕昌．暑湿内闭兼食复（病毒性脑膜炎）．新中医．1977]

案3 卢某，男，3岁，1992年8月7日初诊。患儿于1992年3月2日感冒发热时，适逢服食小儿麻痹糖丸，之后发热持续不退，伴关节肌肉疼痛，瘫痪不能坐起，后在某西医院住院治疗发热仍不退，每天下午或夜间为甚，无汗出，晨起热退，四肢疼痛，体温在39℃~40℃，胃纳可，口渴，尿多，大便常。曾用各种抗生素，高压氧治疗不效。来诊时，见患儿仍发热（39℃），消瘦，极度疲倦，瘫痪不能坐起。舌红而干、苔少，脉细数无力。查心肺正常，双下肢肌力I级，胸口平面以下感觉障碍，双膝、跟腱反射亢进，踝反射亢进，踝痉挛（+），Brudzinskis'sign（+），chadclock's sign（+）。

西医诊断：急性横贯性脊髓炎。

中医诊断：暑湿（暑湿内伏阴分，气阴两虚）。

治予清暑化湿，入络搜邪，益气养阴。方予青蒿鳖甲汤合王氏清暑益气汤加减。

处方：青蒿后下、丹皮各6g　鳖甲先煎，20g　生地15g　天花粉、秦艽、淡竹叶各12g　知母、白薇各10g　鲜荷叶2张　甘草5g

日1剂，水煎分2次服。另西洋参10g炖服。

21日二诊：病情大有转机，体温已降至37.5℃，微汗出，但仍倦怠无力，尿多，瘫痪，但能坐10分钟，舌红、苔薄白而干，脉细略数。继上方治疗

处方：青蒿（后下）、丹皮、香薷后下，各6g　秦艽、白薇、天花粉、地龙各12g　鳖甲、桑枝各20g　蚕砂、僵蚕各10g　甘草6g

另西洋参10g炖服。

28 日三诊：间有低热，时有汗出，能坐半小时，余症同前，舌红、苔薄白而干，脉略数。

继服上方治疗。咳嗽加北杏仁；烦渴加知母；夜睡不宁加灯心草、蝉蜕。加减服用 1 个多月，发热除，精神佳。

（钟嘉熙．刘仕昌教授善用清暑益气法．新中医．1994）

案 4 冯某，女，52 岁，1991 年 7 月 17 日初诊。患者 5 天前洗澡后受凉起病，初起发热畏风，头痛、咽痛，咳嗽痰白，自服“感冒药”后体温略减，第 2 天发热又起，渐至 39.5℃，咳嗽加剧，咳引胸痛，痰渐转黄稠，疲乏纳呆，欲呕。诊时见面色赤垢，痰黄稠带褐，小便黄，舌红、苔黄腻，脉滑数。胸部 X 线透视报告：大叶性肺炎并胸膜炎。

中医诊断：风温兼湿（邪热壅肺）。治以清热宣肺，解暑化湿。

处方：鱼腥草、滑石各 30g　浙贝母、瓜蒌皮、枇杷叶、前胡、桔梗、扁豆花各 12g　青蒿后下　北杏仁打，各 10g　丝瓜络 15g　甘草 3g

日 2 剂，上下午各进 1 剂，水煎服。

21 日二诊：发热减退，但咳嗽加剧，痰色灰黄而稠，舌质红、苔黄腻，脉滑数。上方去扁豆花、滑石，加黄芩 15g，板蓝根 20g，日 1 剂，水煎服。

25 日三诊：发热退，咳嗽减，仍胸痛，余症减轻，舌略红、苔黄腻，脉滑略数。仍以清热宣肺化痰为主。

处方：鱼腥草 30g　浙贝母、瓜蒌皮、紫菀、桔梗各 12g　北杏仁打，10g　丝瓜络、黄芩、玄参各 15g　芦根 20g　甘草 3g

日 1 剂，水煎服。

30 日四诊：症状消失，复查胸片正常，继续调理善后。

处方：沙参、玄参、芦根、丝瓜络、鱼腥草各 15g　麦冬、北杏仁打、扁豆花各 10g　紫菀、瓜蒌皮各 12g　甘草 3g

日 1 剂，再服 3 天而痊愈。

（钟嘉熙．刘仕昌教授治疗肺炎的经验．新中医．1994）

案 5 黄某某，女，48 岁，教师。1990 年 10 月 13 日因发热畏寒、头痛、全身骨节酸痛 4 天收入院。患者 4 天前无明显诱因而出现发热畏寒，伴头痛，全身骨节酸痛，以腰痛为甚，发热以下午或夜晚为甚（体温 38℃～39℃），肌肤出疹，色红，无咳嗽，胃纳差，口干，时有腹痛，便溏，3～4 次/日，舌边尖红、苔微黄干，脉弦细数。体温 38℃，神清，四肢及胸腹部皮肤可见散在红色出血点，眼睑结膜充血（＋＋），双肺未闻及干湿性啰音，心（－），束臂试验（＋）。血分析：WBC 3.0×10^{9}/L，RBC 3.76×10^{12}/L，HGB 109g/L，PLT 84 ×

10^9/L。

西医诊断：登革热。

中医诊断：暑燥疫。

辨证：卫营同病。治以清暑解毒，凉营透疹。

处方：水牛角先煎、石膏先煎，各30g　生地、野菊花各20g　金银花、黄芩各15g　赤芍、丹皮、知母各12g　黄连、甘草各6g

日2剂。水煎服，上下午各进1剂。

15日二诊：仍有发热（38.5℃），腰痛乏力，皮疹，尿黄，大便干，舌红、苔黄，脉弦数。治以清热祛湿，凉血透疹。

处方：薏苡仁30g　红条紫草、滑石、茯苓、黄芩各15g　牡丹皮、法半夏、赤芍各12g　青蒿后下，10g　甘草、陈皮各3g

水煎服，日2剂。

19日三诊：发热已退，神疲乏力，口干口苦，时有胸闷，皮疹消退，舌淡红、苔白稍腻，脉弦细数。此为登革热后期，余邪未清，治宜清涤余邪，养阴生津。

处方：生薏苡仁20g　沙参、麦冬、连翘、菊花、茯苓、板蓝根、天花粉各12g　甘草3g

日1剂，再服4天而病痊愈。

［**按**］本例经某某防疫站和某某卫防科查视病人，结合症状、体征、血象以及CF抗体阳性，登革热诊断明确。治疗以清解疫毒为主，佐以凉营透疹祛湿，配合双黄连粉针剂3g静脉滴注，板蓝根注射液2ml，肌内注射，每日2次，以加强清热解毒之力。疫毒得清，诸症得除。

（史志云．刘仕昌教授治疗登革热经验．新中医．1994）

案6　曾某某，男，26岁，1989年8月22日初诊。患者于8月上旬因饮食不慎起病，初时高热畏寒，体温39.5℃，头晕头痛，呕吐，泄泻，日2～3次，经治疗发热不退，畏寒减轻，但极度疲乏，咳嗽，纳呆，腹中隐痛，大便结，小便短赤，口干苦，遂请刘老会诊。

症见：面色赤垢，神清淡漠，皮肤灼热，舌红、苔黄浊，脉滑数。肥达反应：H 640，O 320，甲1∶80，乙1∶80，丙1∶80。

中医诊断：湿温。辨证为湿热弥漫三焦。治予清热利湿，宣通三焦。

处方：青蒿后下、黄芩各12g　虎杖　滑石各25g　大黄后下，9g　竹茹　杏仁　枳实各10g　石膏30g　葛根15g　甘草6g

3碗水煎至1碗半，日1剂，分2次服，4剂。

25日二诊：发热已退，精神好转，大便通解，但仍觉疲乏，纳差，时有腹胀，口干，干咳，舌质略红、苔黄腻，脉滑。此为余邪未尽，湿热未清，治予清涤余邪。

处方：滑石20g　佩兰、金银花各12g　薏苡仁、葛根、天花粉、蚤休各15g　枳壳、北杏仁各10g　甘草6g

4剂，煎服法同上。

29日三诊：发热已退，精神好转，腹胀减轻，知饥不食，口干，舌淡红、苔薄微腻，脉滑。此为余邪未尽，气阴两伤，治宜轻清芳化，开胃理脾。

处方：藿香叶10g　佩兰叶、淡竹叶各12g　荷叶、枇杷叶、麦冬各15g　淡芦根、薏苡仁、太子参各30g　甘草5g

调治半月而愈。

（钟嘉熙．刘仕昌教授治疗肠伤寒．新中医．1994）

案7　林某，男，37岁，农民。1990年5月3日以发热、畏寒，头身痛2天入院。症见：发热（40℃），畏寒，无汗，表情淡漠，神疲乏力，面、胸部皮肤潮红，鼻衄，咳嗽，痰中带血丝，咽痛，口干，全身肌肉疼痛，纳差，舌红、苔黄厚腻，脉弦滑数。实验室检查：血分析：WBC 5.9×10^9/L，N 0.66，L 0.28。

诊断：暑湿疫。

辨证：热毒夹湿，气血两燔。治拟清热解毒，清营凉血，佐以祛湿。

处方：金银花、水牛角先煎、白茅根、薏苡仁各30g　大青叶、滑石各20g　黄芩15g、丹参、佩兰各12g、黄连、牡丹皮各10g　甘草6g

水煎服，每日上下午各1剂。

7日二诊：体温降低（38℃），神疲乏力，面、胸部皮肤仍潮红，纳差，舌红、苔薄黄，脉弦滑。效不更方，原方去滑石、黄连、牡丹皮，加生地25g，茯苓15g。继服，每日上下午各1剂。

9日三诊：药后体温已正常，精神好转，皮肤潮红消退，腹稍胀，大便日4次，质烂，小便量多，3700ml/d，舌红、苔白腻，脉滑数。此为热病后期，气阴两伤，治宜清除余邪，养阴生津，佐以行气除胀。

处方：茵陈、薏苡仁、大青叶、太子参各20g　白茅根30g　生地25g　茯苓、黄芩、佩兰、莱菔子各12g　川厚朴、山栀子各10g

水煎服，每日上下午各1剂。

病者后期出现多尿期，尿量最多至4500ml/d，经用清热祛湿，益气固肾，诸症基本消失，痊愈出院。

［**按**］本例经检测流行性出血热关光抗体阳性，滴度1∶1280，诊断明确。发热期以清瘟败毒饮加减，以清热解毒，清气凉血，由于兼夹湿浊，故加薏苡仁、滑石、佩兰、茵陈等以清热祛湿。后期出现多尿期，加强益气固肾之品。治疗针对病因、病机，故取效快捷。

（史志云．刘仕昌教授治疗流行性出血热经验．新中医．1994）

万友生

（寒温统一论治外感热病）

【医家简介】

万友生（1917～2003），别号松涛。江西中医学院教授、主任医师，江西省名老中医。擅以寒温统一的热病理论治疗高热、厥脱等急症。

相关著作：《伤寒知要》、《寒温统一论》、《热病学》等。

【主要学术思想和主张】

万友生对张仲景《伤寒论》和吴鞠通《温病条辨》推崇备至，极力倡导寒温统一；主张取西医及现代科学之长，为中医所用；临床辨证既重视主症的把握，又重视个体体质的分辨；论治用药强调顾护脾胃、扶助阳气，善用大剂。

【医论医话】

伤寒与温病两说是可以统一的。如《内经》说："今夫热病者，皆伤寒之类也"，"人之伤于寒也则为病热"，"凡病伤寒而成温者，先夏至为病温，后夏至为病暑"。难经说"伤寒有五：有中风，有伤寒，有湿温，有热病，有温病。"因此，从广义来说，温病是伤寒中的一部分，都属外感时行热病之类；但就狭义来说，伤寒与温病又是外感时引热病中两种性质不同的病，如伤寒论中所谓"太阳病，或已发热，或未发热，必畏寒，体痛，呕逆，脉阴阳俱紧者，名曰伤寒"和"太阳病，发热而渴，不畏寒者，为温病"。而且伤寒学说在原则上可以包括温病学说，而温病学说只不过是把伤寒学说中的温病部分进一步发展和具体化了。例如吴鞠通在《温病条辨》上焦篇中所创立的桑菊饮与银翘散方，它就和伤寒论中的麻杏甘石汤同属辛凉法，不过桑菊银翘的适应性更为广泛罢了。他在中焦篇中发展了伤寒论中的承气汤法，在承气汤的基础上，增加了护胃、宣白、导赤、牛黄等承气汤及新加黄龙汤等；又在伤寒论中的麻子仁丸与蜜煎的基础上，创立了增液汤及增液承气汤等。因而使下法更臻完善。他在下焦篇中化裁伤寒论中的炙甘草汤为加减复脉汤，并创立三甲潜阳和大小定风珠等方，给伤阴温病大开了法门。这些都大大地补充了伤寒病中温病部分的不足。因此，我认为，伤寒与温病都各有其横看和竖看的两方面，不可偏执；而且温病学说是伤寒学说中的温病部分的继续发展，它不是对立的，而是相得益彰。

（万友生．寒温纵横论．江西中医药．1957）

伤寒学派与温病学派的论争，由来甚久，至今未息。其实，从寒温两说的历史发展过程来看，它们本来就是由合而分，又由分而合的。

我之所以坚待要用八纲来统一伤寒六经和温病三焦、卫气营血的主张，是因它乃古今中外一致公认的中医对疾病（尤其是外感病）辨证论治的总纲。把外感寒温两说统一于八纲之下，比较容易为大家所接受。何况王叔和所编次的仲景《伤寒论》，虽然名为三阳三阴辨证论治，实则其阴阳是落实在表里寒热虚实上的，因而也即是八纲辨证论治，只是由于它详于表里虚实的寒证治法，而略于表里虚实的热证治法，才有温病学说继起，以弥补伤寒学说的不足。虽然温病学说是以三焦和卫气营血为辨证论治纲论，但仍然是以《伤寒论》三阳三阴的八纲为规范，只不过是进一步丰富了它的内容罢了。因此，用八纲来统一寒温两说，也可以说是顺理成章的。

（朱世增．万友生论外感病．上海中医药大学出版社）

阳气为人身之主宰，故人有阳则生，无阳则死。一般人的阳气是比较旺盛的，这种人体内多有伏热，容易为外界阳邪所侵袭，即使偶感阴邪，也容易从阳化热。我们在临床上常常碰到热证，而应用寒凉方药的机会较多，其原因也就在此。但也有人的阳气是比较虚弱的，这种人体内多有伏寒，容易为外界阴邪所侵袭，即使偶感阳邪，也容易从阴化寒。我们在临床上所碰到的寒证，虽较热证为少，但由于寒证阴盛阳衰，更容易危及人的生命，比较难治，尤其值得注意，这也许就是伤寒论详寒略温的深意吧？正由于人们的体质有阴阳寒热的差异，所以伤寒以后，有的郁阳不化热而现寒证，有的则郁阳化热而变为热证。《伤寒论》谓：“太阳病，或已发热，或未发热。”柯韵伯注：“然即发热之迟速，则其人所禀阳气之多寡，所伤寒邪之浅深，因可知矣。”这就是说，寒伤太阳之表，其人阳气比较旺盛的，即郁阳而发热；若其人阳气比较衰弱的，则虽郁阳而难以发热。伤寒发热的迟速高低或有无，是和其人的阳气多少密切相关的。

必须指出，伤寒郁阳化热的热证，由于患者阳气较旺，体内多有伏热，当新寒郁阳在表时，其伏热必内应，这种伤寒是容易化热由表入里的，即当伤寒郁阳在表而体内伏热轻微，尚呈现太阳表寒证时，也多立即发热，而且发热较高，如上述“或已发热”的伤寒是其例，这种表寒证如果失治或误治，或伤寒郁阳在表而体内伏热深重时，就很容易变成里热证，且因热伏部位的不同，而使里热证有多种多样的差别。还须知道，无论寒证或热证，在一定条件下，都可以向对方转化，不仅寒证由明转阳可以变为热证，即热证由阳转阴也可以变为了寒证。

（万友生．伤寒郁阳化热论．江西中医药．1962）

【验方效方】

防荆汤方（自拟方）

［组成］防风15g　荆芥10g　薄荷10g　葛根30g　甘草5g

［功效］辛散祛邪。

［主治］通治感冒（流感和上感）。

［加味法］风寒感冒，加紫苏叶15g；风热感冒，加桑叶、菊花、金银花、连翘各10g；鼻塞流涕，加苍耳子、辛夷花各10g；咳嗽，加桔梗、杏仁各10g，冰糖60g；咽喉干痛，加连翘、桔梗各15g，亦可酌加山豆根、板蓝根、青果、洋果等；头痛加川芎、白芷各10g；身痛风寒，加羌活、独活；风热加秦艽、桑枝各10g；伤食加山楂、麦芽各15g，六曲、鸡内金各10g；气虚易感，合玉屏风散。

（朱世增．万友生论外感病．上海中医药大学出版社）

【精选案例】

案1　廖某某，女，59岁，1991年8月1日上午初诊。平素容易感冒，感即难以脱体，常常低热不退。上月6日又感冒发热，经治至15日退热后，仍低热昼作夜止，汗出齐胸，微恶风寒，鼻塞，头晕痛（患偏头痛已4年），眼花，神疲乏力，如用力则手足发抖，夜卧如失盖即受冷而痰多鼻塞甚，纳少乏味，纳后脘胀，口干渴喜冷饮，舌红中心有裂痕，脉浮虚而数。投以补中益气汤合玉屏风散加味。

黄芪50g　当归10g　党参30g　白术15g　防风15g　生甘草10g　升麻10g　柴胡15g　陈皮15g　葛根30g　川芎10g　白芷15g　山楂30g　六曲10g　麦芽30g　鸡内金15g

8月10日二诊：连服上方9剂，昨日体温仅下午为37.2℃，余时均未超过37℃。用力已不手足发抖，口已不渴，虽仍纳少乏味，但纳后不觉脘胀，夜卧仍鼻塞，昨日喷嚏多。守上方再进7剂。

8月17日三诊：早晚体温不超过36.9℃，下午37℃～37.1℃，手足心热，仍有头晕痛、鼻塞，但喷嚏已止，守上方去山楂、六曲、麦芽、鸡内金，加生晒参15g，麦冬15g，五味子10g，再进10剂。

8月28日四诊：午后低热（37.3℃）间作，寐差，头晕痛乏力，手足心热，仍舌红中心有裂痕，但胃纳增加。守上方加减。

黄芪30g　党参30g　白术10g　炙甘草10g　升麻10g　银柴胡15g　青蒿15g

生鳖甲30g　地骨皮15g　葛根30g　西洋参10g　麦冬10g　五味子10g　酸枣仁30g　川芎10g　知母10g　茯苓30g

10月19日五诊：再进上方6剂，低热解除，精神、饮食、睡眠、二便正常。仍守上方加减以善其后。

案2　胡某某，女，12岁，1992年7月13日初诊。患慢性扁桃体炎急性发作。自1岁起，约每月发热1次，伴咽喉肿痛，非住院输液、消炎不愈，此次复发1周，因青霉素过敏而改用先锋霉素，发热虽退而仍身热，见咽喉扁桃体肿大，有脓点2个。伴喷嚏，咳嗽，胃中热，喜冷饮，大便干结，纳差乏味，四末不温，舌苔白厚，脉象浮数。形瘦面白，容易感冒，不耐劳累，时有胸闷心慌。投以普济消毒饮合玉屏风加减。

升麻6g　桔梗15g　生甘草6g　薄荷6g　牛蒡子10g　僵蚕10g　玄参10g　麦冬10g　葛根10g　赤芍10g　射干10g　山豆根10g　生大黄5g　黄芪15g　防风10g　白术10g

7月17日二诊：服上方3剂后即热退身凉，咽喉肿痛及脓点消失，胃中不热，但仍喜冷饮不欲食，大便已不干，仍难下，已无胸闷心慌，苔仍白厚，脉弱。改投升麻葛根汤合玉屏风散和异功散加味。

升麻10g　葛根15g　赤芍10g　生甘草10g　黄芪30g　防风15g　白术15g　党参30g　茯苓15g　陈皮10g　山楂15g　麦芽15g　鸡内金10g　生大黄5g

7月22日三诊：5剂后。胃纳已开，大便畅通，但仍不饥，喜冷饮，昨夜咽喉稍觉作哽，守二诊方再进7剂。

7月29日四诊：近日泄泻2次，因自去大黄后，大便2日未解，仍不饥，不欲饮食，但咽喉无不适，守二诊方去大黄再进7剂。

8月14日五诊：知饥纳增，大便通畅，渴喜冷饮，已1个月未再发热，守四诊方再进7剂。

9月9日六诊：上周六又感冒，但轻松地度过，未再高热咽喉肿痛。现一切正常，嘱长服玉屏风散以巩固疗效。

案3　黄某，男，患急性肺炎合并脑炎，1947年4月20日晚初诊。身热汗出而喘，神昏不语，目赤，舌绛，脉浮弦数。投以麻杏甘石汤合牛黄清心丸加味。

炙麻黄3g　苦杏仁10g　生甘草10g　生石膏15g　浙贝母10g　双钩藤后下，10g

牛黄清心丸1颗分2次化服1剂。

4月21日晨二诊：昨夜睡眠安静，今早神识稍清，语言稍出，目赤稍退，喘促稍减，但身热依然，脉仍浮数，守上方出入。

炙麻黄3g　苦杏仁10g　生甘草10g　生石膏15g　尖贝母10g　莱菔子10g　菊花5g　牛黄清心丸1颗分2次化服，再进1剂。

当日中午三诊：病情继续好转，头部时自汗出，惟颈以下无汗。守上方出入。

桑叶10g　枇杷叶10g　菊花10g　天竺黄10g　牛蒡子10g　浙贝母10g　旋覆花5g　前胡10g　苦杏仁10g　生甘草10g　丹参10g

牛黄清心丸1颗分2次化服，再进1剂。

4月22日晨四诊：身热喘促大减，咳嗽痰活易出，稍能进些米汤，但脉仍浮数，守上方出入。

桑叶10g　枇杷叶10g　菊花10g　牛蒡子10g　浙贝母10g　全瓜蒌15g　甜杏仁10g　丹参15g　双钩藤10g

牛黄清心丸1颗分2次化服，再进1剂。

当日下午五诊：神识渐清，喘促渐平，目赤全退，惟语言尚欠流利，守上方出入。

桑叶10g　枇杷叶10g　菊花10g　牛蒡子10g　浙贝母10g　前胡10g　苦杏仁10g　生甘草10g　瓜蒌仁10g　丹参10g

牛黄清心丸1颗分2次化服，再进1剂。

4月23日上午六诊：神识全清，诸症大减，病入坦途，惟热咳尚未全已，守上方出入。

炙麻黄1.5g　苦杏仁10g　生甘草10g　生石膏10g　桑叶10g　枇杷叶10g　菊花10g　金银花10g　连翘10g　淡竹叶5g　浙贝母10g　前胡10g　天竺黄10g　桔梗10g　干白萝卜丝15g

再进1剂。

当日下午七诊：热渐退清，咳变渐止，守上方出入。

炙麻黄1.5g　苦杏仁10g　生甘草10g　生石膏10g　桔梗10g　浙贝母10g　桑白皮10g　地骨皮10g　干白萝卜丝30g

连服数剂而痊愈。

案4　邹某某，女，59岁，1985年3月16日下午初诊。病起畏寒发热，头晕痛，全身关节酸痛，继以呕吐泄泻。西医初按感冒治以“感冒灵”和肌内注射庆大霉素等，仍高热不退。乃于1985年3月2日下午住院，诊断为败血症、中毒性心肌炎、糖尿病、高脂血症、左上慢性纤维空洞型肺结核、右侧渗出性胸膜炎。给予青霉素、异烟肼、格列本脲等治疗，病不为减，反而加重。3月4日血培养报告生长产气杆菌。根据药敏改用抗生素（先锋Ⅵ号及氯霉素等），病情仍未见好转，且于血培养中发现霉菌。从3月8日起，改用头孢哌啶钠静脉滴注，仍无效验，病情日趋严重，医院乃下病危通知，并请我会诊。

当时患者高热不退，有时寒战，全身酸痛，头晕，神疲肢倦，少气懒言，声低息短，胃脘痞硬，按之微痛，不饥不欲食，口干不欲饮，时有恶心，大便不成形，舌淡红少苔而前部稍见干红，脉虽滑数而重按无力。

显然属于气虚发热，法当甘温除热，投以补中益气汤加减。

黄芪60g　党参、金银花各30g　升麻、柴胡、鸡内金各15g　白术、甘草、洋参各10g　生麦芽、谷麦芽各60g

3剂。

3月18日二诊：病情明显改善，体温曾一度降至正常，现为37.7℃，身痛全除，口已不干，大便仍软烂不成形。但从昨晚起，胸闷气逼，至今未已。守上方加入瓜蒌皮、薤白、桔梗、枳壳各15g，冰片2g（分3次研末吞），再进2剂。

3月21日三诊：体温已接近正常，但仍胸闷气逼，时时恶心，脘腹胀满，大便仍溏。守上方加减。

黄芪60g　党参30g　白术、陈皮、茯苓、枳实各15g　升麻、柴胡、半夏、厚朴、砂仁、白蔻仁各15g　甘草5g　冰片2g，分3次研末吞　生姜5片

另用洋参10g煎汤代茶。再进2剂。

3月23日四诊：体温正常已1天多，胸闷稍减，恶心渐止，大便溏而数量减少，舌前部干红已回润。但仍胃脘痞硬，不知饥，不思食，食亦无味，自觉气不够用，说话、喝水都感到吃力。守上方加减。

黄芪60g　党参、陈皮、麦芽各30g　白术、厚朴、枳实、枳壳、半夏、茯苓、生姜、鸡内金、山楂各15g　砂仁、白蔻仁、六曲各10g　冰片2g，分3次研末吞

另用白参15g，洋参10g，煎汤代茶。再进3剂。

3月27日五诊：胸闷大减，胃脘痞硬消失，腹胀亦除，但仍有恶心、口淡，不欲食，大便常随尿时自出，粪软烂而色渐转黄，说话声音渐扬，4天来体温一直正常。守上方加减。

黄芪60g　红参、白术、茯苓、山楂、鸡内金、生姜、枳实、枳壳各15g　陈皮、麦芽各30g　半夏、六曲、砂仁、白蔻仁各10g　甘草5g

另用党参60g，麦冬10g，五味子10g，煎汤代茶。再进3剂。

3月29日六诊：病情日益好转，知饥思食，胸部白天已无逼闷感，仅在下半夜2～4时稍感胸闷而已。仍守上方加减以竟全功。

本例守上方调治至4月29日，复查一切正常而出院。

案5 王某某，男，40岁。患流行性出血热，第5病日，高热（体温40.5℃），微畏寒，头痛，腰酸痛，面红，目赤，颈、胸皮肤潮红，斑疹密集色红，咽红，渴喜冷饮，尿短色黄，舌红苔黄而干，脉浮大滑数。证属温热毒邪入侵气、营、血分所致。

即投加减清瘟败毒饮合剂250ml，分4～5次口服，同时给予出血热饮料500ml代茶频饮。

药后20小时，体温仍在39.5℃，改用上方直肠点滴，6小时内体温下降至38℃，18小时后降至正常。并由发热期越过低血压休克期和少尿期，向多尿期移行，7天后进入恢复期，住院20天，各项检查正常，痊愈出院。

案6 谭某，男，1944年7月间，患湿温病久热不退，经用三仁汤合黄连解毒汤加减治疗多日，病无进退，仍温温发热，神疲肢倦，少气懒言，不思饮食，当时认为这是湿温病常见症，并不在意，仍然日守原方以化湿清热1日，患者忽然蜷卧不语，久不清醒，呼之虽有时能答，但声音低微，听不甚清，家人惶急，我诊其脉不微细，四肢尚温，即安慰病者家属不必惊慌。

因思此证当是由于湿困太阴日久，损伤脾气，中气下陷，清阳不升所致。必须及时升补中气，防止其进一步陷入少阴，乃毅然投以甘温除热的补中益气汤方1剂，立即煎成，缓缓喂服，1剂服尽，患者逐渐深深入睡，呼之不应，家人更加惶恐。

我细审其神态安舒，呼吸调匀，脉虚缓而毫无急疾之象，乃嘱病人家属切勿呼唤，让其静卧以养元神。良久，患者醒来，如饥索食，家人喜给糜粥一碗，食后精神顿爽，自云“我的病好了”。原方再进1剂，身热全退，食增神旺，调理而愈。

案7 王某某，男，52岁，1979年6月29日上午初诊。间歇发热已6次，每次发热高达40℃左右，用西药解热剂可缓解，间歇期约1周。近日（6月27日）复作，开始感到胃痛，继而畏寒。旋即畏寒罢而发热，体温39.2℃。次日上午9时又畏寒，体温上升至39.5℃，经用中西药无效，晚上体温高达40.5℃，病情严重，医院下病危通知。

现症寒热往来，腰以上有汗，而腰以下无汗，心烦欲呕，胁腹胀满疼痛，不思饮食，头晕神疲，舌苔白黄而腻，舌中心有一条光剥，脉弦细数。

证属伤寒邪犯少阳，结于胁下（西医诊断为胆道感染）所致，实可纳入中医所谓“疟疾”范畴。投以小柴胡汤加味。

柴胡30g 黄芩15g 半夏10g 党参30g 生姜15g 红枣5枚 炙甘草3g 葛根30g 广木香10g 青木香15g

日进2剂，昼夜勿停。

6月30日二诊：昨夜体温降至37℃，脉转柔和，舌中心一条光剥消失，但苔仍黄腻，小便黄短，大便通畅，时时矢气，腹已不胀，能进稀粥，腰以上汗出较多，腰以下也有微汗，守上方再进2剂。

7月1日三诊：昨日白天情况良好，晚7时许自汗减少，身上觉凉，恶风，欲呕，体温升至38℃，即将门窗关闭，温覆后身体转暖，体温降至37.7℃，到晚9时许，体温恢复正常。今日清晨，体温36.8℃，胸背部自汗出甚多，腰以下汗仍较少。守上方去广木香、青木香，加生黄芪30g，天花粉30g，谷芽、麦芽各30g，生姜减为10g，再用2剂如前。

7月2日四诊：前晚热退清后，未再发热，从昨至今，病情稳定好转，上半身自汗减少，不再怕风，可以用扇，舌苔见退，舌上津回，口仍微干，脉细弱。昨日有时恶心，但进饼干一块即止，胃脘仍感不适，大便从昨日至今未解，小便转清，而且量多。仍守小柴胡汤加味。

柴胡30g　黄芩10g　半夏10g　党参30g　生姜10g　大枣5枚　炙甘草3g　青蒿草30g　生黄芪30g　山楂15g　六曲10g　麦芽15g　鸡内金10g

再进2剂如前。

7月3日五诊：从昨至今，未再发热，自汗亦止，但仍感胃脘不适，有时恶心欲吐，大便溏而不爽，口干不欲饮，仍用小柴胡汤合六君子汤以善后。

（王鱼门．万友生医案选．上海中医药大学出版社）

赵绍琴

（宣通透达善用风药，宣透温邪和调阴阳）

【医家简介】

赵绍琴（1918～2001），男，三代御医之后，北京中医药大学终身教授，北京市名老中医。当代著名的温病学家，创造性地把温病理论应用于内科杂病的治疗。

相关著作：《温病纵横》、《文魁脉学》、《赵绍琴临证400法》、《赵绍琴临床经验集》、《赵绍琴内科学》等，以及门人整理编辑的《赵绍琴温病精选》、《赵绍琴内科精要》、《赵绍琴验案精选》等。

【主要学术思想和主张】

赵绍琴治温病重在宣透，为邪气寻找出路以引邪外出，“在卫汗之可也”非指汗法，而应辛凉清解致汗泄透邪，“透热转气”乃透邪外出，可广泛用于温病卫气营血各个阶段；把温病卫气营血的理论应用到内科杂病的治疗中，主张从营血分辨治一些疑难重病症；认为内科病证多由邪气阻闭，气血循行障碍，邪气不得泄越引起，治疗当解郁、疏利、宣泄等；用药精炼，善用风药，尤喜引用杨栗山的升降散；重视脉诊，整理家传脉学，提出诊脉的八纲、四部，并将四部对应温病卫气营血，在杂病中反映标象和本质的关系。

【医论医话】

发热是温病中最常见的症状，也是各种温病所必有的，没有发热就不可能称之为温病，在中医讲发热，不仅指客观指标的体温升高，也包括患者的主观感觉。

导致发热的原因很多，主要是感受温热邪气所引起，在卫、气、营、血各阶段体温全有不同程度的升高。到了温病后期，亦可因机体本身的阴阳失调引起发热。发热的产生就是机体的阴阳平衡破坏，阴阳失和所致。《素问·阴阳应象大论》说："阳盛则热，阴盛则寒"，发热的产生即是阳气偏盛的结果。

导致阳盛发热的原因：外感温热邪气，从口鼻吸受而来，热邪郁久，蕴以化热，正邪相争，功能亢奋，阳热过盛，故发热口干渴、脉浮数或滑数；风寒袭表，表气闭遏，卫阳被郁，开合失司，阳郁而发热重，络脉失和故周身关节酸痛；阴液亏损，水少火升，阳无所制，阴虚则阳亢，亢则化火热生，故口干渴心烦，脉象急数，舌红、津少，必当养阴滋液为主；邪热炽盛，温乃热邪，热则灼阴，阳盛阴必亏损，阴不足也助邪热生，邪热与津液不足，故发热难以速平；痰热化火，温邪必伤阴液，阴伤则阳热亢，素体痰盛，外热一陷，里络就闭，轻则高热神不清，重则神昏谵语，皆属痰热蒙蔽，治之必以开窍清热方法；积滞腑实，温热蕴于气分，气热阴液过伤，糟粕积滞互阻，形成腑实，腑热上蒸则神昏谵语，舌必垢黄且厚，可用承气汤加味。

从临床分析，温病的发热有虚实之分。实证、火热、有余之发热，多在温病的初中阶段，必伴有体温升高，这正是气足祛邪的表现。但是也必须看到发热毕竟是病理过程，会消耗人体正气，损伤津液，有时甚致导致不良后果；盛热多见于温病后期，邪气已退或邪少虚多，余邪留于阴分，由于阴津大伤，阴虚不能制阳而阳气偏亢产生的发热，这种热不一定都有体温升高，即使有体温升高，也多表现低热，或低热持续时间较长。当然，也有时虚证之中忽又反复，或又引起其他慢性病的发生等，也可以见到阴虚而阳热炽盛的虚实夹杂证，治疗上就应当仔细辨证分析与用药，否则就可转成坏病。

1. 发热的辨证

温病的过程中，由于感受邪气的性质不同，包括了传染性疾病及感染性疾病等，根据病邪的侵犯部位不同，在不同的病理阶段，即出现不同的热型，鉴别这些热型的性质对温病的辨证有很重要的意义。但是并非是辨证的惟一标志，要结合全身情况综合分析，方能做出正确的判断。

（1）发热畏寒：是温病初期邪在卫分的特征性表现。发热与畏寒能同时存在，一般说发热较重而微畏寒。畏寒的时间短，这种畏寒是由于温邪热郁于内而起，热郁于内，肺气不宣，卫分不疏，故感畏寒，《内经》病机十九条中所说，寒栗如丧神守者皆属于热。温邪的身热畏寒必舌红、口干，脉象以数为主。且咽红喉咙痛，这是热邪，治疗必以清解法。温热邪气侵袭卫分，肺主卫主皮毛，故畏寒发热，卫气郁滞不能泄越故外热，卫气抗邪不能温养肌肤则畏寒。温病的发热畏寒与外感风邪或皮毛受寒邪之发热畏寒根本不同，故治疗亦异也。

（2）寒热往来：是邪在少阳的表现，是枢机不利当调解疏化。畏寒和发热交替出现，发热时不畏寒，畏寒时不发热似有定时。温热邪气，郁于少阳，正邪交争，枢机不利。这是指正邪交争于枢机之间，导致气机升降出入失调。正邪互不相容，阳盛则发热，阳郁则畏寒。往往热郁于内无路外达，邪气闭遏，不能通达于外。从脉看来多是弦数，舌红口干，小便赤红等。

（3）壮热：为高热气分热盛之貌。所谓壮热者，一指邪盛，二指热度高。病人主观感觉畏热身烧不畏寒，用体温计量之在39℃左右。温热邪气入于气分，正盛邪实，正邪剧争，人体功能活动亢奋所致。

（4）日晡潮热：为阳明腑实证的热型。日晡属申时，相当于下午3～5点，每到此时热度升高，像海水涨潮一样，有定时，故称之为日晡潮热。当然也不局限于此。

（5）身热不扬：这是湿邪困阻的一种热型，湿温是这样，还有其他的疾病也是这样，应当细致地分析。体温虽高39℃左右，而患者自己感觉并不明显，试体温表是明显高烧；体温虽然39℃左右，初扪之皮肤不太热，甚致手脚发凉，久扪之则灼烫；病人主观感觉寒热不清；患者明显感觉乏力，很似气虚之人。湿热之邪，郁蒸于气分，热蕴湿中，不能外扬，必然反映发热。湿为阴邪，水为寒类，寒则凝遏，故发热又受湿邪阻遏，所以身热不扬。

（6）身热夜甚：日为阳，夜为阴。白天属阳，故一般发热多在昼日，夜为阴，故病在阴分时发热则在夜间。凡夜间发热，必在阴分，所谓之身热夜甚，是说明白天也发热，而夜间明显增高，这种热型，表示病在阴分、血分。身热夜甚的病机有两种解释，温热邪气，入于营分，损伤营阴，夜间属阴，自然之阴可助人体之阴，阴得阴助，抗邪有力，正邪相争，故夜间发热较重；卫气昼行于阳，夜间行于阴，热郁则热自内发故发热，夜间又属阴分，故夜间明显热重。

（7）夜热早凉：这类热型是见于温病后期。是夜间发热而早上热退。这种热退不是汗出热退。发热时热度也不高。温病后期，阴液不足，余邪伏留阴分，夜间阳入于阴，体内的阴不制阳则发热。白天阳出于阴，体内的阴阳尚能维持平衡，故不发热。因本病不是发烧汗出退热的表病。吴鞠通《温病条辨》说："夜热早凉，热退无汗，热自阴来，青蒿鳖甲汤主之。"

（8）低热：是温病后期的一种热型，它表示温邪伤阴过度，阴不足故有低热，或病温之后，体力过度消耗，慢性病又渐复发，或早已痊愈之结核病等复发。体温不超过38℃，或体温不高而病人自觉发热，手足心发热或五心烦热，发热的时间比较长。病机可能有以下几种情况，温病后期，肝肾阴盛，余邪留恋不去。邪少虚多，邪热本不是太重，而正气已衰，正邪相争，故虽有发热但并不高；邪气已去，阴液耗损，阴虚则阳亢，阴阳不能平衡，故能引起发热。因为手足心属阴，手少阴心经通过手心，足少阴肾经起于足心，故阴虚发热时，尤以手足心发热为明显；温病后期，肺胃津伤，余邪留恋，一时阴气未复，总有低热或手足心发热的感觉；常常在临床时看到，温病初愈，身热又作，脉象细数，找不到其他原因，是慢性疾病，因体质一时性低弱，而旧病复发，如结核病、肿瘤等。

总之，温病中常见的热型，归纳起来是，卫气证的发热，类型虽然不同，但总的原因都是外邪浸入机体，由于正气祛邪外出产生出来的保护性的反应，性质多是实证。营血证的发热，既有邪盛正虚的实，又有邪少虚多的不足，若体弱正虚之人，低热不退，应多方面考虑。

（赵绍琴．温病浅谈．人民卫生出版社）

2. 湿温的四忌

（1）忌大汗：湿温病不是风寒外袭，不是外感中太阳经病，故不可用解表法以求其汗；湿为阴邪，性质重浊黏腻，难以速除，故最忌大汗，既伤气又伤液，于病有害；湿温是湿热蕴郁，湿困热伏，湿热交阻，如油入面，难解难分，误汗则湿不去，热必蒙蔽清窍，反而热增，邪陷心包，导致昏迷，病势增重。

（2）忌大下：湿热阻滞肠胃，大便难解气坠，非腑实燥结可比，此为气机不畅，腑气不行，故大便难下，非燥屎内结，故不可下；误下损伤脾阳，湿本属寒邪，遏脾阳之运化，今再误下脾气无力上升，故洞泄不已。

（3）忌滋补：湿本属阴邪，湿温虽有内伏之热，然必以湿为主，此时再用生地黄、麦冬、阿胶、龟板等甘寒滋液，湿邪则不得解；湿温日久，下元不足，腰痛乏力，如用熟地黄、金狗脊、桑寄生、补骨脂等填补下元之品，也是不当，故当禁忌。

（4）忌温养之药：此指湿温病病期较长，欲用甘温益气以助其阳，而补其气者。湿温也是温邪，温邪是热，虽外有湿阻而内有伏热，故不可用甘温益气之品；老年人患湿温初愈之后，亦不可用补命火壮元阳之药，防其死灰复燃矣。

3. 湿温的三复

（1）食复：温病痊愈之后，由于发热日久，消耗体力甚多，可能病体消瘦，面色不华，疲倦无力，甚则食欲差，脉细弱无力，此时若过食则难以消化，食积不化，脾胃难以消磨，蕴而发热，病人初愈阴分大衰，发热立作矣。

（2）劳复：湿温病后正气大虚，脾胃受湿所困，饮食不甘，此时不可过劳，当慎起居，少进食，微活动，注意调养。若病后正气未复，过劳正伤，阴分消耗，身热复作，此为劳复。

（3）感冒复：患湿温病一般约20天左右，正气耗，脾胃伤，一时难能恢复正常，如在将愈或初愈之时，因气候变化，体弱难以适应，最易着凉，此属反复。用药当以轻灵为主，防其伤阳。

（赵绍琴．温病浅谈．人民卫生出版社）

【精选案例】

案1　周某，女，50岁。身热头痛，体温38.3℃，微恶风寒，无汗咳嗽，咽红且痛，口微渴，舌边尖红，苔薄白，两脉浮数。

风温之邪，侵袭肺卫，用辛凉疏卫方法，以宣肺退热。饮食当慎，荤腥宜忌。

薄荷后下，1.5g　前胡6g　浙贝12g　桑叶9g　金银花9g　连翘15g　淡豆豉9g　炒牛蒡子3g　芦根30g

二诊：2剂。药后小汗，而头痛、身热皆止，体温37℃，咳嗽有痰，咽红已不痛，口干，舌苔白而尖红，脉象已变弦滑。风热已解，肺热留恋，再以清解肃化法。

薄荷后下，1.5g　前胡3g　黄芩9g　杏仁9g　芦根、茅根各30g　焦三仙各9g

2剂。药后诸恙皆安。

案2　宋某某，女，65岁。初春发病，身热20余日，体温38.5℃上下，形体消瘦，面色暗黑，舌干绛而有裂痕，苔垢厚焦黄，唇焦起皮，胃纳少思，脘腹胀满拒按，口干欲凉饮，咽红干痛，两脉沉细小滑，按之仍有力。素患肺结核10余年，经常夜间有汗，有时低烧。近来感受温邪，屡投辛温解表，重亡津液，阴分过亏，津液大伤，蕴热腑实，便秘不通。阴愈亏而热愈炽，肠愈燥而阴愈耗。必须顾津液以润其操，通腑实求其热除。本虚标实之证，急以增液承气汤治之。

玄参45g　生地黄30g　麦冬25g　白芍30g　川石斛25g　芒硝冲，1.5g　大黄粉冲，1.2g

1剂。

二诊：药后昨夜大便畅通1次，初干如羊屎，后则稍缓，肛门破裂，微带血渍。今日体温37.5℃，舌干绛而有裂痕，胃纳渐开，脘腹胀满已减，咽仍红，干痛已见缓和，两脉沉细小滑，力量稍逊。

素体阴分不足，血虚热盛，患温病又复伤阴，大便秘结。此液枯肠燥，无水舟停，故先用增水行舟润肠通便法，今便已通，热已减，再以甘寒润燥，以补药之体，作泄药之用，切不可再用硝、黄。

北沙参30g　生地黄25g　白芍25g　清阿胶分2次烊化，15g　黑木耳12g　炙鳖甲先煎，15g　麦冬15g

2剂。

三诊：身热已退净，体温37℃，舌苔已化，质绛干裂，胃纳如常，大便又行一次，便下正常，腹不胀满，咽干痛已无，脉见细弦小滑，再以甘寒育阴，从本治疗。

生地黄25g　北沙参25g　生白芍25g　生薏苡仁15g　生白扁豆25g　清阿胶分2次烊化，12g　天冬、麦冬各10g　鸡内金10g

5剂。药后诸恙皆安，身热退净。饮食睡眠皆好，嘱平时忌用辛辣厚味，食以清淡为佳。

案3　庞某某，女，80岁。素嗜鸦片烟已30余载，经常便秘，大便7~8日一行。自4月28日感受风温邪气，身热咳嗽，咽红肿痛，经中西医治疗10天未见好转。目前身热未退，体温38.3℃，两脉细弦小滑，按之细数，头晕心烦，身热腹满，口干唇焦，咽干微痛，舌苔黄厚干燥，焦黑有裂痕，精神萎靡，一身乏力。

老年阴分素亏，久吸鸦片，虚火更甚，津液早亏，病温将及半月，阴液更伤。老年正气不足，热结阴伤，燥屎内结。必须急攻其邪以祛其热，扶其气分防止虚脱，仿新加黄龙汤以攻补兼施。

鲜生地60g　生甘草10g　玄参25g　麦冬15g　赤芍、白芍各25g　当归10g

生大黄末1.2g和玄明粉1.5g共研细末冲服，人参（另煎兑入）25g，1剂。

服药约2小时，俟腹中有动静，或转矢气者，为欲便也。在便前另服：已煎好之人参汤25g，西洋参粉4.5g，调匀分服，再去厕所，以防虚脱。

服汤药后约2小时，腹中痛，意欲大便，即先服人参汤送西洋参4.5g，再去排便，数分钟后，大便畅解甚多，病人微觉气短，又服人参汤少许，即复入睡。

二诊：昨日服新加黄龙汤，大便已通，未出现虚脱症状，这是在气阴两虚之人身上用攻补兼施方法的成功例证。药后患者静睡通宵，今诊两脉细弱无力，身热已退净，体温36.7℃，腹满、头晕、心烦皆减，舌苔焦黑干裂已除，仍属黄厚近焦，自觉一身疲惫异常，老年病温已久，重伤津液，一时难以恢复，再以甘寒育阴以折虚热，甘微温益气兼扶中阴，饮食寒暖，皆宜小心。

海参片先煎，15g　沙参30g　玄参30g　麦冬25g　黄精25g　鲜石斛30g　生白芍30g　生地、熟地各25g

西洋参粉10g，分3次药汁送下，2剂。

三诊：连服甘寒育阴兼以益气之后，气阴皆复，患者热势未作，已能进食少许，舌苔渐化而根部略厚，夜寐较安，且小溲渐多，再以养血育阴兼扶脾胃。

西洋参粉10g，分3次服　南北沙参各30g　生白芍30g　玄参30g　麦冬25g　莲子肉25g　生地黄30g　南百合25g　怀山药30g　炒薏苡仁30g　甜杏仁10g

3剂。

四诊：服甘寒育阴兼扶脾胃之后，近几天来，精神渐复，饮食渐增，19日大便又解1次，初硬而后调，舌苔已化，根部略厚，两脉细弱小滑，年已八旬，气阴早亏，又嗜鸦片阴液消耗过甚，病温半月，正气虚损过度，再以育阴养荣，调理脾胃。前方继进3剂。

五诊：1周来，精神恢复接近正常，已能下地活动，胃纳渐开，夜寐亦安，面色已润泽，舌苔基本正常。嘱其每日进薏苡百合粥，午服山药粥，晚吃龙眼肉汤，调养半月而愈。

案4　陈某某，女，58岁。初起发热畏寒体温38℃～39℃，汗出，时有恶心，2天后开始神志不清，烦躁谵语，颈部有抵抗，查脑脊液WBC 23，单核9。入院即给常规抗生素治疗。第3天开始腹泻，便培养金黄色葡萄球菌。诊为乙脑并发剥脱性肠炎，治疗无效，并产生霉菌，遂邀赵师会诊。

初诊：身热不退，神识昏沉，大便作泄，色黄气臭，小便黄少，舌绛龟裂，苔焦黄，唇燥，脉细数。

辨证：此为暑热久蕴，入营蒙蔽心包，且积滞互阻，湿热下迫。气热复炽，营阴已伤。治宜清营养阴，开窍透热。

处方：葛根4.5g　黄芩9g　黄连4.5g　甘草3g　生石膏30g　竹茹6g　菖蒲4.5g　郁金6g　鲜石斛15g

紫雪丹3g，分服，2剂。

二诊：药后热退泄止，神志转清，溲黄，舌干红，苔已渐化，脉弦滑略数。以扶正养阴，清泄余热而愈。

案5 鲍某某，男，21岁。连日炎热，突然患感，身热头晕，心烦口渴，暴吃冰棍6、7支，又过多吃生冷瓜果，移时即觉胸中堵满、憋闷，呼吸粗促，腹中胀，小便短少，少腹作痛。遂来应诊。面色青暗，舌白淡腻润滑多液，两脉沉涩不畅。

此暑热外受，暴进生冷，阳气郁遏，湿为寒凉凝涩，寒凝之证。宜先以辛香微温，宣郁缓痛，温解寒凝。俟寒化、凝开、湿去，再行清化方法。

陈香薷后下，15g　藿香梗、苏梗各10g　白芷6g　煨姜6g　桂枝尖2g　草豆蔻3g　木香6g　白蔻仁2g　半夏10g　2剂。

二诊：药后遍体小汗出，身热头晕皆减，胸满、憋气堵闷之症见轻，呼吸粗促已解，面色略暗，小便甚畅。舌仍淡腻，两脉已渐转滑利。

前方去陈香薷、桂枝尖、草豆蔻，又服2剂而安。

案6 邢某某，男，21岁。身热8日未退，头晕胸闷，腰际酸楚乏力，大便黏腻不爽，因导而下，临圊腹痛，脘痞，嗳噫不舒，小溲色黄不畅，舌白苔腻，脉象沉缓而濡。暑热湿滞互阻不化，湿温已成。先用芳香宣化、苦甘泄热方法。

鲜佩兰10g　鲜藿香10g　大豆卷10g　炒山栀10g　苦杏仁10g　法半夏10g　陈皮6g　姜竹茹6g　白蔻仁研冲，2g

2剂。

二诊：药后身热渐退，头晕胸闷渐减，腰酸已减而未除，腹痛未作，大便如常，时有嗳噫，舌仍白腻，脉来沉濡。汗泄已至胸腹。此湿温邪有渐化之机，病已10日，得此转机，势将热减湿化，仍拟芳化湿郁，兼调气机，饮食当慎。

藿香梗、苏梗各6g　佩兰叶10g　淡豆豉10g　炒山栀6g　前胡6g　苦杏仁10g　半夏曲10g　新会皮6g　焦麦芽10g　鸡内金10g

2剂。

三诊：身热渐退。昨日食荤之后，今晨热势转增，大便2日未通，小溲色黄。舌苔根厚黄腻，脉象两关独滑。此湿温虽有转机，却因食复增重，当防其逆转为要。再以栀子豉汤增损。

淡豆豉10g　炒山栀6g　前胡6g　苦杏仁10g　枇杷叶10g　保和丸布包入煎，15g　焦麦芽10g　炒莱菔子10g　枳壳10g　白蔻仁研冲，2g

2剂。

四诊：药后大便畅通，身热略减，体温仍高38.5℃，舌苔渐化，根部仍厚，脉象两关滑势已退，自觉胸中满闷大轻，小溲渐畅。湿温有渐解之机，积滞化而未楚。仍须清化湿热积滞，少佐清宣，希图21日热退为吉。饮食寒暖，诸宜小心。

淡豆豉10g 炒山栀6g 杏仁10g 前胡6g 厚朴6g 新会皮6g 白蔻仁3g 炒薏苡仁10g 方通草2g 焦三仙各10g

2剂。

五诊：身热已退净，皮肤微似汗出，津津濡润，已遍及两足、两手，脉象沉滑力弱，舌苔已化净，二便如常。湿温重症，3周热退，是为上吉，定要节饮食，慎起居，防其再变。

白蒺藜10g 粉丹皮10g 香青蒿5g 大豆卷10g 炒山栀5g 制厚朴6g 川黄连3g 竹茹6g 炙枇杷叶10g 保和丸布包，15g 半夏曲10g 鸡内金6g

3剂。

药后身热未作，食眠二便如常，停药慎食，调养2周而愈。

案7 王某某，男，87岁。发烧7天，咳嗽喘憋5天，体温波动在38℃～39.5℃之间，经西医诊断为肺炎，曾注射庆大霉素，口服四环素，效不见著，遂请中医会诊。

患者壮热不退，汗出口干，咳嗽喘息不得平卧，痰黄黏量多，大便5日未行，小便黄少，腹微满不痛，舌红，苔黄腻，脉滑数。

此属温热入肺，灼液成痰，痰阻气机，肺失宣降，故咳喘并作。肺与大肠为表里，肺气不降，腑气不通，故大便数日未行。

治以宣肺涤痰，通腑泄热。幸喜患者虽年迈而体尚健，正气尚足，可攻之于一时，拟宣白承气汤加味。

杏仁6g 全瓜蒌20g 炙枇杷叶15g 生石膏15g 黛蛤散包，10g 生大黄后下，6g

1剂。

二诊：药后大便3次，所下恶臭，腹不满，咳喘轻，再以原方去大黄治之，2剂。

三诊：药后诸症大减，体温37.8℃，咳喘已微，能平卧安眠，舌红苔黄白，脉弦细小滑。拟清肃肺气，佐以和胃。

杏仁6g 桔梗6g 瓜蒌皮10g 清半夏10g 焦谷芽10g 生甘草6g 桑白皮6g 芦根20g

2剂。

药后诸症已平，体温正常，X线检查两肺未见病理性变化，痊愈出院。

案8 袁某某，男，37岁。时当秋令，久旱无雨，发烧头痛，体温38.3℃，干咳痰少，今晨痰中带血，鼻干咽燥，心烦欲饮，自觉乏力短气，自服橘红丸12丸（每日4丸，连服3日），病情益增。

证属秋感燥热，肺津受伤，本当用甘寒清润之法。但自服橘红丸，其方本为燥湿化痰，宜用于老年痰湿患者。今误服燥热之药，更伤阴分，燥咳伤于肺络，故见痰黏稠而带血渍，脉象细小弦数，舌绛干裂。

仿喻昌清燥救肺法，润燥兼止其血。

北沙参25g 浙贝母、川贝母各10g 晚蚕砂12g 杏仁10g 淡豆豉10g 炒栀皮6g 前胡3g 鲜茅根30g 黛蛤散布包，12g 鲜梨1个，连皮去核切片入煎

3剂。

二诊：连服清燥润肺止咳之药，2天来咳血已止，鼻咽干燥亦轻，夜已成寐，咳嗽痰黏成块，仍觉乏力，口干渴饮，身热头痛皆止，体温37℃，两脉弦细。数势渐缓，舌绛苔较润。此燥热渐减，阴伤少复。仍议甘寒润燥方法。

生桑皮10g 地骨皮10g 肥玉竹10g 麦冬10g 南沙参、北沙参各15g 川贝母6g 炒山栀6g 黛蛤散布包，10g 鲜茅根、鲜芦根各30g 冬瓜子30g

3剂。

三诊：节日饮酒之后，咳嗽痰血又发，身热又重，体温38.1℃，舌红口干，咳嗽胸痛较重，X线透视“两侧肺纹理增重，支气管炎现象”，两脉弦滑而数。

素体阴伤热盛，时值久旱雨少，燥热较重，咳嗽痰中带血初愈，燥热始退，阴伤未复，节日饮酒过多，且吃辛辣油腻，助热而伤阴，再以甘寒育阴，泄热止红。饮食当慎，百日忌酒，防其咳血加重。

鲜生地30g 苏子6g 川楝子10g 黄芩10g 大蓟、小蓟各10g 炒槐米10g 黛蛤散布包，10g 鲜茅根30g 北沙参30g 焦三仙各10g

云南白药1瓶，分4次，药送下，2剂。

四诊：药后咳血未作，咳嗽亦轻，身热渐减，体温37.5℃，自述胸痛见轻，舌红糙裂，口干且渴，两脉细弦小滑，数象渐减。再以甘寒育阴，润燥止红。

鲜生地30g 川楝子10g 苏子10g 黄芩10g 白头翁10g 茜草10g 黛蛤散布包，10g 干荷叶10g 藕节10g 北沙参25g

云南白药1瓶，分6次服，3剂。

五诊：近来咳嗽痰血未见，身热已退，体温36.9℃，经X线两肺透视已正常。两脉弦细小滑，舌红口干，饮食二便如常，嘱其停药休息1周，忌食辛辣油腻及一切刺激之品。

案9 张某某，男，56岁。从本月2日开始，发烧较重，体温38.7℃，自觉头晕，胸闷，心烦急躁，阵阵畏寒，周身酸痛，咽痛口渴，近1周来夜间不得入睡，曾服银翘解毒丸6丸，复方阿司匹林6片，皆未见效。本月4日请邻居医生看视，认为感冒风寒，随开一方：桂枝9g，防风9g，葛根6g，荆芥3g，生姜3

片，红糖30g，水煎分服，1剂。

今晨病势突然增重，发烧40℃，神志时清时昧，面部青暗，口鼻苍白，舌绛起刺，状若杨梅。苔根厚而黄干，咽喉肿痛白腐，呼吸粗促，口干欲饮，时有谵语，小便赤少，大便3日未行，胸部似有斑点不多，两手脉象沉涩不畅，按之弦细数有力。

温邪蕴热，内闭于肺，气营两燔。本当清营泄热，误服辛温表散之剂，温热炽甚，阴分过伤，势将昏厥，防成烂喉丹痧，且火郁内闭，深恐本不胜病，姑予一方，以慰来者之望，备候高明政定。

僵蚕9g　蝉蜕6g　片姜黄6g　杏仁6g　炒牛蒡6g　玄参30g　连翘24g　金银花15g　前胡3g　浙贝母12g　鲜茅根、鲜芦根各60g

另用鲜九节菖蒲根15g，煎汤送服神犀丹1丸，犀角末（水牛角代）0.6g（分2次汤药送下），1剂。

二诊：前药服后，遍身温疹一涌而出，色深皆重，身热略退，体温38.5℃，神志渐清，已能言语，自述心烦渴饮，欲食冰，两脉已由沉涩转为弦滑细数，口唇鼻梁仍苍白，舌绛如朱，尖部起刺，根部焦黄而厚，口味甚臭，大便虽通不多，小便赤少，咽喉肿痛白腐，不能吞咽，胸闷较轻，呼吸粗促已缓。

温毒蕴热，已成烂喉丹痧，火郁渐解，气营交炽，病势甚重，再以清气热，以解温毒，凉营血，兼透丹痧。饮食寒暖，慎之又慎。

僵蚕6g　蝉蜕6g　姜黄6g　生石膏24g　黄芩9g　淡竹叶6g　连翘24g　金银花24g　紫草9g　紫花地丁9g　川贝母6g

局方至宝丹2丸，分2次用鲜九节菖蒲根30g洗净打烂，煎汤送下。先服汤药。1剂。

三诊：今诊脉弦滑而按之濡滑略数，周身温疹已透，身热渐退，神志清楚，体温37.5℃，舌苔根部仍黄，尖部起刺已减，面部青暗也退，口周围苍白消失，大便通畅，色深味臭，小便仍黄，但尿量增加，咽红肿已愈，拟以养阴生津，兼祛余邪之法。

细生地30g　赤芍9g　姜黄6g　连翘12g　石斛18g　北沙参30g　麦冬12g　川贝母6g　鲜茅根、鲜芦根各30g　焦三仙各9g　牡丹皮9g

3剂。

四诊：身热退净，皮肤脱屑，体温正常，纳谷欠馨，二便自调，两脉沉濡小滑，拟一善后处理方。

茯苓24g　冬瓜皮30g　生山药30g　炒薏苡仁30g　半夏9g　陈皮6g　焦三仙各9g

5剂。

五诊：诸恙皆安，皮肤脱屑已净，饮食、睡眠、二便如常，病已痊愈。

案10 张某某，女，24岁。该患者就诊时，发烧9天，体温波动于38.5℃～39℃之间，颌下有一5cm×5cm大小之肿物，西医诊为“急性颌下淋巴结炎”，用青霉素、四环素效果不佳。现患者发热不退，仍觉畏寒，面色暗黄，颌下有一包块，大如鸡卵，质地坚硬，按之疼痛，皮肤不红，按之亦不灼手，咽喉红肿而痛，纳谷不甘，大便3日未解，脉沉弦而数，按之有力，舌红苔白根腻。

此属火郁三焦，少阳枢机不利，气血壅滞而成。拟升降散加散。

白僵蚕为末冲服，3g　蝉蜕6g　片姜黄10g　生大黄6g　柴胡6g　金银花10g　皂角刺5g　黄芩10g　苦桔梗6g　生甘草6g

3剂。

二诊：药后热退身凉，诸症霍然，颌下肿物仅有枣核大小，惟食纳不甘，乏力。以竹叶石膏汤、益胃汤加减收功。

案11 刘某，女，78岁，1985年11月15日初诊。患者高热40余天。自10月初因感冒发热，咳嗽，有黄色黏痰胸痛，校医室诊断为“老年性肺炎”，经用青霉素、链霉素、红霉素以及中药等治疗月余，咳嗽减轻，痰亦减少但仍持续高热不退，腋下体温：上午37.5℃～38℃，下午至晚上39℃～40.5℃。近几天来并出现心烦急躁，时有谵语，转诊于赵老。

现症：身热夜甚，心烦不寐，时有谵语，口干渴而不欲饮，小便短赤，大便数日未行，舌红绛少苔，脉沉滑细数。听诊：两肺底部大量湿性啰音，体温39.5℃。

辨证：热邪蕴郁，壅塞肺金。治则养阴清热，宣郁肃降。

苏叶、苏子各6g　前胡6g　杏仁10g　沙参10g　枇杷叶10g　黛蛤粉包煎，10g　炒莱菔子10g　焦麦芽10g　茅根、芦根各10g

二诊（10月18日）：服上药3剂，发热见轻，神清、夜寐转安，但见咳嗽痰多，舌红绛苔薄，脉滑数，小便黄，大便排出几枚如干球状，体温37.1℃。仍余热未尽，前法进退。

炒山栀6g　淡豆豉10g　前胡6g　杏仁10g　枇杷叶10g　沙参10g　麦冬10g　远志肉10g　浙贝母10g　茅根、芦根各10g　焦三仙各10g

服上方3剂，热退身凉，咳嗽痰止，夜寐较安，二便正常，又服4剂而愈。

案12 陈某某，男，80岁。发热时重时轻，曾服治感冒之剂，半月来未能好转，因其年老体衰，缠绵已16日。昨日高烧昏迷，体温38.9℃，大便4～5日未行，顷诊两脉按之弦滑而数，关尺有力，舌苔老黄根厚。

一派温热内陷，阳明腑实之象。虽年已杖朝，而邪热腑实内聚，日久津液已伤，必须通腑泄热，开郁展气，佐以生津之法，仿牛黄承气汤。

僵蚕9g　蝉蜕6g　姜黄6g　前胡3g　杏仁9g　玄参24g　淡竹叶3g

生大黄粉1.5g，分2次药送下，安宫牛黄丸1丸，分化，2剂。以大便得通即停药。

二诊：连服2剂之后，昨日大便畅通一次，今晨小汗，身热已退至37.1℃，神志已清，小便短黄，夜寐甚安，两脉已起，中取弦滑，数象已退，舌苔黄而不老，质红较前有液，老年温病，阳明腑实，气机不通，连服牛黄承气，大便通而神志开，再以甘寒增液，益气通幽之法。

细生地15g　玄参15g　沙参15g　麦冬9g　前胡3g　杏仁9g　瓜蒌24g　枳壳9g

2剂。

三诊：甘寒育阴增液之后，神志清爽，大便今日又通1次，连日夜寐甚安，脉象渐渐有神，舌苔已化，胃纳渐佳，体温正常，再以调理中焦为法。

北沙参15g　麦冬9g　五味子9g　杭白芍24g　陈皮6g　鸡内金9g　生薏苡仁24g　焦麦芽9g

3剂。药后家属前来告知，患者已完全康复，问尚须服药否，遂嘱其进食易消化食物，清淡为佳，以养胃气，即可无虞。

案13　邹某某，女，25岁。发热已半月，由于经济情况过差，无力求医，从昨日起开始高烧昏迷抽风，遂请往诊。顷诊两脉细弦而数，高烧昏迷，形体削瘦，极度营养不良，头胀痛，躁扰不安，手足抽搐，角弓反张，舌绛干无液，质老，苔根略厚，唇焦色紫，大便3日未通，小溲色赤。西医检查怀疑为病毒性脑炎。

素体阴虚血少，温邪蕴热直迫血分，热邪上蒸则头胀头痛；热扰心神则昏迷躁动；血虚肝阴失养，筋脉拘急故手足抽搐而颈项强直，此营热动风，血少筋急。必须清营热，佐以凉肝熄风方法。正虚邪实，深恐本不胜病，备候高明政定。

细生地黄30g　生白芍24g　茯神9g　桑叶9g　钩藤后下，12g　川贝母6g　菊花9g　珍珠母先煎，30g

羚羊角粉0.6g，分2次服，2剂。

二诊：药后身热渐退，体温38℃，抽搐未作，神志已渐清醒，今晨大便1次而干，小便黄少，昨夜渐能入睡，两脉细数无力，弦势已减，舌苔干势已缓，质仍绛，头仍痛，口干不欲饮，唇紫且干。

体质薄弱，血虚已久，温邪蕴热，阴分大伤，药后肝热已减，抽搐未作，热在营血，阴虚津亏，再以养血育阴增液，清心安神定抽。病势深重，防其厥变，诸当小心。

鲜生地黄30g　生白芍24g　鲜石斛30g　晚蚕砂12g　知母9g　玄参18g　牡丹皮9g　钩藤12g　鲜茅根、鲜芦根各30g

羚羊角粉0.6g，分2次冲服，2剂。

三诊：身热渐退，日晡仍重，体温37.6℃，4天未抽，神志清醒，言语对答正确。昨日大便又通1次，色深不多，小便渐畅，夜寐安，两脉细弱略数，沉取似有弦象，舌已渐润，边尖红，根略厚。

温邪渐解，营热已清，胃肠滞热，化而未清。再以养血育阴，兼化滞热，以退晡热。饮食当慎。

淡豆豉9g　香青蒿6g　鲜生地黄30g　生白芍24g　玄参15g　牡丹皮9g　钩藤9g　鲜茅根、鲜芦根各30g　焦三仙各9g

2剂。

四诊：晡热已退净，体温正常，胃纳渐开，二便如常，舌苔已化，脉象细弱，温邪蕴热已解，胃肠滞热已化。再以疏调胃肠，以善其后。

北沙参12g　细生地黄24g　白芍15g　焦三仙各9g　鸡内金9g　砂仁研冲，1.5g

5剂。药后胃纳大增，精神体力渐复。嘱其清淡饮食，休息1周，即可恢复工作。

（彭建中. 赵绍琴临证验案精选. 学苑出版社）

何炎燊

（辨证循序善用古方，寒温合流治外感热疾）

【医家简介】

何炎燊（1922～），广东省东莞市中医院主任医师，广东省名老中医。擅治外感热性病及内、妇、儿科杂疾顽症。

相关著作：《常用方歌阐释》、《竹头木屑集》等。

【主要学术思想和主张】

何炎燊精研伤寒、温病，对外感热性病的治疗主张“寒温合流”。主张临证疗疾，须轻重缓急、标本明晰，疗急重病，擅用轻锐直捣霸道之法，治疗慢性病，则力求四面合围王道之功，告诫宜刻刻扶持胃气，顾护真阴。如用达原饮加柴胡大黄宣透推荡，治疗肠伤寒以缩短病程；以平和中正，避用峻猛尅伐求平稳过渡、久服图功。推崇应用古方，常用古方化裁治疗今病。

【医论医话】

自古以来，中医学术，流派繁多。言伤寒者，对条文解释，聚讼纷纭，论温病者，则新感伏气争论不休。故各家学说，各有短长，既不能全盘肯定，也不能一概否定。我一向坚持 以实践为检验标准，虽名家之论，也不偏信。

近百年，岭南温热学派在我市流传甚盛。此派倡言，吾粤地处亚热带，凡患外感，几乎全是温邪，用药偏于寒凉，轻则银翘桑菊，重则羚犀白虎，视辛温之药如蛇蝎。这是一种偏见。其实，叶氏的“在卫汗之可也”，他自己就用辛温的葱豉汤，不是千篇一律的“薄荷牛蒡之属，芦根滑石之流”。余师愚治暑热疫，善用大剂寒凉，但也说病初起，“用败毒散去其爪牙”，并不完全排斥辛温。1958年秋，我就用人参败毒散治愈300多例流感。1985年九十月间，莞城登革热流行，经我治愈的100多例中就有21例早期出现表寒里热的，治疗先进辛温解表，接服寒凉清里，一日双剂的方法，确能顿挫病势，大大缩短病程。

（何炎燊．浅谈学习伤寒温病的点滴体会和临床经验．新中医．1986）

【常用效方】

方一　撤热柴胡饮

［组成］柴胡12g　防风9g　白芍9g　陈皮5g　甘草5g　金银花12g　连翘12g　黄芩9g　栀子皮9g　芦根30g

张景岳“新方八阵”有正柴胡饮，方用柴胡、防风、白芍、陈皮、甘草、生姜等。观其制方本义，乃从桂枝汤脱胎而来。解表主药，不用桂枝而用柴胡、防风。柴胡气味俱薄，具轻扬疏达之性，善能透邪外出；防风辛甘微温，乃太阳经表药，但不如桂枝之辛燥；两药合用较单用桂枝为优。方中不用大枣，而用陈皮之宣化，亦有巧思。六者合成辛苦微温解表之平剂。故景岳云：“凡外感风寒，血气平和，宜从平散者，此方主之。”其意是本方可治单纯性之外感病而无兼夹者。

吴鞠通治温病邪在卫分，用银翘散。因有表证，故解表之药不可少，银翘散中之荆芥、薄荷、豆豉，与柴胡饮中之柴胡、防风、陈皮类似，而以后者之解表力较强。吴鞠通说：“银翘散乃从清心凉膈散加减而成，病从表起，去入里之黄芩，勿犯中焦。”则拘泥太过而不切实际。其实，一药有多能，黄芩亦入上焦，善清肺热，从未见其有犯中焦之弊。如银翘散之金银花，既能治上焦风热，又能治大肠热痢，岂非直犯下焦乎？此方以正柴胡饮为基础，去生姜之温，既采金银花、连翘之辛凉，又用黄芩、栀子皮之苦寒清热。叶天士云："温邪则热变最速。"既然"最速"，则勿等待其"到气才可清气"，而及早用苦寒清里热之品，以防患于未然。又加芦根之甘寒，清热保津，亦是治未病之旨。多年实践证明，此方疗效远胜银翘散也。

方二　清肺柴胡饮

［组成］柴胡 12g　防风 9g　白芍 9g　陈皮 5g　甘草 5g　桑叶 9g　菊花 9g　牛蒡子 9g　北杏仁 9g　桔梗 5g　鱼腥草 25g

风温犯肺，常有表证未解，身热未退而咳嗽频频者，吴鞠通用辛凉轻剂桑菊饮治之，但解表清肺之力皆薄。故仍用柴胡饮解表邪，加入桑叶、菊花、牛蒡子、北杏仁、桔梗等理肺止咳；而重用苦辛寒清降之鱼腥草，则更增强其清肺止咳之效。

方三　败毒散重加石膏

［组成］党参 12g　羌活 10g　独活 10g　柴胡 12g　前胡 9g　葛根 20g　茯苓 12g　桔梗 9g　枳壳 9g　甘草 5g　生石膏 40～80g

［服法］水煎成大碗频服，2～3 小时后，即溱溱汗出，热随汗降，全身轻快。

人参败毒散乃辛温解表之剂，温病学家多畏忌不用。然喻嘉言则极力推崇此方，说"热暑湿三气门中，推此方为第一"。余师愚擅用大寒之剂治热疫，犹谓"首用败毒散去其爪牙"。可知此方败毒之力甚强，运用得宜，能收捷效。1958 年春，流感肆虐岭南，多出现外寒束内热如大青龙汤证者，用人参败毒散加石膏治愈 1000 余例，皆 1 剂知，2 剂已，疗效较其他中西方药为优。

（何炎燊．不囿寒温，中病是求．中国社区医师．2003）

【精选案例】

案 1　林某某，男，6 岁。1964 年 6 月 29 日起发病，身热、头痛甚剧，呕吐、口渴。服中药 1 剂，次日即高热神迷，经西医诊治，初步诊断疑为流行性脑脊髓膜炎，7 月 1 日来院请中医治疗。在诊病之际，患儿面色陡变，四肢抽搐，目窜上视，不省人事。急为针人中、合谷，并注射苯巴比妥钠、青霉素，给予四环素内服，随即入院，由中医治疗。

病孩面赤怫郁，未发痉时神情狂躁，烦渴引饮，频频惊叫，扬手踯足。发痉后即陷入深度昏迷，辗转不宁，口绕红练，目绕红丝，眵多，身灼热（40.6℃），微自汗出，小溲赤短，唇焦鼻干，舌边尖绛刺，中布黄厚燥苔，脉洪大滑数。

检查：巴宾斯基征（+），克匿格征（+），腹壁反射，提睾反射均消失。

血象：白细胞 $18.2\times10^{9}/L$，杆状细胞 0.04，分叶粒细胞 0.77，嗜酸球细胞

0.02，淋巴球细胞0.17。

脑脊液检查：压力正常，蛋白定性（++），糖半定量30~40mg/100ml，细胞数30×10^{12}/L，分类：中性球细胞0.75，淋巴球细胞0.25，涂片及培养均未发现脑膜炎双球菌，诊断意见：流行性乙型脑膜炎。

根据中医诊治，属暑热充斥三焦，阳明腑气不通，膈上灼热，内迫心神，引动肝风，予凉膈散合白虎汤，荡涤热邪；至宝丹，清营镇痉。

石膏50g　知母9g　连翘12g　栀子12g　黄芩9g　淡竹叶9g　大黄9g　芒硝9g　甘草3g　薄荷2.4g

至宝丹2瓶，分4次化服。

病孩于入院后仍不断抽搐，至下午7时，中药已分次服完，泻下少量黄秽稀便，抽搐略减。是夜由深度昏迷渐转为烦躁、谵妄、惊厥。

7月2日：体温40.3℃，神迷昏睡，辗转躁动，谵语惊叫，手足有阵发性掣动。脉弦洪滑数，舌边尖深绛，苔黄厚燥，再予大剂清下阳明暑热，透营通络之剂以泻火熄风。

石膏100g　知母9g　玄参15g　生地黄15g　麦冬12g　金银花12g　连翘9g　丝瓜络9g　黄连6g　羚羊角骨6g　钩藤6g　竹茹12g　天花粉9g

化服紫雪丹1瓶（1.5g）。

7月3日：体温39.5℃，谵妄稍减，照前方再服1剂。

7月4日：昏沉如故，掐之有痛感，谵妄略缓，间有惊叫，抽掣未止，大便3日未行，脉弦滑数，舌绛，苔黄焦、中心黑。腑实不行，邪热不解，再拟凉血解毒，下其热结，用犀连承气合白虎汤。

石膏65g　知母9g　甘草3g　犀角（水牛角代）3g　黄连4.5g　大黄9g　玄参15g　生地黄18g　麦冬9g　淡竹叶9g

药后4小时，腹中鸣动，泻下大量黑色胶便，随即安睡，微汗濈然，热渐降（暮38℃，午夜37.5℃）。

7月5日：热续降至36.8℃，神志渐清，能答话，抽掣止，知饥索水。脉仍滑大，焦黑苔退薄，病势锐减，用竹叶石膏汤加芩、连、玄参、生地黄，取甘苦合化之意。

石膏65g　淡竹叶9g　麦冬12g　半夏6g　沙参15g　甘草3g　粳米9g　黄连4.5g　黄芩6g　玄参15g　生地黄18g

7月6日：昨夜战汗淋漓，身和（36.2℃）脉静，神清知饥，随用西洋参、麦冬、扁豆、莲子、淡竹叶、石斛、甘草、谷芽、薏苡仁、西瓜翠衣等，调理5天，无后遗症，痊愈出院。

随访3个月，健康如常。

[**按**] 此病高热持续、深度昏迷、抽搐频繁三者并见，乃暑温中之极重者。入院后不过5天而危象悉退，固是大剂羚犀、紫雪、石膏之功，而下法亦起主要作用。考古人治暑，多谓不必用下，张同逵力主其说。余意阳明为五脏六腑之海，风寒温热之邪皆可从热化而结于腑，暑乃热之甚者，岂有不结于腑之理？故第1日见病孩便秘脉滑苔燥，即用凉膈散以散热下实，但邪势颇猖，药不胜病，所下者仅黄秽稀水，即误以为腑无热结，不复再下，第二三日改用两清营气熄风泻火大剂，石膏用至60g，病虽稍佳，然热仍稽留在39.5℃～40℃之间，抽搐未平，昏沉如故。至第4日再用"犀连承气"畅下之后，如釜底抽薪，风火顿熄，即热退神清。故阳明暑热引动肝风者，白虎可以胜任，若审其邪结在腑，非下之则不能转危为安也。

案2 邓某某，女，26岁。停经40天。9月22日起发热倦怠，咳嗽心烦。西医诊断为上呼吸道感染，治之2日未愈，中医初亦作风温治，热不退。更医迭用麻杏石甘汤、银翘散、玉女煎、羚羊芩连栀豉等多剂，热日甚，于10月5日入院治疗。

病者体弱，面黄晦暗，肢怠气怯，晨早略觉清和（体温37.5℃），日晡蒸热（38.2℃），入夜更甚（39℃）。头重目眩，神迷嗜卧，懊侬烦冤。辗转不宁，脘腹痞满，口苦渴饮，多饮则呕。小溲黄热，大便5日不行，脉缓小，舌干，边尖红起粒，苔黄厚浊。血象：白细胞4.4×10^9/L，杆状细胞0.05，分叶粒细胞0.73，淋巴细胞0.21，大单核细胞0.01，肥达反应"O"1/320（+），"H"1/160（+），诊断为肠伤寒。

根据中医理论，此乃暑热夹湿，发自募原，弥漫三焦，暑热伤津，湿邪阻气。病交两候，正气暗亏。且停经月半，平素体虚。姑予扶元涤暑，化气除湿。肠腑虽有热结，未敢遽下。

方用：西洋参3g　沙参12g　淡竹叶6g　芦根15g　六一散15g　石斛9g　冬瓜仁24g　佩兰4.5g　谷芽12g

次日：病无增减，苔仍黄厚，大便未行。于前方加入火麻仁、天花粉以润肠通便。又2剂，便仍不解，蒸热依然。是湿热化燥，伤阴便结，用黄龙汤法润下燥屎，正合叶天士下之宜轻之意。

人参3g　当归9g　生地黄15g　白芍12g　天花粉9g　麦冬9g　大黄9g　陈皮3g　甘草3g

晨早服药，午得大便，先解结粪，后下胶溏，脘腹顿舒。午后得畅汗，热竟全退（36.4℃）。此后用扶元养胃，清热化湿之药，遂日见显效，调理5日而安。

案3 祁某某，男，19岁。1964年9月23日起，发热头痛，服中药银翘散、三仁汤不解，体温高至40℃，西医诊断为上呼吸道感染，用青霉素2日，氯霉素1日，热仍持续。9月29日来院门诊。

病者神情呆滞，面色垢晦，蒸蒸发热（是日早晨39℃），头重如裹，肌肉酸疼，渴不引饮，心烦口苦。胸腹痞满，汗出不畅，溺黄短，大便3日不行。舌质红，苔黄厚干浊，脉滞数。血象：白细胞6.9×10^9/L，中性粒细胞0.61，淋巴细胞0.39，肥达反应“H”1/160（+），“O”1/160（+），诊断为肠伤寒。

湿温之邪发自募原，下陷肠胃，势成里结。乘其正气未虚，以达原饮加大黄捣其巢穴。

槟榔12g　厚朴4.5g　草果4.5g　黄芩9g　知母9g　白芍9g　甘草3g　大黄9g　冬瓜仁24g　滑石24g

二诊（9月30日）：昨日药后4小时，腹中转动，泻下大量黄秽溏便，随即汗出津津，自觉全身轻快。今晨热降至37.5℃，痞胀已除，头重大减，舌苔退薄，脉转滑数，病势已挫，再予黄连温胆汤以分消三焦之邪。

半夏6g　茯苓9g　陈皮3g　甘草3g　竹茹12g　枳实3g　黄连6g　黄芩6g　滑石12g　冬瓜仁15g

嘱其连服3剂，每天1剂。

三诊（10月3日）：热净身和，诸恙向安。舌苔退净，自觉咽干足软神倦，以养胃清热化湿如沙参、扁豆、薏苡仁、竹茹、谷芽、冬瓜仁等药调理而安。

（何炎燊．温病用下法的临床体会．广东医学．1966）

案4 莫某某，女，43岁。10月上旬患登革热，初用西药，口服、肌内注射、静脉注射并进，2日未效，高热至41℃，寒战重裘不温，无汗，头痛如劈，项强掣痛，腰脊如被杖，面赤烦躁，口渴不甚，舌苔白微黄，脉浮弦洪数。

此寒邪外束，内热方炽，仿大青龙汤意，先进人参败毒散加石膏。

处方：太子参、柴胡、茯苓、前胡、羌活、独活各15g　甘草5g　桔梗、川芎、枳壳各10g　石膏45g

煎成1碗半，分2次服，隔2个小时1次，上午服完。

药后不久即津津汗出。畏寒罢，全身轻快，惟项强未解，面赤口渴，即接服白虎加葛根汤合清心凉膈散。

处方：葛根20g　石膏60g　知母、连翘、山栀子、黄芩各15g　甘草、薄荷各5g　桔梗10g　马蹄草30g

煎成2碗，下午分2次服，至暮服完。

翌晨，热尽退，头项舒，四末遍出红疹，再进清解4日痊愈。

案5　张某某，男，14岁。1981年5月患右下肺炎，住院4周，热退出院。6天后复发热，中西药纷投不效，8月9日来门诊。病交100天。患者形瘦色悴，短气懒言，体温上午37.5℃，下午38.4℃，无头痛畏寒，皮肤干涩无汗，咳嗽声低，痰白而黏，胸脘痞满，按之濡，纳呆食少，口苦微渴，舌红苔白，向边尖渐薄，脉弦细略数。X线摄片：右下肺有散在不均匀之片状阴影。

此病热退后复热，缠绵不愈，正如《伤寒论》所云："伤寒瘥以后，复发热者，小柴胡汤主之。"徐灵胎注："此复病也，非劳复，非女劳复，乃正气不足，余热未尽，留于半表半里之间，故亦用小柴胡汤。"

处方：柴胡、半夏、北杏仁、黄芩各10g　茯苓、太子参各15g　陈皮、炙甘草各5g　生姜3片　大枣4枚　厚朴6g

服后，得微汗，热降至38℃。家人谓3个月来虽炎夏亦少汗出，昨日汗后，患者自觉舒适。

第二日柴胡加至12g，汗续出，热续降。

第三日柴胡加至15g，得畅汗，热净脉和，调理半月，月底复查，胸片阴性。《伤寒论》第230条论小柴胡汤之功云："……上焦得通，津液得下，胃气因和，身濈然汗出而解也。"叶氏论温病邪留三焦，亦如伤寒中之少阳病，但他畏忌柴胡不用，改用杏、朴、苓等类，或温胆汤之走泄，冀其战汗而解，其实此论是由《伤寒论》脱胎而来，他用杏仁宣上，厚朴运中，茯苓渗下，上下分消其邪，亦有巧思，故此例我兼采其法，纳入小柴胡汤中，相得益彰，也是融汇运用伤寒温病方的例证。

（何炎燊．浅谈学习伤寒温病的点滴体会和临床经验．新中医）

张　琪

（善大方见奇效，治外感发热善用石膏）

【医家简介】

张琪（1922～），男，黑龙江省中医研究院主任医师，黑龙江省名老中医，2009年获"国医大师"称号。精通中医内、妇、儿科，尤擅内科疑难杂症。

相关著作：《脉学刍议》、《临床经验集》、《张琪临证经验荟要》、《张琪临床经验辑要》等。

【主要学术思想和主张】

张琪认为攻克当代疑难病的路径就是发挥中医辨证论治之长，汲取现代科学的诊断手段及有效药物；重视从调补脾胃、益气养阴入手，以诊治各种病证；临证常古方新用、化裁古方，并创制新方；敢用、善用大方复方，药味多达20余味，且尤善把散敛、寒温、消补等法辨证地组合运用；主张以解表法、清热法、泻热法、解毒法、透邪法、化浊法、益气法、养阴法退热八法辨治发热。

【医论医话】

石膏为治疗急性热病的有效药物。仲景《伤寒论》中的白虎汤清阳明大热；竹叶石膏汤治热病后余热未清、津伤少气，均以石膏为主。《名医别录》谓："除时气头痛、身热、三焦大热……解肌发汗"。但石膏须用生者，更须大剂量方效。江涵暾《笔花医镜》及《吴鞠通医案》中皆重用石膏以除大热。余师愚治瘟疫的清瘟败毒饮方中用石膏至240g，治大热烦躁、渴饮干呕、头痛如劈、昏狂谵语、发斑吐衄等症；《医学衷中参西录》张锡纯尤善用生石膏治温热病，谓生石膏性凉而散，有透表解肌之力，为清阳明实热之圣药，无论内伤外感用之皆效。余从事临床40余年，学习前贤用石膏之经验，结合自己的临床实践，以生石膏为主，与他药配伍，治疗各类发热性疾病，常随手奏效。其退热之功，直胜过犀角、羚羊角等名贵药品。

（1）治疗温热型流行性感冒包括春温和冬温。初起即壮热头痛、口渴、脉浮数、舌尖赤等。治疗此症，银翘、桑菊效皆不显。笔者常用生石膏50g，加葛根、连翘15～25g，一般药后得汗而热退，即所谓"体若燔炭，汗出而散"。

（2）治疗外寒里热之重感冒。此症在黑龙江省冬春两季较为多见，临床表现为发热畏寒、肢节酸痛难忍、头痛、口干渴、兼有呕恶、舌苔白干、脉浮滑带数。此为外感寒邪内蕴伏热，宜疏解表邪，加生石膏以清内热。

处方为柴胡25g，桂枝15g，黄芩15g，白芍15g，半夏15g，生石膏75g，甘草10g。此方仿柴胡桂枝汤意，加石膏以清里热；服药后汗出，诸症悉解。笔者以此方治愈外寒内热之重感冒甚多，往往一剂知、二剂已。甄权谓："石膏治伤寒头痛如裂，壮热皮如火燥，和葱茶煎。"据临床观察与柴胡、桂枝合用得汗出则热退，头痛、肢节酸痛俱除，胜过葱茶远矣。本方除了治疗外寒内热之新感外，亦治外邪入里之伏邪。此伏邪非温病之伏邪，乃寒邪入里潜伏与内热互结，患者常长期发热，时起时伏，发作时则先寒后热，甚至有终年累月不解者，此方用柴胡、桂枝疏解外入之伏邪，使之透表外出，生石膏以清内热，则顽固不解之发热可以消除。

（3）治疗暑温。《金匮要略》谓之暍，"太阳中热者，暍是也。汗出畏寒，身热而渴，白虎加人参汤主之"。此为感受暑热之邪，所出现之证候，以汗出热烦渴为主症，叶天士谓"夏暑发自阳明"即指此类，必以白虎加人参汤主治，生石膏常用至200～400g。张元素谓石膏为治"中暑潮热"之要药，信而有征。

（4）治疗大叶性肺炎及各类肺炎。《伤寒论》中的麻杏石甘汤是很有效的方剂，笔者经验，本方药量比重颇为重要，石膏用量需大于麻黄10倍左右，服药后往往热退喘平，麻黄为宣肺定喘之要药，但性温与肺热不宜，必须与生石膏合用，方能清热透邪，如生石膏量小则达不到清热透邪之目的，近人蒲辅周谓石膏闭遏邪气，蒲氏所指是湿温之类，如温热炽盛，非石膏莫救。

（5）治疗猩红热（即烂喉痧）。此为热入营血之症。余昔年治此病甚多，见舌质虽红，但有白苔、壮热头痛、恶心呕吐，颈部腋下有痧疹出现，属气血两燔，必以大剂生石膏热降疹退而愈；又遇猩红热后，续发血尿者，余亦用生石膏加生地黄、牡丹皮、大蓟、小蓟、茅根等清热凉血之剂，收效甚速，可见用生石膏不必拘泥于温病学家的热在气分之说。

（6）乙型脑炎及森林脑炎。此即“壮火食气”，阳毒伏匿之证，投以生石膏100～200g，玄参25g，蜈蚣2条，全蝎10g，金银花50g，葛根25g。煎后徐徐温服送下，如不能服药可用鼻饲法。乙型脑炎在我省较为罕见，森林脑炎则多见，余遇此病常用大剂生石膏配合上述药物治疗，效果显著。如见大便秘结、腹硬满、舌黄燥，可用大承气汤重用大黄、芒硝，加用生石膏150～200g，大便通，燥屎得下，病情即见转机，此为阳明经腑合治之法。

（7）治疗温毒发斑。此为热毒入于营血，用清瘟败毒饮，重用生石膏加紫草等，以清热凉血解毒。

（8）治疗麻疹、麻疹并发肺炎。若疹出色红紫或黑、高热喘咳、烦躁不宁、脉洪数或滑数，急宜清热透表，用生石膏100g，紫草、升麻、葛根、牡丹皮各5～10g。余以此方治愈麻毒陷肺者甚多，用之及时，无不获效。喘甚可加麻黄，痰多加葶苈子、桑白皮等。

（9）治产后发热。产后在一般情况下忌用寒凉之药，但产后确有实热，生石膏亦在所不忌。《金匮要略》有竹皮大丸，治妇人“乳中（产乳期）虚、烦乱呕逆、安中益气……”，方中白薇与生石膏退热除烦，通乳定乱，竹茹与石膏同用，善治胃中实热上逆之呕吐，张锡纯盛赞此方。

（10）治肺感染。用白虎汤加黄芩，以清肺胃之热，效果颇佳；治疗支气管炎、肺气肿合并感染。宜小青龙加石膏汤治疗颇效；泌尿系感染。用八正散加石膏，发热及尿路刺激症状迅速消除，余治疗此类病甚多；治口疮、齿龈糜烂、牙痛、唇舌溃疡顽固不愈。此乃足阳明胃经积热，循经上犯所致，不能只着重于局部的治疗，必须重用生石膏以清阳明之热。余遇此症常用李东垣之清胃散重加石膏，取效甚捷；急性风湿热关节炎、类风湿关节炎。急性风湿之发热，亦是顽固难治之症。《素问·刺逆从论》谓之热痹，病机为热毒流注关节，或内有蕴热，复感风寒湿邪与热邪搏结。临床表现关节红肿热痛，伴有发热口渴、脉数、舌苔燥等症，《金匮要略》有桂枝芍药知母汤；《千金要方》有犀角散等，疗效多不满意。余常用生石膏50~70g，防己、秦艽、穿山龙、地龙、贯筋草、牡丹皮等，以清热、祛风、活络，疗效颇佳。

（张琪．谈临床运用石膏治疗急性热病的经验．黑龙江中医药．1983）

【常用效方】

方一 茵陈腹皮饮（自拟方）

［组成］草果仁10g 紫苏10g 茵陈15g 半夏10g 白蔻10g 川连5g 芦根25g 滑石15g 大腹皮15g

［功效］除湿清热。

［主治］胃肠型感冒，身热头痛，脘闷，呕恶，肠鸣，大便不实。用此方效如桴鼓。

方二 加味麻杏石甘汤（自拟方）

［组成］麻黄10g 杏仁15g 生石膏50g 甘草10g 鱼腥草30g 川贝15g 黄芩15g 桔梗15g 射干15g

［功效］清热宣肺化痰。

［主治］急性支气管炎、肺炎，属邪热与痰浊阻于肺经，肺气郁闭者。

［加减］咯血加茜草根15g，茅根30g，侧柏叶15g；大便秘，加大黄10g；痰浊壅塞气道喘促，加葶苈子（布包）15g，瓜蒌仁15g。

（张琪．张琪临床经验辑要．中国医药科技出版社）

【精选案例】

案1 李某，男，16岁，2000年5月8日初诊。患者外感后高热不退，体温39℃，在哈市某西医院住院，用青霉素及头胞曲松钠治疗，体温仍不下降，求治于张琪教授。

病人发热畏寒明显，肢体疼痛，食少纳呆，呕恶，舌尖红苔白，脉数。根据脉症当属太阳、少阳二经合病。乃由太阳表邪未解，邪已入里。治疗当以解表法与透邪法合用，用银翘散合小柴胡汤加味治疗。

处方：金银花20g 连翘25g 柴胡20g 黄芩15g 半夏15g 党参20g 白芍15g 桂枝15g 生姜15g 红枣3枚 甘草15g

水煎服，每日1剂。

服上方3剂，周身有汗出，发热畏寒明显减轻，肢节疼痛减轻，食欲好转，体温已降至37.5℃左右，精神体力均好转。

嘱其继服3剂后，体温转正常，前述诸症均消失，已出院上学。

案2 姜某，女，55岁，1996年5月19日初诊。发热20余日不退，上午轻，下午重，高热达39.5℃~40℃，全身肢节痛，头痛，血沉50~70mm/h，其余皆阴性，经用多种抗生素治疗效果不显，来中医门诊治疗。除上述症状外，舌苔白干无津，中间及根部黄，脉象洪数。

此属外感温邪入于气分不解，邪不能外透，故发热持续不退，全身肢节痛，宜清气分热透邪法。

处方：生石膏70g 柴胡20g 黄芩15g 葛根20g 连翘20g 金银花20g 天花粉20g 玄参20g 栀子15g 甘草15g

水煎日3次服。

5月24日二诊：服药5剂，体温即下降至37.3℃，又续服2剂，体温下降至36.4℃，周身不断汗出从而痊愈。

（张佩青．中国百年百名中医临床家·张琪．中国中医药出版社）

案3 沈某某，男，38岁，1992年8月28日初诊。发热40余天，体温持续在38.5℃~39.8℃之间。患者素体健康，1991年7月14日自觉周身不适，至夜间则发热，自以为感冒，用退热药汗出热退，但旋即畏寒复发热，如此反复。经各医院系统检查无阳性所见，病人高热仍不退而来我院门诊求治。

现症畏寒发热，肢节酸痛，周身汗出，口苦咽干，干呕不欲食，便秘尿黄，舌苔白少津，脉象数。

综上分析，病属外邪未解，入里化热，邪热内炽之证。治宜疏邪解表，调和营卫，内清邪热法。

处方：柴胡25g 桂枝20g 白芍20g 甘草15g 半夏15g 黄芩15g 生石膏砸碎，100g 金银花30g 连翘20g 党参20g 生姜15g 红枣3枚

水煎服，每日1剂。服上方4剂，体温下降至36.9℃，畏寒肢节酸痛、自汗、口苦等症俱除，大便通畅，周身舒适，精神转佳，脉象虽滑但不数，舌苔白稍润。

此外邪解，里热除之佳兆，为防其余邪复燃，再依前方石膏改为50g，继服3剂，药后发热未作，体温36.2℃~36.5℃之间，全身症状俱除，惟觉两下肢无力，周身稍觉乏力，舌质淡红，苔薄脉弱。此大病之后气阴两虚之兆，以益气养阴之剂以善后，从而痊愈。

［**按**］本案为外感寒邪日久不解，入里化热，邪热内炽之证，用柴胡桂枝汤加清热之剂治疗而愈。因外邪入之深，且日久正气不足，故用小柴胡汤疏达外邪，使邪从外解，党参扶正祛邪，用桂枝汤和营卫解肌；内热炽盛尤必须重用生石膏清解里热；金银花、连翘清热解毒以助石膏清热之功，西医学认为本病多属病毒感染，故用银、翘以清解病毒，此辨证与辨病合用之妙。

案4 陶某某，女，19岁，1994年1月26日初诊。病者素体健康，于1993年11月25日觉周身不适，继则发烧，用退热药热不解，入某医院经胸部X线摄片发现胸腔大量积液，右肺上野大片絮状阴影，边缘模糊，轮廓不清，化验：血白细胞22×10^9/L。转入结核病院诊断为肺结核并发感染。经用抗结核药及先锋霉素Ⅵ、环丙沙星、头孢曲松钠等多种抗生素治疗，经X线复查胸腔积液已消失，结核病变亦有好转，但高热不退，午后尤重，高达42℃，曾服牛黄安宫丸30粒及中药汤剂热亦未退。经专家会诊谓已形成干酪样肺炎，病势险恶。1月26日邀余会诊。

病人神志清，但极度衰惫，体力不支，咳嗽痰稠难出，时咳黄痰，未咯血。发热以午后15时后加重，高达40℃左右，用解热药可汗出热解，但旋又发热，身无汗，如此情况已历70天不解，口渴，舌苔薄白少津，脉象洪数。

综上分析，辨证为外邪入里化热郁而不解，耗伤肺阴，气阴两虚，邪热炽盛，邪盛正虚。宜清热疏解外邪为主，益气养阴润肺为辅治疗。

处方：西洋参15g　生石膏砸碎，200g　柴胡20g　青蒿25g　生地黄20g　麦冬20g　玄参20g　沙参15g　黄芩15g　鱼腥草50g　金银花30g　桑皮15g　桔梗15g　甘草15g

水煎服，每日1剂。

服第1剂后，仍有发热，体温最高39℃，持续5～6小时。服第3剂后，一昼夜未发热，至凌晨4时又有低热，体温37.4℃，持续约2小时，周身自汗，热退，舌苔白仍少津，脉仍数但无洪象。

综合服药3天情况，为邪热渐解，气阴渐复之佳兆，病有转机，嘱按原方继服，日服3次，即每日服药1剂半。

连服6天后，已4天未发热，体温36.8℃左右，患者自诉周身舒适，不断微汗，食欲及精神俱佳，咳嗽大减，痰不黏易咳出，痰量减少，未见黄痰，脉象虚数，舌苔白仍少津。血白细胞9×10^9/L。

脉症分析，此邪热已除十之七八，肺气阴亦大复，仍以上方化裁。

处方：西洋参15g　生石膏200g　柴胡20g　青蒿30g　金银花30g　黄芩15g　川贝15g　麦冬20g　生地黄20g　玄参20g　沙参20g　百合20g　桑皮15g　马兜铃15g　枇杷叶15g　鱼腥草30g　甘草15g

水煎服，1日2次。

连服上方20剂，体温一直保持在36.5℃～36.8℃之间。咳嗽大减已无痰，全身较前有力，食欲精神俱佳，大便正常，能下床在室内活动，舌苔薄白稍润，脉象滑。此邪热已除，气阴仍亏耗，治疗宜益气养阴，清热润肺法。

处方：西洋参15g　百合20g　生地黄20g　龟板20g　玄参20g　青蒿20g　沙参20g　五味子15g　枸杞子20g　女贞子20g　黄芩15g　川贝15g　知母15g　麦冬25g　生石膏70g　甘草15g

水煎服，1日2次。

病人已不发热，食欲精神进一步好转，体力增强，轻微咳嗽，舌苔白转润。胸部X线摄片未见胸水，右肺上野阴影轮廓清晰。邪热已除，前方减生石膏，加桑皮15g，紫菀15g，生山药20g，以进一步养肺阴清肺热，巩固疗效。

［**按**］本案肺结核并发感染，高热70天不退，病情危重。中医诊断及辨证，根据其壮热口渴，舌红苔白少津，脉象洪数，结合病程经过，诊断为肺痨兼外感，辨证为外邪入肺不得透达，郁而化热，热炽耗伤阴液，壮火食气，气阴亏耗。正虚邪实为本病之症结。治疗采用清肺胃气分热为主之法，重用生石膏，然壮热无汗，邪无出路，又辅以柴胡、青蒿疏散邪气，轻清透表，更用黄芩、鱼腥草、金银花清热解毒以助石膏之力。同时患者发热日久，气短乏力，极度衰惫，咳痰不爽，乃肺脏气阴亏耗甚重，故用西洋参、生地黄、麦冬、玄参、沙参、桑皮、桔梗、川贝、甘草等益气滋阴，润肺止咳化痰，正邪兼顾，相辅相成而取得良好效果。

（张琪．高热验案4则．中医杂志．1995）

案5　刘某，男，34岁，1981年12月18日初诊。发病2日，壮热头痛、口渴、肢节酸楚，微畏寒无汗，舌尖赤、苔白少津，脉浮数，体温39.8℃。用羚翘丸等无效。病属冬温，宜清热解表。

处方：生石膏30g　薄荷15g　连翘25g　葛根20g　金银花30g　甘草15g　玄参15g　天花粉20g

服药3剂，周身汗出热除而愈。

案6　吕某，男，40岁。1981年9月17日初诊。患者自诉从本年8月26日突然发热发冷，胸闷后背痛，全身肢节痛，经某医院用解热药无效至9月初，下肢有出血点，拟诊风湿热，又用可的松治疗，发烧不退，经检查血红蛋白100g/L，白细胞4.6×10^{9}/L，分叶核细胞0.67，淋巴细胞0.31，杆状细胞0.02，血小板84×10^{12}/L，未确诊。舌红苔白腻、脉浮数。初诊投以清热解毒，凉血之剂无效。

9月24日二诊：下午体温40℃，持续3小时后，热逐渐下降，同时伴有畏寒，肢节酸痛，但关节未见红肿。此乃外邪内伏化热，夹痰浊互结不得外透。柴、桂疏解外邪，重用生石膏清内热。生石膏与柴胡、桂枝合用，辛凉与辛温配伍，透表解肌之力尤强，辅以半夏、常山以蠲除痰饮，内外分消治之。

处方：柴胡30g　黄芩15g　半夏15g　桂枝15g　生石膏75g　甘草10g　常山

15g　青蒿 20g

连服上方 10 余剂发热退，诸症悉减。

在 10 月 29 日又发作 1 次，畏寒发热体温 39℃，继用上方数剂热除，从此不再发作。

案 7　孙某，男，7 岁，1978 年 11 月 5 日初诊。该患得病 7 日起发热畏寒，后壮热无汗，体温 39.7℃。听诊右肺有散在湿性啰音，X 线摄片示右肺呈密度阴影，白细胞总数 $19.1\times10^9/L$，嗜中粒细胞 0.75，诊断为大叶性肺炎，继发脓胸。用青霉素、链霉素、红霉素、氨苄青霉素治疗 15 天，未见明显好转，体温最高 40.3℃，邀中医会诊。当时见咳声嘶哑，痰稠黏不易咯出，舌尖红，发热无汗，脉浮数。

辨证为寒邪入肺，肺气郁闭，蕴而化热又夹饮邪。治宜宣肺清热逐饮，以麻杏石甘汤合葶苈大枣泻肺汤。

处方：麻黄 7.5g　生石膏 75g　杏仁 15g　甘草 7.5g　葶苈子 15g　白芥子 7.5g　桔梗 10g　生姜 5g　红枣 3 个

服药 3 剂后，汗出热退，痰易咯出，咳喘大减，体温降至 38.5℃左右，续服前方 3 剂，体温下降至 37.5℃。鼻窍已不扇，但仍喘促胸痛，大便秘。

痰浊壅肺不能肃降，上方加瓜蒌 15g，大黄 3g，半夏 10g 以利肺泄痰浊。

服 3 剂，大便通，诸症悉退。经 X 线摄片检查右肺阴影已消失，继用滋阴润肺之剂，以善其后。

本案符合《医宗金鉴》喘症门马脾风。症见胸高气壅，肺胀喘满，两肋抬动，鼻翼扇动，大便秘，神气闷乱。因寒邪闭肺经，郁而化热，肺气不通。初治以宣肺清热，继以利下痰涎，先开后降，诸症悉平。麻杏石甘汤重在宣肺清热，麻黄、杏仁宣开肺气，石膏清热，麻黄与石膏合用，其作用不在发汗解表，着重宣肺泄热，故《伤寒论》谓："汗出而喘，无大热者"，可用此方。余临床经验，凡急性支气管炎，大叶性肺炎属邪热与痰浊阻于肺经，肺气郁闭者，皆可应用。

案 8　陈某，男，38 岁，1961 年 9 月 15 日在某医院住院，确诊为"森林脑炎"，邀余会诊。

病人高热 39.8℃，神志昏愦，狂叫，面垢，目项强，角弓反张，舌绛苔燥，手足抽搐、厥冷、躁动不宁，二便闭结，脉沉数有力。此为暑厥重症。宜桃仁承气汤下瘀血，重加生石膏清气分之热。

桃仁 50g　大黄 50g　芒硝冲，50g　甘草 20g　生石膏 200g

服 2 剂后。二便通，下燥屎及红赤污水便甚多，热大减，狂叫谵语亦止，手足转温，已不躁动。

生石膏100g　大黄25g　桃仁25g　枳实15g　川朴15g　芒硝冲，20g　玄参25g　生地黄25g　甘草15g

继服上方3剂后，神志转清，眼珠转动自如，脉见沉弦，舌红转润苔已薄。继以清热解毒养阴之剂调治而愈。

本案属暑厥、暑风之重症。又符合《金匮要略》“腹满口噤、卧不着席、脚挛急、必齘齿”。故于桃仁承气汤中加生石膏，以清热生津，获效甚捷。

（张琪．谈临床运用石膏治疗急性热病的经验．黑龙江中医药．1983）

案9　张某，男，22岁，1991年6月12日初诊。发烧40日不退，体温下午高达39.5℃～40℃，通身疲倦无汗，略有畏寒，舌苔白少津，舌质红，脉象数而有力。患者在某医院住院1个月余，经系统检查无结果，用过各种抗生素而热不退，于是来中医求治。

据上列脉症分析属外邪入里化热不得外出，因而发热缠绵不解，宜疏外邪，清里热，化痰浊法。

柴胡25g　桂枝15g　黄芩15g　生石膏100g　甘草15g　草果仁15g　半夏15g　金银花30g　连翘25g　生姜15g　红枣5个

水煎，隔5小时服药1次。

6月15日二诊：连服药3剂，发热已退，体温36.8℃，全身无力，自汗出，不欲食，舌苔白较前厚，此里邪外达所致，脉象滑，宜前方辅以益气清热之剂。

川连15g　元芩15g　半夏15g　柴胡15g　党参15g　桂枝15g　草果仁15g　金银花30g　连翘20g　生石膏砸碎，70g　生姜10g　红枣3个

水煎，日2次服。

5月20日三诊：病人服上方3剂未发热，体温35.8℃～36.7℃，食欲佳，脉象滑，舌白薄润，嘱停药观察，随访已痊愈。

余治外感发热不退每用柴胡、生石膏、半夏、草果仁为主而收效。外邪日久则化热，必柴胡与石膏合用，一疏解外邪，一清里热。外邪日久不解则多夹痰湿用半夏、草果仁化痰湿开郁以除其兼夹之邪则热退。

（张琪．张琪临床经验辑要．中国医药科技出版社）

张镜人

（重脾胃贵血气流通，表透与透表治外感热病）

【医家简介】

张镜人（1923～2009），上海市第一人民医院主任医师、教授，上海市名中医。2009年获“国医大师”称号。擅长内科杂病诊治，尤精于热病和脾胃病。

相关著作：《中医症状鉴别诊断学》、《中医证候鉴别诊断学》、《中华名中医治病囊秘张镜人卷》、《中国百年百名中医临床家·张镜人》等。

【主要学术思想和主张】

张镜人强调脾胃强则诸脏强，脾胃弱则诸脏弱，指出无论养生或治病都应重视脾胃。以清热和胃、疏肝和胃、益气养胃、养阴益胃、清化瘀热、调气活血、寒温相配、升降并调、化湿和中、消导悦胃“十法”治胃炎；以健脾补土、益肾壮水治肾炎；以健脾化痰治高脂血症、肥胖等。认为人体气血，贵在流通，活血化瘀强调与行气、补气、散寒、清热、祛痰相结合，应用于临床多种疾病的论治上。在中西医结合方面主张既要善于运用现代科学技术，又不囿于西医诊断。

【医论医话】

关于温病与伤寒。对于温病学派与伤寒学派的关系，前人有过很多的争论，并将两派对立起来。在张氏家族看来，伤寒与温病之争是不必要的。就温病学说的发展历史来看，温病的发展是离不开《伤寒论》的理论指导的，而明清时期温病学说的理论和经验，也是《伤寒论》辨证论治具体运用的发展和补充。虽然伤寒和温病的病因、辨证、治法均有不同，但两者之间也存在共性和互通。从发病原因来看，两者同样由外邪引起，发病初期同样是表证；从病程来看，若表邪未解，同样向里传变，且同样化热；从辨证来看，伤寒同样有伤阴表现，而温病也可见伤阴之象；从伤寒和温病的处方用药看，温病的临床用药引用了许多伤寒的治疗方法，如两者同样用解表之法，表邪未解，同样可用清热之法。由此可见，温病学说是在《伤寒论》的基础上发展起来的，两者相结合更丰富了热病辨证论治的内容。

关于新感和伏气。根据温病发病后的临床表现，可将温病分为“新感外袭”和“伏气内发”两端。新感发病虽有寒温之分，但由于体质因素不同、抵抗力的差异以及感邪轻重的区别，故病邪有不传变而自行消退者；有顺着卫气营血层次渐进深入者；有自肺卫内陷心营者。综合来看，其传变趋向是由表入里，由浅入深，故而治疗只宜表散，以勿使病邪入内。而“伏邪温病”病发时，一派发热证候，若无外感激发，一般则无表证。其传变趋向由里出表，而治疗亦宜透达。除里传阳明的腑证可下夺外，新感与伏气的出路同在肌表，故而，“表”与“透”是伤寒热病临证治疗的关键。新感务求“表透”，勿使内入；伏气务求“透表”，以促外达。二者均以祛除病邪为最终目的。

关于豆豉在伤寒热病治疗中的作用。江南之地，气候暖湿，患者发病之时夹温夹湿者众多。若见微畏寒，继而发热不畏寒、咳呛、脉浮数的病例，是为表证未解，治当解表为先。麻黄、桂枝过于辛温，反助邪热；桑菊、银翘则偏于辛凉，恐遏邪湿。因而，张氏家族在治疗上常以麻黄水浸豆豉为主药。豆豉经麻黄水浸制后，微苦微温，苦而不寒，温而不燥，既擅解表，尤擅透达。可见，“豆豉”一味兼有“表”、“透”的功效，是治疗温病至宜之药。张氏家族在治疗温病时以“表”、“透”为原则，提倡在辨证论治的前提下，根据卫气营血的病程传变，在疾病不同阶段，采取不同配伍，以达“表”、“透”的目的。如邪在卫分者，以葱豉汤加减。葱白、豆豉着重于发汗解表，所谓“在卫汗之可也”，葱白与豆豉结合，微辛微温，发汗不伤阴，无凉遏之顾虑。温病初起，邪在卫分者，每一二剂即已。即使伏邪为病，也可使伏邪由里出表，从速透达。邪留气分者，以栀豉汤加减。栀豉汤着重于轻清泄热，表里双解，即“到气才可清气”。豆豉透达解肌，合山栀轻清以泄膈热，能表透双解，以免辛凉太过，反使邪不外达而内闭。邪入营血者，以黑膏方加减，着重于育阴达邪，即“乍入营分，犹可透热仍转气分而解，入血犹恐耗血动血，直须凉血散血”之义。黑膏方中取生地黄、豆豉两味同捣，育阴而不滞邪，透邪而不伤正。温病学派对汗法在治疗中的运用存在顾虑，有“风温不可发汗”之说。而张氏家族根据多年积累的临床经验，认为湿热病邪郁遏不得外泄的病例，也可用汗法治疗，轻宣透达，使卫气通调，邪随汗解。《湿热病》篇云：“湿热证，胸痞发热，肌肉微疼，始终无汗者，腠理暑邪而闭……泡汤调下，即汗解。”又云：“湿病发汗，昔贤有禁。此不微汗之，病必不除。盖既有不可汗之大戒，复有得汗使解之治法，临证者当知所变通矣。”豆豉的“表”、“透”作用，即汗法在伤寒热病中的运用，意在祛邪。其在伤寒热病病程中各个阶段的贯彻使用，改变了以往温病禁汗的观点。

（张镜人．张镜人谈张氏家族对伤寒热病的临床证治特色．上海中医药杂志．2006）

人体的卫气，通过肺气的宣发，敷布于经脉之外及肌表部位，是一种防御功能。当外邪侵袭人体肌表或从口鼻吸入时，必然要影响卫气的运行，激起抗病反应，“邪正相搏”，因而导致了发热。如寒邪化热，或温邪传里，热灼营血及内脏，又可出现种种热型。发热虽是共同的症状表现，但由于病因的不同，其证候的形成和治疗方法亦有区别，所以必须细致地进行辨证施治。

风寒：风寒之邪郁于肌凑，外邪感袭，不能宣泄，搏于卫则为寒，郁于营则为热。因而症见发热畏寒。

风寒束表：风寒袭表，邪在卫分者，治疗只宜表散，葱豉汤每能取效。苏颂说：“古今方书用豉治病最多，江南人善作豉，凡得时气即先用葱豉汤服之取汗，往往便瘥。”如表邪较重，症见头疼骨楚，或肺气失宣，症见鼻塞咳嗽，则应配合败毒散加减，以散太阳之邪而宣肺气。

三阳合病：风寒郁遏三阳，表不解而里有热，故临床表现为发热壮盛，肌肤燔灼，邪遏不达，故无汗畏寒。柴葛解肌汤出自《伤寒六书》。实为统治三阳合病，表不解，里有热的主方。此时，只重发表，不清其里，则温散反助里热，表邪亦易热化；徒事清里，不解其表，必致遏邪内传。故用羌活、葛根、柴胡合解三阳表邪，再加黄芩、石膏以清热于里，发表清里同治，对身热壮盛，畏寒无汗，头疼鼻干的证候，往往获得一汗而表解热退。

邪传少阳：伤寒中风，邪传少阳，少阳居半表半里之位，风寒侵入半表半里，外与阳争而为寒，内与阴争而为热，表里不拘，内外无定，故临床表现为寒热往来。少阳之寒热，寒已而热，热已而寒，即所谓"往来。"这与太阳之寒时亦热，热时亦寒，阳明之但热不寒，足资鉴别。其症又颇似痎疟，多是朝轻暮重，先寒栗而后发热。需分辨的是，前者寒热往来常一日数次，发无定时，疟疾则日或间日一发，稍有不同，且疟脉自弦，仍不离少阳，故均应用小柴胡汤。由于少阳属半表半里，汗吐下皆在禁例，法当和解，因此，小柴胡汤以和解少阳的柴胡为主药，佐半夏、黄芩苦辛合化、开结泄热，服后"上焦得通，津液得下，胃气因和，身濈然汗出而愈"。说明少阳证候虽忌发汗，然必得汗始解，如正虚邪恋。原方的参、甘、姜、枣，尤不可少。

温热：包括风热表证即表热证，及春温、暑温、湿温、暑湿、秋燥、冬温等疾患。多由风热或温热兼夹其他病邪侵袭肌体所致。

卫分证候：即表热证，常见于外感风热，亦是温热病早期证候的共同表现。温邪热变最速，邪侵卫分之初，仍当解表，表解热退则可杜其传变。所谓"在卫汗之可也"。但温属阳邪，故解表应取辛凉而避辛温，发热不甚，咳而微渴宜辛凉轻剂桑菊饮以宣肺；发热不畏寒而渴，宜辛凉平剂银翘散以泄卫。然二方都主清热，因此，常可结合使用。汗多去薄荷叶；咳嗽痰多加炙款冬 9g，浙贝母 9g，瓜蒌皮 9g；秋燥烦热、口干、咳嗽不爽加沙参 9g，天花粉 12g，水炙桑皮 15g。还需指出，温热每多兼感，有夹风者，有夹湿者，临床上必须在辛凉解表的同时，力祛兼感之邪，或透风于热外，或渗湿于热下，热邪孤立，病自易愈。

气分证候：邪在卫分，不得汗解，因而化热内传气分。这时，一方面由于热邪燔灼；另一方面则由于正邪交争，故临床特征为发热不畏寒，但畏热，汗出不畅或汗出较多而热仍不解。病邪在气分的过程一般较长，因此，气分证候的范围也较广泛，可包括以下几类。

（1）热蕴肺胃：热邪蕴阻于肺胃，热迫津液外泄，故临床表现为高热汗多，热扰胸膈，肺失清肃，故咳嗽、气急、烦渴。邪入阳明气分，其外症为壮热汗多，其内候为烦躁渴饮。见此征象，方堪投白虎汤，所谓"到气才可清气"。即使四肢厥冷，但脉滑而烦渴谵语者，仍属热深厥深，亦宜清解，误用温药，病必危殆。

（2）热结胃肠：热邪与胃肠的食积、燥屎结聚，腑气不通，形成实热壅结，故临床表现为日晡潮热。阳明腑实热结，热邪燔灼，需急下存阴，所谓“阳明之邪，仍假阳明为出路”。承气用硝、黄以逐阳明的燥火实热，然必具备痞满燥实坚潮六证，痞乃胸脘痞闷，满乃腹满，舌苔黄燥、大便干结不通为燥，腹痛拒按为实，胸腹按之坚硬为坚，日晡潮热为潮。六者齐全，即属大承气证无疑。胃脉通心，邪盛热炽，逼乱神明，则见谵语撮空，《伤寒论》中谵语而采取三承气下法的十之八九，可知谵语乃实证应下的主要外候；如内有燥屎坚结，引起旁流注泻，其泻下物多臭秽异常，肛门灼热作痛，亦宜承气泄壅清热。

（3）湿热交阻：湿与温热，或夹暑热逗留三焦，气机不调，热邪被湿阻遏不能透达，故临床表现为身热不扬，午后转盛。湿热蟠踞中焦，氤氲气分，其发热多呈午后升高，常伴发一种晶莹的小粒皮疹，一般先起于颈项，继及胸腹，两腰，瘖布前，病人身热转盛，并感胸脘痞闷，见瘖后，热势每获缓解，胸次亦舒，三四天左右逐渐回收，甚至连发四五次，身热和症状也随着白瘖的出没，相应地进退，瘖透邪清，则热除病愈。因此，白瘖是湿热病邪外达的征象，治疗切忌表散，宜宣气化湿，泄热透邪，三仁汤和薏苡竹叶散最为适合。枯燥如虱壳、或带浆的称“枯瘖”和“浆瘖”，均属正气耗伤，应酌加珠儿参、沙参、石斛等以益气阴。

（4）营分证候：外感温热，在热盛期中较气分证更进一步的证候。如病邪从卫分不经气分而直入于营，则称“逆传心包。”温邪入营，为热病临床的严重证候。叶天士提出“入营犹可透热转气”，确属经验之谈。邪入营分的指征，是发热烦躁，神昏谵语，皮肤出现斑疹。舌质红绛，苔色深黄少液。转气的治法关键，全在透热，透热自需避免滋阴遏伏，但亦决不宜用表散。重点应清泄营分热邪，清营可杜温邪入里，泄热可透斑疹外达，临床上均宗吴鞠通的清营汤。然斑出于肌肉，应取石膏、知母以清肺胃；疹出于血络，需加牡丹皮、赤芍以凉营血。

（5）血分证候：邪热内陷，深入血分，可有两种情况。

①实热：邪热燔灼、扇动肝风，耗血动血为实热。故临床表现为高热、神昏、手足抽搐。心主营，肝藏血，热入营血，必然内传包络，扇动肝风，症见神识昏迷、四肢抽搐，且由于温邪燔灼，迫血妄行，常伴有鼻血、咯血或便血，治宜凉血解毒。但凉血解毒，尚不能祛包络之邪，故配合紫雪丹开窍清热。

（张镜人．发热证治．中医杂志．1979）

②虚热：邪热劫灼肝肾真阴，虚风内动为虚热。故临床表现为身热，朝衰暮盛。温热病伤阴当分两个阶段。第一阶段先伤胃津，应投甘寒之剂，如石斛、天花粉、麦冬、芦根等生津养胃为治。邪热久羁，必伤肾液。此时“邪气已去八九，真阴仅存一二”，甘寒自不能及，急宜阿胶、生地黄、龟板、鳖甲、鸡子黄等咸寒的药物以滋养之。鸡子黄必候药小冷，然后搅拌冲入，恐汤热则蛋黄凝结成块。亦有嫌其腥浊难服，用布包煎，殊失制方原意。

（6）瘟疫疠气：多由感染疫病之气所致，且最易传染。瘟疫病气为病，来势急骤，寒热俱盛，脉不浮，舌苔多白如积粉。临床体会，实由疫邪湿秽深重，湿遏热伏，表里阻隔所致。吴又可定达原饮。自称“槟榔能消能磨，除伏邪，为疏利之药，又除岭南瘴气，厚朴破戾气所结，草果辛烈气雄，除伏邪盘踞，三味协力，直达其巢穴，使邪气溃败，速离膜原”。辨证用药，独具卓识。盖非苦温辛烈，殊难开达疫邪秽湿。然里热郁遏，过燥则湿从热化，因此必须佐以黄芩、知母清热护阴。服药后，如病邪不从汗解，舌根先黄，渐至中部，应用三消饮，即达原饮合三阳引经药再加大黄。如高热汗多，口渴引饮，脉洪数，应用白虎汤。如热盛烦躁，鼻孔呈煤烟色，舌苔变黑生刺，应用大承气汤。项痛连及腰背加羌活4.5g；胁痛、耳聋、呕而口苦加柴胡4.5g；眉棱及目眶疼痛、鼻干加葛根4.5g。

（7）疟邪瘴毒：多由疟邪夹痰留伏，或山岚瘴毒所致。前者属痎疟，后者属瘴疟。疟邪夹痰或瘴毒内舍募原之间，入而与阴争，出而与阳争，故临床表现为寒战壮热，休作有时。疟邪留阻半表半里，故寒热往来，证如少阳，惟休作有时稍异。轻症用小柴胡汤和解达邪，每能取效。久疟或杂瘴病，则需祛瘴截疟。常山、草果、槟榔均属祛瘴截疟的要药。但疟疾多夹痰湿，所谓“无痰不成疟”，而草果气秽，常山又令人呕恶，因此临床上应配合藿香平胃散化痰除湿，且可缓解常山、草果的反应。瘴疟寒多热少，加柴胡9g，桂枝9g，干姜5g，宜柴胡桂姜汤；瘴疟热多寒少，去川朴、苍术、藿香，加桂枝5g，生石膏（先煎）30g，黄芩9g，宜白虎加桂枝汤加减为治；呕吐加玉枢丹1.5g，温开水调送；神昏谵语加紫雪丹3g，分2次，温开水调送。

（张镜人．发热证治续．中医杂志．1979）

【常用效方】

方一 葱豉汤（《肘后方》）

［组成］葱白 豆豉

［功效］表散透邪。

［主治］新感引动伏邪。

［加减］表邪较重，发热，头痛，迅希表散的，加柴胡、干葛；冬春风温证，并发咳嗽气逆，两胁或半边胁肋引痛的，称插肋伤寒，因瘀留于肺肝血络之中，络道深邃，加归须、新绛、旋覆花等行气血、疏经隧药；

葱白和豆豉结合，微辛微温，发汗不伤阴，无凉遏之虞。伤寒初起，邪在卫分者，每一剂知，二剂已。

豆豉是黑大豆经与表散药物同制发酵而成，故有疏散宣透之性，既能透解表邪，又能宣泄郁热，具有散不伤阴的特点。兼擅“表”和“透”的功效，针对伤寒热病易于夹滞的特点而除烦化滞，且无凉遏之弊，因此，是治疗新感与伏气的至当不易之品。豆豉经麻黄水拌制，微苦微温，苦而不寒，温而不燥，既擅解表，又擅透达。即使邪已过卫入气，或热邪已传营血，仍可结合清气、凉血、育阴的方药同时应用，争取里邪透达外泄。

方二　玉雪救苦丹（《良方集腋合璧》）

［组成］麻黄、桂枝、荆芥、防风、豆豉、豆卷、柴胡、前胡、牛蒡子、桔梗、象贝、秦艽、厚朴、茅术、白术、藿香、木香、陈皮、青皮、半夏曲、枳实、枳壳、建曲、神曲、大腹皮、大麦仁、赤茯苓、茯苓皮、木通、车前子、甘草、鹅管石、白螺丝壳、苏合香油、安息香、麝香、冰片、犀黄、廉珠、寒水石、石膏、血珀、川连、连翘、赤芍、生大黄、天花粉、辰砂等48味药物。

［服法］每粒潮重4.5g，晒干重3g。体壮邪盛者每服1粒，分2~4次送吞；体弱邪轻的每服半粒，分2~3次送吞。或先服半粒，不验再服半粒，防药过病所。若2粒而病势仍未转机，或服丸后湿从热化，当考虑改易治疗。

［功效］开泄疏托。

［主治］伤寒时行瘟疫（壮热无汗或汗出极少，脉紧数或弦数，舌苔白腻满布，或黄白垢浊相杂，体质比较坚实，湿痰素盛的初期患者，最属对证）。

以麻黄、桂枝、荆芥、防风、豆豉、豆卷、柴胡、前胡、牛蒡子、桔梗、象贝、秦艽等药发汗解肌，疏风泄肺为君；以厚朴、茅术、白术、藿香、木香、陈皮、青皮、半夏曲、甘草、鹅管石、白螺丝壳等药燥湿散寒，化痰理气，和苏合香油、安息香、麝香、冰片等药开窍镇痉，辟邪祛秽为臣；以犀黄、廉珠、寒水石、石膏、血珀、川连、连翘、赤芍、生大黄、天花粉、辰砂等药泻火清热，解毒定惊为佐；以枳实、枳壳、建曲、神曲、大腹皮、大麦仁、赤茯苓、茯苓皮、木通、车前子等药和中利水，导滞消积为使。

运用玉雪救苦丹，主要关键在于一个“汗”字，合与不合，取决于有汗与无汗；效与不效，亦取决于有汗与无汗。

方三　黑膏（《肘后方》）

［组成］生地黄、豆豉、猪脂、雄黄、麝香等。

［服法］服药2、3天，糙腻焦燥的舌苔像壳样脱出，转成光绛，热势渐衰，神识渐清，乃正胜邪去，阴液来复的先兆，疗效可期。

［功效］透邪育阴。

［主治］温毒发斑（应用的主要指征：脉洪数或弦数，舌苔黄糙腻、灰糙腻，边尖露红，或焦黄及焦黑燥裂，质绛）。一般无营分或血分症状者。决勿浪投，恐生地黄的阴柔滋腻，壅热滞邪。如营分或血分的症状大显，那么，放手施与，绝不犹豫。

［加减］去糙腻或焦燥苔，加天竺黄、胆南星；无汗取豆豉，有汗取豆卷；热盛取生地黄，津伤取石斛；热炽夺津，并取生地黄、石斛。

（陈锐．张镜人外感热病治验．中国社区医师．2012）

【精选案例】

案1　陆某，女，38岁，1983年7月31日初诊。

主诉：持续高热旬日。患者患有Ⅱ型糖尿病病史，10天前突然发热，体温39℃～40℃持续不退，伴畏寒，口渴咽干，有汗，全身酸楚，无胸痛咳嗽，用抗生素治疗无效。舌红苔薄黄腻，脉滑数。

检查：体温39.5℃，血白细胞7.6×10^9/L，胸透（－）。

辨证：暑热外侵，兼有湿阻。

诊断：上感，糖尿病Ⅱ型；暑温。

治法：清暑泄热，宣气化湿。

方药：清水豆卷12g　连翘9g　银花藤30g　青蒿梗9g　鸭跖草30g　鲜佩兰9g　生薏苡仁12g　白蔻仁后下，3g　白杏仁9g　鲜芦根30g　鲜荷叶1方　鸡苏散包煎，9g　炒桑枝12g

3剂。

随访药后体温渐趋下降，二诊以原方去鸭跖草加黄芩9g，3剂后热退身凉，诸症均平。

案2　王某，男，55岁，1981年7月28日初诊。

主诉：低热半月。近半月来，低热午后为甚，持续不退（37.7℃～38.2℃），头胀胸闷，精神疲乏，口干而喜热饮。舌苔黄腻，脉濡细。

检查：血白细胞6.2×10^9/L，胸透（－），B超肝、胆、脾无异常，肝功能正常。

辨证：暑湿交阻，困遏气机。

诊断：低热待查；湿温。

治法：清热化湿。

方药：清水豆卷9g 水炙银柴胡6g 苍术、白术各9g 白豆蔻3g 白杏仁9g 生薏苡仁、熟薏苡仁各9g 佛手片6g 香青蒿9g 通草3g 香谷芽12g 甘露消毒丹包煎，12g

7剂。

8月4日二诊：身热朝衰暮甚，低热退而未尽，头胀胸闷，困倦乏力，渴而欲饮，舌苔白腻中部带黄，脉濡细。暑湿交阻，湿中夹热，仍拟宣气化湿，佐以清热。

处方：清水豆卷9g 水炙银柴胡6g 苍术、白术各9g 藿香梗、佩兰梗各9g 炒黄芩9g 制半夏5g 炒陈皮5g 白豆蔻3g 白杏仁9g 生薏苡仁12g 泽泻15g 通草3g 香谷芽12g 六一散包煎，9g

7剂。

随访患者以上方加减，共治疗20天，低热退尽，胸闷头胀均愈，余无不适。

案3 袁某，女，33岁，1979年12月3日初诊。

主诉：发热6天，咽痛、头痛。患者持续高热6天，咽喉酸痛，头痛，四肢酸楚，恶心，上腹部不适。舌根白腻，前半苔黄少润，脉细数。

检查：体温39℃，神志清晰，面赤，巩膜轻度黄染，咽部充血，扁桃腺Ⅰ度肿大，口唇干燥。化验：血白细胞（0.35~0.8）$\times 10^9$/L，谷丙转氨酶95单位，1分钟胆红素30.78μmol/L，总胆红素34.88μmol/L，新鲜尿找到巨细胞病毒包涵体。

辨证：风温时邪，夹湿交阻，有化热转气之象。

诊断：巨细胞病毒感染；风温。

治法：先拟清温泄热。

方药：清水豆卷12g 炒牛蒡子5g 桑叶9g 炒杭菊9g 炒黄芩9g 连翘9g 金银花12g 野荞麦根30g 瓜蒌皮9g 广郁金9g 炒枳壳9g 益元散包，9g 钩藤后下，9g

3剂。

12月6日二诊：热势壮盛，起伏不解，汗出不畅，头痛口干，巩膜色黄，胸闷不畅，右胁下按之疼痛，脉细滑数，舌苔黄腻满布，舌质边红。邪湿交遏，瘀热在里，少阳气郁，胆液外溢。拟予清温达邪，化湿泄热。

处方：清水豆卷12g 茵陈另煎冲入，30g 平地木15g 大青叶12g 炒山栀9g 连翘9g 金银花15g 瓜蒌皮9g 白花蛇舌草30g 炒黄芩9g 甘露消毒丹包

煎，12g

3剂。

12月9日三诊：热势朝衰暮甚，头痛，无汗，巩膜色黄，胸闷不畅，脉虚弦而带滑数，舌苔黄腻，质红。湿热熏蒸，气阴受烁，邪盛正虚。拟仿白虎加人参法。

处方：皮尾参另煎冲入，9g　生石膏先煎，30g　银花藤30g　杏仁9g　炒黄芩9g　炙远志3g　茵陈另煎冲入，15g　猪殃殃30g　炒赤芍15g　左秦艽9g　广郁金9g　白花蛇舌草30g　连翘9g　甘露消毒丹包煎，12g

3剂。

12月12日四诊：得汗热势大减，口干较缓，头痛胸闷亦瘥，惟巩膜仍黄染，脉转濡数，舌苔黄腻渐化，质红已淡。温邪虽获透达，湿热逗留未撤。再守原方，宜慎饮食，以防反复。

12月14日五诊：身热已退，巩膜黄染渐淡，脉濡数带滑，舌根黄腻未化净，质偏红。法当清理湿热余邪而和胃气，竹叶石膏汤加味调治。

处方：皮尾参另煎冲入，9g　生石膏先煎，9g　茵陈另煎冲入，15g　广郁金9g　连翘9g　银花藤15g　秦艽9g　炙远志3g　猪殃殃30g　炒桑枝12g　淮小麦15g　白杏仁9g　淡竹叶15g　白花蛇舌草30g　益元散包煎，9g　香谷芽12g

患者住院2周，身热逐减，乃至退尽，体检：巩膜无黄染，咽部（-），化验：血白细胞上升至$4.4\times10^9/L$，肝功能恢复正常，尿检未找到巨细胞病毒包涵体，痊愈出院。

（张镜人．中国百年百名中医临床家·张镜人．中国中医药出版社）

李济仁

（用药精专治顽疾，清营祛湿退顽热）

【医家简介】

李济仁（1931～），男，原名李元善。皖南医学院附属弋矶山医院主任医师、教授，安徽省名老中医，2009年获“国医大师”称号。精擅内、妇科疑难杂症，尤擅痹病、痿病、肿瘤等顽疾的治疗。

相关著作：《济仁医录》、《杏轩医案并按》、《痿病通论》、《痹证通论》等。

【主要学术思想和主张】

李济仁重视继承传统、开拓创新；对外感新病、急症的治疗，主张择药专、用药猛、剂量重，力求一剂奏效；对慢性病、疑难杂症的治疗，则强调固本培元，尤喜用参、芪调补气血，健脾和中；认为对“偏方秘方”应抱有包容的态度，效果确实的，还是值得采纳，临证用药常熔经方、时方、验方于一炉而精心化裁；注重辨病辨证的结合，创立多张专病效方，如治疗冠心病的“归芎参芪麦味方”、治疗慢性乙肝的“乙肝转阴方”等。

【精选案例】

案1 黄某，男，53岁，1977年6月29日就诊。时值长夏，阑尾手术后高热（41℃）已3天，经检查非伤口感染，经冰敷及注射青霉素、链霉素，高热仍不退，而邀余会诊。

诊见患者无汗烦渴，头痛如裹，神识欠清，舌红苔黄腻，脉濡数。此暑湿弥漫，清阳不展，腠理营卫受阻之故。法当解表祛暑，芳香化湿。

处方：香薷6g 藿香9g 佩兰9g 净连翘9g 大青叶15g 金银花15g 生石膏60g 肥知母9g 生薏苡仁18g 紫丹参15g 板蓝根30g 鲜芦根30g 生甘草9g

煎服1剂。

翌晨二诊：微汗出，高热渐解，神识渐清，惟头胀依然。暑湿之邪将从外泄，当再乘势而越之。原方去紫丹参、甘草，加白蔻仁6g，扁豆衣9g，六一散（荷叶包）15g。

上方连服3剂，热尽退，惟神倦肢软，纳谷呆钝。邪去体馁，拟下方调养善后。

太子参18g 淮山药15g 炙黄芪15g 薏苡仁24g 板蓝根18g 金银花15g 建曲18g

［**按**］长夏暑湿当令，暑多夹湿，暑湿交蒸，故高热不解；暑湿上犯头目，内扰心神，故头痛如裹，心神失灵；暑湿弥漫受阻，故无汗烦渴；舌红苔黄腻，脉濡数，乃湿热内盛之象。方用新加香薷饮透表清暑渗湿，合白虎汤加减清气退热，加板蓝根、大青叶、金银花等清热解毒，收效甚捷。

（李济仁．治验二则．皖南医学院学报，1982）

案2 沈某某，男，22岁，1982年3月7日初诊。患者高热、头痛、咳嗽已3日。检查体温39.5℃，白细胞偏高。在当地某医院拟诊为上感、高烧待查。经注射青、链霉素，口服四环素等，未见好转，遂邀余诊。

症见患者目赤，身热灼手，心烦躁扰，夜间尤甚，神志欠清，时有谵语，双目喜闭，四肢厥冷，手足颤动，口唇干裂，腹痛便闭，不思饮食，得食则呕，溲短色黄，脉象滑数，苔黄质绛。

诊断：春温（气营两燔型）。

治法：清气化营，清热解毒。

处方：生石膏30g　杭麦冬15g　细生地黄12g　玄参9g　肥知母9g　地骨皮9g　连翘9g　青蒿9g　赤芍、白芍各6g　川黄连3g

6剂。

二诊：病情大有好转，高热已退，惟津液未复，精神困倦，脉舌同前，从原方增损。去川黄连、鲜青蒿，加真柿霜12g，人参叶6g，北杏仁6g。继服3剂病疾痊愈。

分析：本案病发于春季，病初即呈高热，在疾病的发展过程中，又以伤阴耗津、出现神志证候为特点，通过分析这些季节特点、证候特点，不难拟诊为春温。

春温发病急骤，病情较重，相当于西医学之重型流感、流脑等病，处理失妥，易招致严重后果。本例发病初起，侵害肺脏之时，未能及时有效地控制温热之邪的发展，致使温邪鸱张亢盛，气热未罢而营热又起，形成了气营两燔的危厄局面。故证候既有高热，便秘腹痛，溲短色黄，脉滑苔黄之气分热证；又有身热夜甚，烦渴舌绛之热伤营阴，神昏谵语，两目喜闭之热陷心包，心烦躁扰、热扰心神见证，由于高热动风，故有手足颤动、热深则厥深而见四肢厥冷。通过以上分析，本案例病理特点在于邪热弥漫气营，损阴耗津。

本案例热邪炽于气营，故治拟清气凉营、益阴养津。《温病条辨》云："太阳温病、气血（营）两燔者，玉女煎去牛膝加玄参主之。"《内经·至真要大论》云："热淫于内，治以咸寒，佐以苦甘。"本案例以玉女煎去牛膝加玄叁方为主，加用黄连、连翘等苦寒之品，方中石膏配知母有白虎汤之义，具清热生津之功，并清泄气分邪热。玄参、生地黄、麦冬、赤芍、青蒿、地骨皮，滋营阴、清营热。黄连、连翘苦寒清热，但苦寒之品有化燥伤阴之虞，故小用其量。上药配合清泄气营、养阴生津、扶正培本，充分调动了机体抗病能力，从而使旬余高热重症数剂尽退。

（李济仁．济仁医录．安徽科学技术出版社）

薛伯寿

（融伤寒温病治重胃气，辛散宣透疗外感热病）

【医家简介】

薛伯寿（1936～），中国中医研究院广安门医院主任医师。善治内、儿科杂症，尤擅外感热病的辨治。

相关著作：《中医证候鉴别诊断学》、《医论医话荟要》，整理编写《蒲辅周医案》、《蒲辅周医疗经验》等。

【主要学术思想和主张】

薛伯寿继承其师蒲辅周治疗外感病重视季节气候，融会伤寒与温病的学术思想；治内伤杂病，强调注重局部与整体的关系、正邪关系、标本关系、以及不同病证的辨证重点；无论外感内伤，均以胃气为本，重视辨识病患的体质；处方配伍考究，用药轻灵纯正。

【常用效方】

方一 升降散

［组成］僵蚕、蝉蜕、大黄、姜黄。

［功效］升清降浊，寒热并用，宣通三焦，条达气血，宣泄温毒。

［主治］瘟疫，四时温病。

［加减］以升降散与银翘散、麻杏石甘汤、小柴胡汤等相合使用，分别治疗急性扁桃体炎、肺炎、咽炎、胆道感染等热病，皆取得满意疗效。

杨氏云："咽喉肿痛不利之证……升降散尤为对症之药。"蒲师认为"四时温病之中亦偶有兼秽浊杂感者，治疗须与瘟疫相参。"临床遇有上呼吸道感染、流感、急性扁桃体炎、急性咽炎等属温邪上受而有表里郁闭，且里热较重者，我常用银翘散合升降散，方中僵蚕、蝉蜕轻浮升阳，散风清热，助银翘散透邪，姜黄、大黄通腑降浊，宣通气血，协银翘散疏闭解毒，上焦火盛，宜用酒制大黄，疗效较好。

（薛伯寿．杨栗山温病十五方的临床应用．江苏中医杂志．1981）

方二 小柴胡汤

［组成］柴胡、黄芩、半夏、人参、生姜、大枣、甘草。

［功效］和解少阳，疏利肝胆，开郁调气，通阳透邪。

［主治］枢机不利诸症。

（周燕．薛伯寿应用小柴胡汤经验．四川中医．1994）

【精选案例】

案1 杨某某，女，40岁。面红肿甚，左眼肿而难睁，某医院诊为"丹毒"，已用青霉素3天，病情未能控制，红肿日益加重，高烧不退，头痛，心烦，口渴，大便3日未行。化验：白细胞 16×10^9/L，中性粒细胞0.89，淋巴细胞0.11，体温38.9℃，脉滑疾，舌质红，苔黄腻少津。为感受温毒所发。拟清温解毒，开泄疏利，用增损普济消毒饮加野菊花。

酒制大黄9g 僵蚕9g 蝉蜕6g 连翘12g 野菊花9g 黄连6g 黄芩9g 栀子6g 牛蒡子6g 玄参12g 桔梗3g 板蓝根12g 甘草4.5g

2剂。1剂后大便已畅，当晚体温渐降，服2剂面红大减，目肿亦退，体温降到37.5℃，续服原方2剂，大黄减为4.5g，后用养胃生津之剂调理而愈。

[按] 本例为面部丹毒，属“大头瘟”范畴。增损普济消毒饮以芩、连泻心肺之热；大黄荡热斩关；连翘、栀子、牛蒡子、板蓝根、僵蚕、蝉蜕等散肿解毒；桔梗为舟楫，载药上浮，宣通肺气，以开下行之路；加野菊花清解头面火毒，治疗大头瘟甚效。

案2 张某某，男，12岁。发烧2天，体温38.6℃，耳垂前后右颊部明显高肿，伴有胀痛，边缘不清楚，腮腺管口红肿，咽部充血，尿黄，大便干。化验：白细胞7.4×10^9/L，中性粒细胞0.64，淋巴细胞0.36，舌红苔薄黄，脉象滑数。

此痄腮（病毒性腮腺炎），病由疫毒内袭少阳、阳明。拟疏风解毒，升降散加味。

酒制大黄6g 僵蚕9g 蝉蜕4.5g 广姜黄6g 露蜂房9g 薄荷4.5g 白芷6g 柴胡6g 荆芥穗4.5g 金银花9g 连翘9g 马勃4.5g 黄芩9g

3剂。服药1剂，肿见减轻，2剂肿势大消，发热亦退，3剂后调治而愈。

[按] 杨氏云：“大头者，天行疵疠之杂气，人感受之，壅遏上焦……古方用白僵蚕二两酒炒、全蝉蜕六钱、广姜黄去皮三钱、生大黄四两，为末，以冷黄酒一盅，蜜一两，调服三钱……有升清降浊之功，因名升降散，较普济消毒饮为尤胜。”本例患者为病毒性腮腺炎，本杨氏上述所论，而用升降散加味，升清降浊，寒热并用，宣通三焦，条达气血，温毒病邪，能得宣泄，并遵照蒲师经验初起宜加柴胡、白芷引经散风，疗效满意。

案3 吴某某，女，30岁。发热畏寒，体温38.8℃，红疹始于耳后颈部，一日内遍及全身，咽峡疼痛，脚发湿气，两手浮肿，五心烦热，口苦思凉饮，大便4日未行，小便黄而短，舌苔白腻，脉象两寸浮数，两关弦数，两尺滑。

诊为喉痧（猩红热），系感疫病之邪，由风、热、湿合而为病，表里不通，气营并阻。治宜双解。

桑叶6g 荆芥6g 僵蚕6g 蝉蜕3g 酒大黄4.5g 金银花6g 连翘6g 牛蒡子4.5g 桔梗4.5g 玄参9g 浮萍9g 生石膏15g 升麻4.5g 生甘草3g 葱白9cm

二诊：2剂后红疹出透，两下肢尤多，耳稍痛、流黄水，两手指肿，骨节酸痛，周身皮肤刺痒，咽峡痛，食欲不振，大便2次，量少，舌苔减退，脉同上，拟清热解毒。

金银花9g 连翘6g 黄芩6g 黄连3g 栀子6g 酒大黄4.5g 生石膏15g 绿升麻4.5g 牡丹皮6g 僵蚕6g 地骨皮9g 生甘草3g 淡竹叶6g

2剂。服药后诸症皆减，夜间尚有低热，去升麻加银花藤15g，细生地黄12g，荷叶12g。药后疹退脱皮，体温恢复正常，后调治而愈。

案4 张某某，女，19岁。慢性中耳炎急性发作3天，体温39.5℃，汗出不畅，耳痛目赤，头痛甚，恶心烦躁，便闭，曾服土霉素未效，脉滑，舌质红，苔黄腻。时值初春，风温夹湿，表里壅闭。拟凉膈泄热，升清降浊，表里双解。用加味凉膈散。

大黄9g 僵蚕9g 蝉蜕4.5g 姜黄6g 蒲公英15g 芒硝烊化，6g 薄荷4.5g 黄芩9g 栀子6g 生甘草4.5g 连翘9g 黄连6g 淡竹叶6g

1剂。药后便解，汗畅，耳痛大减，体温渐降，继服3剂，体温恢复正常，后调理而愈。

[**按**] 患者因化脓性中耳炎见高热不退。从脉症分析证属风温夹湿，表里壅闭。杨氏云："风温……每以温病十五方，视其轻重而施之屡效。"我选用加味凉膈散治之，果获良效。

案5 沈某某，男，6岁。高热，体温39℃～40℃，咽喉疼痛，充血红肿，扁桃体Ⅱ°肿大，咳嗽轻微，有时恶心，血检白细胞$4.4\times10^9/L$，胸透（－），起病即用青霉素及阿司匹林等，仍高热不退，咽痛甚，病已3日，汗出不畅，时觉微寒，病后纳呆，大便数日未行，目赤面红，口渴微烦，舌质红稍绛，苔黄少津，脉滑数。风温上受，表里郁闭，宜疏风泄热，表里双解。

金银花6g 连翘6g 荆芥4.5g 薄荷3g 豆豉9g 桔梗4.5g 芦根15g 牛蒡子4.5g 淡竹叶6g 蝉蜕3g 僵蚕6g 酒大黄4.5g 姜黄3g 射干6g

2剂。药后便解，全身有微汗，咽痛明显减轻，饮食增加，体温降到37℃左右，后用竹叶石膏汤加减调理而愈。

案6 李某某，女，25岁。发烧46天，体温37.5℃～38.5℃，在某院查肝功能正常，肥达反应（－），胸透及胸片未见异常，小便化验（－），尿培养（－），白细胞化验常偏高，疑诊为胆道感染、慢性咽炎。曾应用磺胺及多种抗生素治疗，体温只能降至37.5℃。

刻诊询知往来寒热，纳少，神疲，右胁及胃脘胀满，恶心，口苦，咽痛且干，但无盗汗及五心烦热，而大便偏干；望其面黄形瘦，咽部充血，舌质略红，苔黄微腻少津，切脉弦数微滑。乃邪郁不达，表里三焦不和，宜和解宣泄。方用小柴胡汤合升降散加味。

柴胡9g 黄芩6g 赤芍9g 太子参9g 法半夏9g 生姜3片 生甘草6g 酒大黄9g 蝉蜕6g 僵蚕9g 片姜黄6g 连翘12g

药后寒热渐退，胁胀咽痛消失，恶心即止，纳食增加，大便略稀，连服7剂体温恢复正常，原方去酒大黄、赤芍，续服3剂，调治而愈。

[**按**] 杨氏云："温病伏邪内郁，往来寒热，多属结热在里，阴阳不和，……如升降散乃此证妙药也。"本例往来寒热，右胁胀满，纳少恶心，取用小柴胡汤和解表里；往来寒热，咽痛且干，大便干燥，用升降散升清透邪解表，降浊逐秽清里，此亦为我常用之合方，效果较好。不用增损大柴胡汤，其一里热不甚，其二有偏虚之情。

（薛伯寿．杨栗山温病十五方的临床应用．江苏中医杂志．1981）

案7 徐某，男，26岁，1999年1月9日初诊。患者于3日前发热，体温39.5℃，某医院给予抗生素静脉滴注治疗3天，高热未退，畏寒无汗，体温39.4℃，鼻塞，流清涕，咳嗽，咯少量白痰，咽喉肿痛充血，扁桃体Ⅰ°肿大，头痛，全身肌肉关节疼痛，纳谷不香，大便欠畅，小便稍黄，舌尖红、苔薄黄，脉浮数。

证属冬温之"寒包火"。治宜辛凉复微辛温法，宣肺开闭、清热解毒。用三拗汤、升降散、四妙勇安汤加减。

炙麻黄6g　杏仁10g　生甘草8g　全蝎4g　细辛3g　金银花15g　玄参12g　连翘10g　桔梗10g　蝉蜕4g　僵蚕8g　浙贝母10g　前胡10g

水煎服。服药1剂，高热即退，进3剂后诸症消失而愈。

案8 张某，女，17岁，1999年5月9日初诊。发热月余，体温在38.4℃～39.2℃之间，左侧颈部淋巴结明显肿大疼痛，咽喉疼痛，查血白细胞4.1×10^9/L，中性粒细胞0.57，淋巴细胞0.39，X线胸片未发现异常，某医以"急性淋巴结炎"给予多种抗生素静脉滴注10余日，发热不退，颈淋巴结肿痛无明显改善。

诊见发热，体温38.9℃，咽喉稍充血疼痛，面赤唇红，左侧颈淋巴结明显肿大疼痛，大小不等，压之痛甚，神疲乏力，不思饮食，口干口苦，轻微咳嗽，无痰，大便偏干，小便短少，脉弦滑数，舌质稍红、苔黄腻。

证属邪毒蕴结少阳，痰热互结。治宜宣透解毒，化痰散结。以小柴胡汤、升降散、四妙勇安汤加减。

柴胡15g　黄芩12g　法半夏10g　党参10g　夏枯草10g　枳壳10g　赤芍12g　蝉蜕4g　僵蚕10g　全蝎4g　姜黄8g　浙贝母10g　金银花18g　玄参12g　连翘10g　栀子10g　海蛤壳15g　生甘草10g

水煎服。服药3剂，体温36.7℃，咽喉疼痛基本缓解，扁桃体明显缩小，左侧颈淋巴结明显缩小，疼痛缓解，尚有压痛，食欲增加，守方继服3剂而愈。

案9 龚某，女，7岁，1999年4月28日初诊。患者高热、头痛、抽风、呕吐，在某医院住院治疗，经化验检查诊为"病毒性脑炎"，给予多种抗病毒药治疗，高烧不降，体温40.2℃，阵发性癫痫样发作，加用小剂量冬眠疗法，高热、抽风仍不易控制。请薛师会诊。

诊见急性热病面容，高热头痛，体温有时高达40.5℃，神昏，躁扰不安，手足瘈疭，大便2日未行，小便短赤，脉弦数，舌质红绛、苔黄燥。查体：对光反射迟钝，颈项抵抗感明显，巴氏征及克氏征均阳性。

证属邪热内闭，内陷心包，热极生风。治宜凉肝熄风，醒脑开窍，清热解毒。

药用：钩藤8g 桑叶8g 菊花8g 天麻8g 金银花12g 赤芍10g 甘草8g 蝉蜕4g 僵蚕8g 川贝母5g 郁金8g 石菖蒲6g 远志5g 羚羊角粉分次冲服，0.6g 紫雪丹分次冲服，3g

服药1剂体温见降，躁扰抽搐渐减。服完2剂，体温基本正常，偶发低热，神志转清，精神安静，能吃流食。

再诊去羚羊角粉、紫雪丹，继服数剂而出院。出院后偶犯癫痫、纳差、恶心、口苦等，先用小柴胡汤加龙牡，继用十味温胆汤而愈。

案10 朱某，男，7岁，1999年3月20日初诊。患儿为游泳队员，因参赛训练不慎发热，自服抗感冒退热药不解，前往某医院以发热待查收入住院，治疗17天高热未退。在住院期间查血、尿常规正常，X线胸片未发现异常，抗链球菌溶血素“O”阴性，类风湿因子（RF）阴性，血沉108mm/h。诊见发热，体温40.0℃，精神疲惫，肌体困重，汗出后热不解，全身肌肉关节疼痛，右膝关节痛重，有少量积液，咽不痛微红，咳嗽，咯少量白黏痰，胸闷，胃脘痞满，不思饮食，大便黏而不畅，脉沉滑数，舌尖微红、苔白腻淡黄。

证属寒湿郁闭化热。治宜温阳化湿，宣闭解毒。

药用：制附子5g 炙麻黄6g 细辛3g 薏苡仁15g 杏仁8g 防风8g 虎杖10g 生黄芪12g 生甘草6g 全蝎4g 金银花18g 玄参12g 当归8g

水煎服。服药1剂，体温大降。药进3剂，体温正常（36.2℃），精神转佳，身痛重缓解，膝关节积液明显消退。继以防己黄芪汤、四妙勇安汤加减调治，查血沉18mm/h，恢复上学。

（邱传舜．薛伯寿治疗发热医案4则．中医杂志．2000）

长期发热，或不明原因发热

蒲辅周

（求因顾胃治病本，调理肝脾治低热）

【医家简介】

参见第109页。

【主要学术思想和主张】

参见第109页。

【医论医话】

病因为本，症状为标，急慢性病都要询问病因，审证求因，“必伏其所主，而先其所因”；正气为本，邪气为标，“邪之所凑，其气必虚”，“邪气盛则实，精气夺则虚”，这就将疾病的内外因联系起来了，外因通过内因而起作用，“风雨寒热，不得虚，邪不能独伤人”，即正气存内，邪不可干。外感发热病，必须分清是风、火、暑、湿、燥、寒以及瘟疫之杂气，疠气为病。

而不少低热病人，求因就是困难，病因不易问出，有的一拖几年。内伤低热病我本着“肝为罢极之本”，“阳气者烦劳则张”这个理论指导临床实践，取得较满意的疗效。根据《内经》这两句原文及我的体会：因患者不善于掌握劳逸结合，过度疲劳，中气损伤，脾阳下陷，以致消化不好，营养不足，中气不固，脾失健运，脾阳泛越，虚热内生；肝喜条达，而易寒易热，精神过度紧张，而致肝脾不和，亦能引起低热。这样的低热主要调理肝脾两脏。我治一病人年近七十，低热八年，自诉多开会或烦劳之后必然体温升高，静养不服药体温也能恢复正常。由此可知“阳气者烦劳则张”是有根据的。“烦劳则张”实为阳虚，这个阳是指中焦脾胃之阳，亦谓之中气、中阳。虚则不内敛而外越，以致低热。这样的低热有人用青蒿鳖甲汤多不见效，这是治疗阴虚发热的方。阴虚发热每至夜晚烦热、盗汗、热退无汗，有时微畏寒。久患内伤低热有气虚、血虚之分，不在气分就在血分。我看属气分者多，而属血分者少。“阳虚则寒，阴虚则热”，都是病人自己的感觉。而这种低热病人往往也有不觉发热、发冷，只觉疲乏无力、自汗、头晕，脉无力，体温测量偏高，一般是下午高，劳累之后往往高得更明显。这种病人，我在北京、四川都治得不少，用药大体上是甘温除热法，轻则用补中益气汤，重则用当归补血汤合甘麦大枣汤加党参，即当归、黄芪、党参、甘草、小麦、大枣。若汗多用浮小麦；若脉弦细数、脾胃虚弱、疲乏嗜睡、体重、关节疼痛、口苦、食不知味、大便不调，宜升阳益胃汤。这是夹湿热而为补中益气之变局，未离甘温之法。曾治一女同志低热已2年余，消化不好，不想吃东西，疲乏无力，身痛、关节疼痛，月经不正常，或前或后，多方调治无效。我用升阳益胃汤，总共剂量是450g，研粗末，分为30包，每日煎服1包，服1个月后食欲渐好转，低热亦渐降低。共进3剂，连服3个月而恢复健康，药费才2元钱。若脾胃虚，过食冷物，复损伤脾胃，阳气抑郁，或先有外感治疗不当，犯凉遏、误补，热郁于内，以致长期低热，头晕、口苦，或见热如火燎，扪之灼手，宜升阳散火汤或火郁汤。这都是从升麻葛根汤套出来的，有升有散，升的是脾阳，散的是郁热，本“火郁发之”的理论。因升阳散火汤中有人参、甘草、大枣，脾弱气虚、疲乏者用之；外感郁闭者用火郁汤，调和肝胆胃之功能，升散郁结之热，胸胁满可合用越鞠丸。低热偏于血分者，体虚，脉细无力，月经量少色淡，男、妇、老、幼均可用圣愈汤加地骨皮，消化不好加神曲、荷叶。荷叶能平肝胆热，而升脾胃清气。脉弦细数，胁下痞，烦热甚，口苦，用丹栀逍遥散加香附、神曲、荷叶；胁痛加川芎。香附、川芎同用，肝胆郁气才能推得动，这就套了越鞠丸。胁痛甚可再加郁金；胁下有块用姜黄。低烧病人，苦寒药不宜多用，不仅伤脾败胃，苦寒太过亦化燥伤阴。另外慢性病尤其要重视胃气为本，内伤低热，脾胃已弱，药量亦宜轻，宁可再剂，勿用重剂。用之欲速不达，反伤中气。这是临床用药原则，必须重视，要善于掌握。

（蒲辅周．蒲辅周老中医介绍治疗低烧的经验．新医药学杂志．1973）

【精选案例】

案1 董某某，女，22岁，1973年9月22日入北京某医院。全身浮肿2个月，头晕、纳呆、恶心、腰痛、尿少3天而入院。

1965年患过急性肾炎，此次诊为慢性肾炎急性发作，经中西医积极治疗于1974年3月以后肾炎基本好转。但于同年2月9日起反复出现周期性发热，每次高热连续7～10天，最高达41.2℃，一般在38℃～39℃。一天中体温高峰也无定时，有时早晨最高，有时中午最高，发热期间一天中间体温也可降至正常。发热时伴有腰及双膝痛较甚，两腿发沉、发酸，无力，恶心纳差，食后上腹痛，口苦心烦，心慌气短，手足心热，汗出以脸部及上半身为多，偶见头痛、咽痛等症。两次发热间隔约13～16天。

1974年3月起患倒经，周期性鼻腔出血而无月经，经用吴茱萸粉调醋敷贴脚心后，于6月起鼻衄基本已止，而行月经。发热有在月经前后出现，亦有发热同时又来月经。

实验室检查：白细胞及血小板正常，血沉 101～130mm/h。两次查血未找到狼疮细胞及血寄生虫。SGPT 210 单位，其他肝功阴性。波状热血清凝集试验：第一次玻片法 1∶50 凝集，试管法 1∶40 可凝集；第二次玻片法 1∶40 凝集，试管法 1∶20 凝集。布氏杆菌皮内试验：12 小时（±），24 小时基本消退。血培养阴性。X 线胸片及消化道造影均（－）。骨髓穿刺检查大致正常。用多种抗生素按波状热治疗，未见明显疗效。中医曾用清热解毒等法，后改为发作时用达原饮加味，不发热时先用补中益气汤，后又改为参芪知柏麦味地黄汤加味，虽发热程度较前有些减轻，但仍有周期性发热。

1974 年 8 月 7 日请蒲老会诊。诊时患者发热 39.9℃，头痛，腰膝关节痛，多汗，纳呆，恶心，脉弦数，舌正边红，苔黄白腻。蒲老意见：结合脉症，起病前又有受寒受湿的经过，分析病因、病史，由受寒湿引起。经过治疗肾炎虽有好转，但寒湿之邪仍未去净，并有化热的趋势。现正当暑天，治慢性病有困难，按患者病情，应用五积散合二妙丸加泽泻、木瓜、牛膝、生薏苡仁，共为粗末，每包 30g，每天纱布包煎 1～2 包，因近来天气较热，不能用上方，待气候凉爽后再用。

目前阶段宜用下方：茵陈 9g　青蒿 6g　泽泻 3g　苍术 6g　黄柏 3g　生薏苡仁 12g　牛膝 3g　木瓜 3g　荷叶 6g　神曲 6g

嘱服 1 个月后，再服五积散加味方。

8 月 13 日：患者近来已不发热，诸症减轻。尿酚红试验：2 小时排泄总量 65%。尿常规：蛋白微量，无红细胞及管型。血清肥达反应（－），继服上药。

8 月 19 日：11 天来未再发热，血、尿、大便、胆汁培养均无细菌生长，胆汁常规检无异常。自觉症状除感轻度腿软及腰痛外，一般情况好转，继服上药。

8 月 31 日：从 8 月 26 日开始，每晚又发热在 37.6℃以下，仅 28 日晚上 38.5℃，伴腰酸及膝肘关节痛。昨天起热又退。脉沉细，舌正苔薄黄，仍服前方。

9 月 5 日：药后将近 1 个月，这次发热间隔 19 天，发热 4 天，高峰为 38.5℃，只 1～2 小时便降，余均在 37.6℃以下，病情大为好转。发热时仍伴有关节痛及腰痛。但无明显纳减，也无心悸、气短等症。

蒲老意见：按原来方针，每天用五积散 2 包，纱布包煎，加黄柏 2.1g　泽泻 3g，木瓜 3g，牛膝 3g，生薏苡仁 6g。共煎 2 次，总量约 400～500ml，分 3 次服，可连服 1 个月。

9 月 17 日：近来体温一直正常，有时头痛、腰酸痛、关节痛，夜间觉下肢浮肿，晨起即消。近来查心电图正常。脉舌无变化，原方继服。

9月28日：近来已30天未发热，情况良好，尚有腰膝轻痛，夜间四肢胀，其他无不适。原方继服，加木瓜丸早晚各服1丸。

10月8日：除仍有轻度腰腿痛外，已40天未发热。复查尿常规及胆固醇均正常，血沉25mm/h。脉沉细，舌正苔微黄。由于木瓜丸缺药，仍用原方继服。

10月21日：仍有腰腿痛。复查血沉10mm/h。已50余天未发热，继服前方，巩固疗效。

10月26日：前3天去某医院会诊认为：根据发病经过及实验室检查所见：波状热诊断，目前尚难成立。理由：①患病以后第一阶段主要是肾病综合征表现，原因待查，过敏？自身免疫性疾病？②血象：白细胞偏高，波状热一般正常或减少。③波状热凝集反应，2次滴度无明显升高且下降，殊难解释。④发热时虽伴有出汗，但胃纳极差，此与波状热常见症状不符合。建议作波状热补体结合试验，进一步确诊。

11月29日：近来去某医院作波状热补体结合试验，结果阴性。患者情况良好，已3个多月未发热而出院。

（马骏．蒲辅周治疗“周期性发烧”一例报告．安徽医药．1977）

案2 王某某，男，11岁，因发热15天，于1959年2月23日住某医院。

住院检查摘要：血化验：白细胞总数9.15×10^9/L，中性粒细胞0.75，淋巴细胞0.23，单核细胞0.02，血沉43mm/h，2小时88mm/h。球蛋白水试验（-），肝功正常，血培养（-），肥达反应（-），嗜异凝集1∶10。心电图窦性心律不齐；中间型心电位；心电图大致正常。咽培养：有甲种链球菌。

初步诊断：双侧支气管淋巴腺结核，左侧已纤维化；高热待查。

病程与治疗：曾给予链霉素、青霉素、对氨柳酸钠、异烟肼、氯霉素、金霉素等药物，并服中药青蒿鳖甲汤加味等养阴清热之剂。而患儿之高热持续月余之久，未见减退，最高体温达42℃，每日午后两度热势上升，至早则稍降。虽然体温在40℃以上，而患者自觉并不发热。于3月23日请蒲老会诊。

其脉弦涩，其舌色暗，面无热色，右胁下痛而不移，口不渴，大便自调，小便亦利，蒲老默思良久曰：此血瘀发热也。观其体温虽高而自觉反不热，是无表热可知；口不渴，便亦不结，是无里热又可知；脉弦涩，胁痛不移而舌质暗，是血瘀发热，已可征信。遂议用活血化瘀之法，方用血府逐瘀汤加减。

处方：当归尾4.5g　赤芍药4.5g　干生地9g　川芎4.5g　净桃仁6g　西红花4.5g　川牛膝6g　炒枳壳4.5g　苦桔梗3g　生甘草3g　北柴胡4.5g　制没药4.5g　干地龙6g

连服1周，其中或加生鳖甲、生牡蛎，或加延胡索、血竭。而午后发热略有下降趋势。

在此期间，曾作腰椎穿刺，脑脊液：压力不高，蛋白（-），细胞数个。X线腹部平片，疑为腹腔肿物；钡灌肠，结肠未见异常；淋巴结活组织病理检查，疑为慢性增生性淋巴腺炎。但对患者午后发热，从西医学看，原因仍属不明，右胁下疼痛仍固定不移，脉仍弦涩，舌质仍暗，精神似稍佳，宜继续以活血化瘀为主，原方再进，并佐以小金丹早晚各服1丸。

1周后，体温继续有所下降，右胁下痛点亦有减轻，食纳稍佳，精神益见好转。遂续服原方至4月12日，午后之热已低，胁痛消失，大便曾见黑粪，舌暗稍减而脉细，改为2日1剂，盖因胁痛止而大便下黑粪，此乃瘀血渐去之象，故缓其势而续和之，使症尽去而正不伤。

至5月5日，热退已2周余，停药亦已达1周，而患者体重渐增，由入院29.5kg增至31kg，舌色红活而不暗，脉象缓和而不弦涩，精神、体力均渐恢复正常。最后化验白细胞总数$7.6\times10^9/L$，中性粒细胞0.5，淋巴细胞0.44，单核细胞0.06。并经泌尿系静脉造影，可能符合临床肾痈之诊断。

（中国中医研究院．蒲辅周医案．人民卫生出版社）

案3 龚某某，男，58岁，1965年3月5日初诊。低烧2年余，手足心热，午后热甚，体温偏高，常自汗出，头晕，周身酸困，咳嗽，二便正常。脉迟，舌淡苔薄白。属气液不足，治宜益气养阴。

处方：浮小麦12g　炙甘草6g　大枣切，5枚　黄芪12g　北五味子打，3g　天冬9g　地骨皮6g　枸杞子6g

5剂，每剂2煎，共取150ml，早晚空腹服。

3月9日二诊：药后低热见退，汗出减少，头晕，咳嗽亦减，但晚间手足仍发热，二便正常。脉舌正常。停药观察。

3月12日三诊：停药2天又发低热，宗原方再服5剂。煎服法同前。

3月20日四诊：药后偶有低热，近几天肠胃不好，有时半夜腹痛，大便偏稀，现稍好些，饭后微噫气，肠微鸣。脉沉细，舌正无苔。属脾气虚弱，治宜益气缓肝。

处方：党参6g　炒白术4.5g　茯苓3g　炙甘草1.5g　陈皮2.4g　木瓜3g　炒小麦9g　五味子打，3g　大枣切，3枚

5剂，煎服法同前。

4月2日五诊：低热已去，食欲好转。原方继服5剂，诸症悉平。

案4 郑某，男，45岁，1962年9月25日初诊。2个月来，低烧、胃脘微

痛、烧心吸气、食纳欠佳，大便溏泄、日行3~4次，眠差多梦，时有头晕心慌，肩、胸部不适感。脉沉缓有力，舌正微有白腻苔。属脾胃不和，治宜调和脾胃。

处方：苏梗6g 制香附4.5g 陈皮4.5g 厚朴6g 法半夏6g 鸡内金炮，6g 草蔻仁打，3g 焦山楂6g 木香2.1g 炙甘草1.5g 生姜3片

5剂，隔日1剂。

10月6日二诊：药后胃疼已减，大便尚不成形，胸、腹部阻塞作痛，仍吸气。检查肝肿大3cm，肝功能正常。小便黄，低烧，体温37.1℃~37.5℃。脉沉细，舌淡苔稍减退。属脾胃不和，仍宜调和脾胃，兼疏肝气。

处方：党参4.5g 白术4.5g 茯苓6g 炙甘草3g 青皮4.5g 陈皮4.5g 白芍6g 川芎3g 香附4.5g 砂仁打，3g 鸡内金炒，9g 丝瓜络切，6g

5剂。

10月20日三诊：药后胃部较适，食纳增加，大便已成形，日行2次。右胁微痛，尚吸气，疲倦，仍低烧，某医院胆汁引流检查：诊为胆道感染。脉沉涩，舌正苔黄腻。属肝胃不和，仍宜调和肝胃。

处方：越鞠保和丸15g，隔日煎9g，分2次温服。

1963年3月26日四诊：服越鞠保和丸后右胁已不痛，体温亦降至正常。近来胸骨痛，咽痛，食道有热辣感，吸气，疲倦，食量尚可，大便日行2次，矢气，小便频，睡眠不佳，脉沉弦谙，舌正无苔。属气滞血瘀，治宜理气通瘀。

处方：干生地黄9g 川芎3g 当归4.5g 赤芍4.5g 红花3g 桃仁去皮打，3g 柴胡3g 炒枳壳4.5g 桔梗3g 甘草1.5g 香附4.5g 制没药3g

7剂，隔日1剂。服药后，上述症状基本消失。

案5 汪某某，男，55岁。急性肝炎住院，中西医结合治疗2个月余，化验肝功能虽然恢复，但症状没有减轻，渐起烧热，体温38℃~39℃多，原因不明，用多种抗生素没有控制，前医用白虎汤、大柴胡汤亦无效，精神疲乏，不能起床，请蒲老会诊。

发热已半月余，汗出如洗，内衣常湿，不烦不渴，身倦语微，恶风寒，身疼痛，口不知味，胸胁不满。舌质艳红有裂纹，脉弦大按之无力。

属热病汗出过多，卫气不固，气液两伤。治宜固卫养阴，甘温复酸甘法。

处方：生白术9g 生黄芪6g 防风4.5g 麻黄根4.5g 五味子打，3g 浮小麦12g 大枣2枚 炙甘草6g 桑枝15g 玉竹9g

2剂。

二诊：药后汗出，身疼大减，体温遂降，食纳知味。舌质艳红略减，中心微有白苔，脉弦缓。治宜养阴增液，祛风除湿。

处方：生白术6g　生黄芪6g　防风3g　五味子打，2.4g　浮小麦9g　大枣3枚　炙甘草3g　薏苡仁12g　钩藤9g　橘红3g　玉竹6g　桑枝9g

3剂。

三诊：昨日体温上升到39℃，全身关节疼痛。脉浮弦，舌质红裂纹渐合，苔薄白。风未净，宜养血祛风。

处方：生白术6g　生黄芪9g　防风3g　桂枝3g　白芍6g　当归4.5g　羌活、独活各3g　威灵仙4.5g　秦艽3g　浮小麦9g　桑枝9g　炙甘草1.5g　生姜3片　大枣3枚

3剂。

四诊：体温正常，关节疼痛已微，饮食、二便正常，夜间出汗略多。脉趋缓和，舌红润无苔。继续养血祛风。原方去桂枝，加天麻9g，松节9g。3剂。

（中国中医研究院．蒲辅周医疗经验．人民卫生出版社）

胡希恕

（方证辨证论伤寒，甘温甘凉皆除热）

【医家简介】

胡希恕（1898～1984），又名胡禧绪，北京中医学院教授，著名中医经方家。临床善用经方论治诸疾。

相关著作：《经方传真》、《伤寒论传真》、《金匮要略传真》、《经方理论与实践》等。

【主要学术思想和主张】

胡希恕毕生致力于《伤寒论》的研究，认为《伤寒论》与《神农本草经》存在一脉相承的关系；伤寒六经是方证分类，而不是机械的传变；六经辨证当归属八纲辨证的范畴。从而确立其在临床上，辨六经、析八纲、再辨证、后选方的胡氏辨证体系框架。主张方正辨证是六经、八纲辨证的继续，是辨证的尖端，方证较之现在通行的证型更直接、更深入，且能一定程度上的定性和定量。

【医论医话】

桂枝、生姜均属辛温发汗药，但桂枝降气冲，生姜治呕逆，可见几药都有下达性能，升发之力不强，虽合用之不至大汗。并且二者均有健胃作用，更伍以大枣、甘草纯甘之品，益胃而滋津液；芍药微寒而敛，既用以制桂姜的辛散，又用以助枣草的滋津。尤其药后少食稀粥，更有益精祛邪之妙。所以本方既是发汗解热汤剂，又是安中养液方药，也就是后世医家所谓的“甘温除热”。

甘温除热之热不是一般的热，是胃气不振，津血有伤所致之热。有关汗出身热的机制，《内经》有类似的论述。如《素问·评热病论》曰："有病温者，汗出辄复热而脉躁疾，不为汗衰，狂言不能食，病名为何？岐伯对曰：病名阴阳交，交者死也。帝曰：愿闻其说。岐伯曰：人所以汗出者，皆生于谷，谷生于精。今邪气交争于骨肉而得汗者，是邪去而精胜也。精胜则当能食而不复热。复热者，邪气也。汗者，精气也。今汗出而辄复热者，是邪胜也。不能食者，精无俾也"。这里主要是说：汗出身热，是邪气盛，精气虚。汗出为精液外溢，此时邪乘虚入于肌表，正气为阳，邪气为阴，正气与邪气交争于肌表，故称阴阳交。此时精气流于外，邪气入于里，故病死。桂枝汤证虽不全同于《内经》所说的阴阳交之证，但正邪交争于肌表，汗出身热的病机是相同的。桂枝汤的主要性能是甘温健胃，通过调和营卫使精气胜而表固，邪气不再入侵，故使汗止而热除。也即甘温除热的道理。

（胡希恕．胡希恕经方理论与实践．中国中医药出版社）

【精选案例】

案1　吕某，女，18岁，1965年6月17日初诊。因高热住院治疗，半月热仍不退，用激素治疗，热退亦不明显。每天体温在38℃～39℃之间波动。症见身热，自汗、盗汗，恶心、呕吐，食入即吐，苔白，脉细数。

胡老会诊，认为是津液大虚，必以养胃生津，方能抗邪外出，与竹叶石膏汤加味。

淡竹叶12g　生石膏45g　半夏12g　党参10g　炙甘草6g　粳米15g　麦冬15g　生姜10g　枣仁15g

结果：服3剂，热退，呕吐止，自汗、盗汗亦止。

他医用补中益气汤欲补其虚，又致大汗不止，乃至虚脱，无奈输液救急。再请胡老会诊，仍给原方6剂诸症渐已。

案2　熊某，女，56岁，1964年8月20日初诊。3个月来，每日下午3～5点发热，两臂肘窝发紧，肩背拘急，热后汗出，两脉缓，苔薄白润。此属"病人脏无他病，时发热自汗出，而不愈者，此卫气不和也，先其时发汗则愈"。故予桂枝汤。

桂枝9g　白芍9g　生姜9g　大枣4枚　炙甘草6g

结果：服1剂后，发热时间缩短，2剂后热已，诸症全消。

案3　冯某，女，35岁。近周头疼，身痛、汗出、恶风，低热（低热已1年多），面赤，口渴，两上肢拘急，肩背酸痛，苔薄白，脉沉细。证属津液本虚，复受外邪，而致表虚肌不和，是为瓜蒌桂枝汤证。治以瓜蒌桂枝汤方。

天花粉 12g　桂枝 10g　白芍 10g　生姜 10g　炙甘草 6g　大枣 4 枚

结果：1 剂瘥，3 剂已。

案 4　蔡某，男，48 岁，1964 年 11 月 23 日初诊。半月来高热、腹痛，曾服中药 10 余剂不效，就来京医治。症见自汗、盗汗甚，腹痛剧甚，胃脘亦痛，午后高烧 40℃，苔白微腻，脉沉弦紧。此里饮郁久化热之证，先以温阳化饮治之。予附子粳米汤合小半夏加茯苓汤。

川附子 10g　粳米 15g　炙甘草 6g　大枣 3 枚　半夏 12g　生姜 10g　茯苓 10g

结果：上药服 3 剂，腹痛减，胃痛、高烧如故，仍汗出多，且恶风明显，脉数而虚。此为里寒虽稍减，而表虚不固。故治以温中固表之法，予黄芪建中汤。

生黄芪 10g　桂枝 10g　白芍 10g　生姜 10g　大枣 3 枚　饴糖分冲，30g

服 3 剂热渐退，汗出已减。继服 3 剂，热平身凉和，但晚上仍腹痛、肠鸣。再与 11 月 23 日方调之。

12 月 5 日告之，腹痛已。

（胡希恕．胡希恕经方理论与实践．中国中医药出版社）

岳美中

（病证结合辨轻重缓急，益阴和阳疗低热杂病热）

【医家简介】

参见第 119 页。

【主要学术思想和主张】

参见第 119 页。

【临证经验】

甘温除大热，其热乃阳虚发热，属虚热范畴，与实热、外感发热不同。如老年阳虚证：由上而下，多见形肥面白，口干咽痛，口舌生疮，甚则失音，涕唾稠黏，手足心热，阳事不举，便燥溲赤，发热由子时起，巳时止，盗汗必寐时，脉右尺多虚或细而无根，或数而不伦。老年阴虚证：由下而上，虚火上炎，午后子前发热，寐时盗汗多，见神悴肌削，面色苍黑，吐痰白色，连绵不绝，胃腻恶食，食则不化，大便溏泄，遗精白浊，脉必细数或沉而空虚。此虚热之两大类别，不可不辨。

甘温除热是从治，用于饥饱劳逸，阳气不畅，阳虚发热之人。阳虚乃黄芪证（阴血乃地黄证），方如补中益气汤、归脾汤。须注意与戴阳证之区别。20 年前，诊一患者，发热 10 余日，体温 37℃～38℃，中西医治疗无效，连翘、芩连之类，均未应手。余细诊之，见其头热足凉，脉虚，是为“龙雷之火”上越，治斯疾若误用寒凉，犹如电线走火，与水更旺，愈凉愈热，治宜引火归源，使“龙安其宅”，改投龙骨、牡蛎、山药、石斛，加肉桂1.5g分冲，“引火归源”，次日则热见退，3剂恙除。

低热，西医往往病因难觅，治则无法。中医论治，有能治好的，也有治不好的。不过越是“无影无形”之症，西医越感困难，肾上腺皮质激素是“肾药”，似偏治肾阳虚，非百病皆效。凡中医治病，无所谓特效方，都是辨证施治。如阳虚之热，轻触肌肤觉灼热，重按之，则反觉不热。手背热是为阳虚；手心发热，是为阴虚；前额发热，多为外感，脑炎、脑膜炎之类多见枕后发热。下午发热，腰痛，是肾阴虚，应滋肾，可用都气丸加柴胡、白芍；阳虚者用升阳益胃汤。若见胸脘痞满、苔白，则用三仁汤，以清热利湿。总之，低热者，要从阴阳、脾、胃、肾、肺几个方面去辨，抓不住证候不行，抓不住证候则无证可辨，治无从施。曾诊一女孩，6岁，低热延医3个月无效，余视，所患乃脾胃阳虚发热之证，予四君子汤加山药，共进10余剂而痊。证候不是症状，证候范围广，包括症状、时间、地点、整体情况，证候是灵活的，症状是固定的。病为本，证是标，但有时证候可上升为主要矛盾，故应灵活变通，不可固守一格，《易经》谓：“穷则变，变则通”，可为诊治疾病作参考。低热是虚证，不可当实证治疗，也要注意“大实有羸状，至虚有盛候”。

临床常见一种情况，小儿因感受寒凉，或饮食不节，过食生冷，而致腹泻，或兼有午后发热等症。初用西药抗生素类有效，续用反不效。西医称是产生抗药性，也有出现菌群失调的，中医则认为是脾阳受损。如一男孩，4岁，腹泻低热，初用抗生素有效，继用效减，又轮试他种抗生素，月余，诸症未减，日见消瘦。患儿家长惶然，探询于吾，嘱用参苓白术散，3日而瘳。奇乎？不奇。因抗生素乃抑制性药物，与寒凉药相似，久用则伤阳气，损脾胃。其证，初为阳证，后转阴证。若一味投以抗生素，则必使机体抗病力减弱，故用参苓白术散以健脾胃，药不多而效果即显。所谓病，非全赖药石，必须病人机体有治愈的可能，否则，纵有上工良药，亦属枉然。

再则，辨证之时不可仅满足阴阳之别，单纯辨别阴证用阳药，阳证用阴药。那是一般化措施。必须进一步辨清脏腑、经络、寒热、虚实，方能做到方药精当。虽都是阴虚阳虚，但脏腑不同，投药迥异。如肾阴虚，用六味地黄丸；而肝阴虚，则用一贯煎。脾胃虽互为表里，脾阴虚、胃阴虚用药有相似之处，但终有别，胃在上焦，故呕哕嗳气。舌之中前部属胃；脾在下焦，故腹胀、矢气、大便异常，舌之中后部属脾。山药、石斛偏养脾阴，麦冬则偏养胃阴。此类差异甚多，不应含混。

（中医研究院．岳美中论医集．人民卫生出版社）

杂病发热，源于人体阴阳气血失调。治疗这类发热，应注意专方专药与辨证论治相结合。西医学对疾病病名的确立，不仅不妨碍中医的辨病和辨证施治，而且是对中医提出新的目标和要求。我们应该致力于更细微的辨证，不拘于已有的经验，敢于思考和验证，发现苗头，深入研究。这样下去，很多没有遇到过的新问题，一定能在大家的努力下逐步获得解决。

慢性肝炎所引起的低热，在临床上颇为常见。有人泥于此病湿热、肝郁之说，将治法限制在茵陈、柴胡剂的范围内，作茧自缚，影响疗效的提高。余曾治一陈姓患者，男，40 余岁，慢性肝炎 1 年余不愈，某医院曾诊为“初期肝硬化”。低热少汗，体温在 37.9℃左右，牙龈出血如水样，呈淡红色。舌苔黄厚而腻，六脉洪大，肝脏在右肋缘下扪及三指。翻阅过去处方，所用药系一派清湿热之品。然舌厚脉大，貌似湿热太重，其实不是湿热，若是湿热，何以清化无效，反而越吃舌苔越厚，脉象越大，齿龈出血，其色淡红如水，是气血两虚之明证。因气虚则血不固，加以苦寒之品伤及阳气，寒居于内，迫阳上浮，伤及阳明之络，致见齿衄。阴阳失调，所以有低热。肝脏肿大，是气血不足，运行涩滞，瘀留胁下。治宜大补气血为主，活血消瘀佐之。方用《医宗金鉴》圣愈汤：生地 24g，白芍 12g，当归 9g，川芎 7g，党参 18g，黄芪 24g，炙甘草 9g。配合内服大黄䗪虫丸，每次半粒，1 日 2 次。连服 7 剂复诊，发热减轻，舌苔变薄转淡，脉象较前变小，肝脏有所回缩。乃加重参、芪、炙甘草之剂量，继续调理至痊。此例说明，肝病发热应细心寻求辨证线索，抓住现实，区别对待，疗效才好。

肾盂肾炎之发热，亦为临床多见之病，清利下焦湿热，常可获效。但只取此法尚不全面，应从肾脏的生理病理加以认识，方可能提高效果。查水为阴邪，肾为水火之脏，水气病影响命火较甚，故余每取温阳强肾之法，在稳定期常服，能收显著效果。1964 年秋季曾治一余姓患者，女，46 岁，病低烧、多汗、腰痛、尿频 9 个月。夜尿频多，4～10 余次不等，无尿道灼热感；畏冷乏力，上肢浮肿酸胀，少寐纳呆。所苦较甚者，上午颜面阵阵潮热，当此之时，心中烦闷不适，曾服黄芪复合剂多日，汗虽稍止，但面热未减。余诊之，舌净无苔，左边红紫，脉浮无力，左关微弦。因思脉浮无力，一身酸软，上肢浮肿等象，似属气虚，但长期服黄芪剂无效，知非气虚之证。综观病候，当为肾阳不充，肾阳不充，则虚阳上越，故每值上午，颜面阵阵潮热心烦。阳虚则阴寒内盛，以致腰部酸痛畏冷，不欲久坐，晨起乏力。此为病之本。命火既病，不能温养全身，病变必将丛生。如脾阳虚不能健运，则食欲不振；阳虚阴凝则肝失涵养，而脉现浮弦；心肾不能既济，则夜寐不安；且肾气虚则小便数；肾主五液，阳外越则自汗出。统观患者一系列症状，均系真阳不足之表现。此病应从肾治。前医用黄芪剂治颜面潮热，是误认为表阳虚，黄芪补六腑之阳，走表走上，服之适足以助长肾阳上越之颜面潮热，此所谓“差之毫厘，谬以千里”也。治当温养命火，补纳肾气，以景岳右归饮为佳。此方乃金匮肾气丸，减去淡渗及辛凉之品，增加强肾之药，是扶阳以配阴，非扶阳以消水，王旭高论之纂详，可消息予之。

处方：熟地10g，砂仁1.5g同捣　紫油桂2.5g，研末冲服　山茱萸10g　淮山药10g　炒杜仲10g　枸杞子10g　菟丝子10g　鹿角胶7g　当归身10g　茯神10g　炒枣仁10g　肉苁蓉10g

水煎服7剂。复诊时自述颜面潮热霍然而愈，排尿次数减少，低热出汗等症亦减轻。继予前方中增炮附子7g温肾阳，以5倍剂量制成丸药，缓图以期根治。

此外，妇女血虚肝郁发热，逍遥散加减有一定疗效，无须赘述。七七经期将断绝之时，若饮凉水，易患“灯笼热”。症状为身体上半截热，胸中烦热，莫可名状，皮外凉，体温不甚高，舌头发红。病机属瘀血者多。若误认虚热，愈补愈瘀，误认实火，愈凉愈凝。此病王清任血府逐瘀汤有效，血化下行，则热退烦除。

（中医研究院西苑医院．岳美中医话集（增订本）．中医古籍出版社）

【精选案例】

案1　庄某某，女，患长期低热症，于7月24日就诊，低热37.5℃，脉微数，舌布薄白苔，腹时时胀痛。认为是脾虚之证，以四君子汤加山药予之。

1周后复诊，低热腹胀均减。持续服前方至8月14日，低热与腹胀痊愈。

久热不退之症，治之极难见效，低热在38℃上下者，也不易治愈。此症多属脾阴不足，如庄之低热有腹胀痛，予《和剂局方》四君子汤加山药，兼旬而两证均愈。

低热一症，有属脾阴虚者，此案即是；有属肾阴虚者，杨拜苏《存粹医话》引：“赵养葵《医贯》云：余见发疟有面赤口渴者，俱作肾中真阴虚治，无不立应。凡见患者寒来如冰，热来如烙，惟面赤如脂，渴欲饮水者，以六味（指六味地黄汤）加柴胡芍药肉桂五味（按即都气丸加柴胡芍药）大帖，一服而愈，余得此法，屡屡获效，且不必拘定寒来如冰，热来如烙，即无寒但热，久而不退，或时热时退，缠绵不已者，一用此方，无不立应，犹记5年前，余长女之适嘉定秦氏者，患咳嗽发热，时作时止，余即写此方与之，而其堂上不敢使服，服他医药，又不效，后乃勉以吾方姑试之，竟一药而愈。时有胡孟云者，苏常人，工诗画，亦负知医名，秦之表亲也。适下榻秦处，初见此方，极不谓然，及服之果效，始大诧为神奇。后胡遇看病有久热不退者，照方试之亦常有效……”。

低热之症，得《医贯》六味丸加味方之属肾阴虚而发者，与四君汤加味之属脾阴虚而发者，都可得而解决。惟所谓“面赤如脂，渴欲饮水”之证，临床应加以辨析，面赤如脂，是淡红娇嫩之色，为阴盛于下格阳于上之戴阳轻证，渴欲饮水，“欲”字宜着眼，即渴而索水至前每不欲饮，虽饮亦不欲下咽，皆阴盛于内的表面现象，故以肉桂引火归源，五味子收摄浮阳，以奏退热之功，并非无的放矢盲目滥投温热之药者。

案2 郭某某，女，40岁，因久患低热症，于1973年6月17日就诊。

患者主诉：3年来下午低热，常达37.7℃～37.8℃，每到夜间两腿发麻，精神萎顿不振，经西医学检查，原因未明，久治无效。切其脉细而稍数，左关稍弦，舌无苔略红，有阴虚肝阳旺现象，投予都气丸加柴、芍、桂作汤用，以滋肾调肝。

生地黄24g　山茱萸12g　怀山药12g　牡丹皮12g　泽泻9g　茯苓9g　柴胡9g　五味子6g　白芍9g　紫肉桂6g

水煎服，嘱进7剂。

方中六味丸，系宗钱仲阳从《金匮》肾气丸减桂、附而成。《医方论》谓：“此方非但治肝肾不足，实三阴并治之剂。有熟地黄之腻补肾水，即有泽泻之宣泄肾浊以济之，有山茱萸之温涩肝经，即有牡丹皮之清泻肝火以佐之，有山药之收摄脾经，即有茯苓之淡渗脾湿以和之。”此症下午低热，夜间腿麻，为真阴亏损，又是女性，故以生地易熟地，入五味子成都气丸，以益气强阴，加柴胡疏理滞气，抑肝散火，益白芍以敛虚热护营阴，要点在加桂作反佐，使引火归源，以退久虚低热。

26日二诊：低烧下降到37℃，嘱再服前方10余剂，以巩固疗效。

［**按**］此例本《存粹医话》所载的经验立法，很快收到退低烧之显效。当然，低热一症，原因很多，包括器质性病引起的低热，和功能性低热等多种，临床上尚应根据病人的各方面表现，按辨证论治原则，采用相应的治法。

案3 黄某某，女，18岁。

主诉：低热3年。3年前，劳动中不慎砸伤后，腰痛，此后自觉身热乏力，每天下午4～6点腋下体温37.1℃～37.5℃，继之发热时间提前至中午开始并持续至晚上9点左右。后又逐渐提前至早晨开始，发热持续1天。每日体温逐渐升至37.5℃～38.2℃，并经常腰痛，有时膝关节疼痛，久坐或走路过多或弯腰后，均可使腰痛加重，甚则痛引背部，右胸腹窜痛。自15岁月经初潮，经期时腹痛，但色量正常。

既往：于10岁时患过气管炎。无其他病史，曾查血、尿常规、血沉、抗链球菌溶血素“O”、“OT”试验、胃液及十二指肠引流、肝超声波检查等，均为正常。咽拭子培养，有甲类链球菌和卡他球菌。3年来，经用多种抗生素及其他中西药物治疗均未获效。于1975年3月4日来我院门诊。于上午10点查其腋下体温37.6℃，舌苔薄白，脉细，诊为功能性低烧。投与柴芍地黄汤加减。

生地、熟地各12g 山药9g 泽泻9g 茯苓12g 牡丹皮9g 柴胡15g 白芍18g 肉桂后下，3g

二诊：上方服用6剂，胸腹疼痛消失，腰痛减轻，体温降至37.3℃～37.5℃，舌苔薄白，脉沉有力，先用复元活血汤加味。服3剂后，再用上方加五味子4.5g，取先通后补法。

柴胡5g 天花粉9g 当归9g 红花9g 甘草3g 炮山甲6g 桃仁6g 酒大黄4.5g 旋覆花9g 茜草6g 青葱管9g

先煎服3剂后，再服上方加五味子4.5g，7剂。

三诊：服前2方期间，体温曾1次升至38.1℃，后又降至37.2℃，此后体温经常在37.4℃～37.8℃，腰腿疼痛，膝关节时痛，上楼后心跳。舌质变暗，左脉偏弦，投予桃红四物汤加味，以养血活血。

桃仁9g 红花9g 当归12g 川芎6g 白芍9g 生地黄12g 旋覆花9g 茜草9g 葱管9g

水煎服14剂。

四诊：服药期间，因患急性肠炎停药数日，近日咳黄痰易出，呼吸时胸及头顶部时痛。只于晚间有低热37.7℃，痛经已愈，腰痛消失，舌苔薄白，脉滑，改用秦艽鳖甲汤。

鳖甲12g 地骨皮12g 银柴胡9g 秦艽9g 当归9g 知母6g 青蒿6g 乌梅6g

五诊：服上方14剂后，上午一直未有发热，只于晚间偶有37.4℃～37.5℃低热。近几日又稍有腰痛，腹右侧偶尔疼痛，蹲下后眼前发晕。舌苔薄白，脉象滑数，前方加牡蛎12g，白芍9g，鳖甲改为18g。再服7剂，嘱隔日1剂，为善其后。

于1975年9月21日信访云：自治疗后，低热逐渐痊愈，近2个月来从未低热。

[**按**] 低热的治疗较为复杂，甘温除热，养阴清热为常用之法，是用于气虚发热或阴虚发热，临床所见类型，除此之外，还有肝郁发热、血瘀发热、湿热相蒸发热、阴虚加瘀发热、血虚发热等等，往往各型症状，相兼出现。故于治疗时

必须详审病情。本例为砸伤后腰痛发热，属阴虚血瘀。故其治疗，始则滋阴兼活血化瘀，继予补虚而愈。

（中医研究院．岳美中医案集．人民卫生出版社）

关幼波

（气血痰瘀论治疑难，虚热挟湿热致肝病发热）

【医家简介】

关幼波（1913～2005），原名关霈，北京第二医学院教授，主任医师。北京市名老中医。擅治各科疑难杂重症，对肝胆系统疾病治疗尤为突出。

相关著作：《关幼波临床经验选》、《关幼波肝病百问答》、《关幼波肝病杂病论》等。

【主要学术思想和主张】

关幼波强调辨证首先分清因虚而病、因病而虚，从气血入手辨明邪正盛衰；倡导以十纲结合脏腑辨证，涵盖其他具体辨证方法，以痰—气（血）—瘀的病理生理关系，论治疑难杂重症；对肝胆系统疾病的治疗，总结出“治肝十法”和以“化痰活血解毒”贯穿始终治疗黄疸；提出“治黄必治血，血行黄易去；治黄需解毒，毒解黄易除；治黄要治痰，痰化黄易散”辨治黄疸的独特见解。

【常用效方】

方一　肝病阴虚血热低热之经验方

［组成］银柴胡10g　生地黄12g　白芍15g　青蒿12g　地骨皮12g　白茅根30g　丹参15g　牡丹皮15g　炒知柏各10g　沙参15g

［功效］养阴除蒸，凉血透热。

［主治］肝病阴虚血热之低热，临床特点为午后热重，或夜热早凉，五心烦热，发热不重。妇女行经后热势略减。

［加减］盗汗明显者，加五味子12g，浮小麦15g，生龙骨、牡蛎15g；湿热明显者，加茵陈15g，金钱草30g；五心烦热较重或心烦急躁者，加莲子心3g，灯心草1.5g，胆草炭8g；经前期发热明显者，加炒栀子6g，白薇10g，益母草12g；阴血虚明显肝脾肿大者，仍可加用鳖甲。

本方为青蒿鳖甲汤加减。因肝病阴虚低热，与一般阴虚发热同中有异，阴虚火热，为单纯的虚热，而本病是虚热与湿热交炽，所以去原方中过于滋腻的鳖甲，加地骨皮、沙参、白芍养阴清热，柔肝和营；丹参、丹皮凉血活血透热；炒黄柏清理内伏之湿热，且能引热下行。阴虚血热与湿热内伏，两者虚实夹杂，实属矛盾。在治疗时若过于养阴则恋邪，若过于清利则伤阴，所以养阴之中凉血透邪，清利之中滋阴增液，养肝和肝是本方的特点。

方二　肝病气血两虚低热之经验方

[组成] 生芪15g　党参12g　生地黄12g　白芍15g　当归10g　川芎10g　青蒿12g　鳖甲12g　秦艽10g　茵陈12g

[功效] 益气养血为主，兼清余邪。

[主治] 肝病气血两虚之低热，临床特点为发热多在午前，过劳明显加重，休息后热势稍缓。

[加减] 自汗出者，加重生芪用量（30g或45g），或加生龙骨、牡蛎、浮小麦各30g。

本方宗参芪四物汤合秦艽鳖甲散加减。补益气血，养阴透邪。其中秦艽功能解肌透邪除蒸，祛湿退黄。佐以茵陈清利肝胆残留之湿热。

（北京中医医院．关幼波临床经验选．人民卫生出版社）

【精选案例】

案1　汤某，女，39岁。1975年3月3日外院会诊。患者于1972年4月患急性病毒性无黄疸型肝炎，当时血清谷丙转氨酶318单位，麝浊正常，经过2个月治疗，肝功能恢复正常，但出现午后低热，体温一般在37.2℃～37.8℃左右，饮食不香，身倦乏力，延续至1975年3月，在此2年8个月时间内，体温未曾平复，多次检查肝功能均属正常。末梢血象：白细胞7.4×10^9/L，血红蛋白124g/L，血沉8mm/h，X线透视心肺膈未见异常，抗链球菌溶血性“O”1：300，血清蛋白电泳纸上分析：A 0.504，α_1 0.048，α_2 0.086，β 0.126，γ 0.236，血胆固醇5.28mmol/L。肝右肋缘下1.0cm，质中等偏软，无触叩痛，脾未及。1975年3月3日，请关老医生会诊。

症见：腹胀腰酸，睡眠不实，溲黄便稀，经期提前，午后体温37.6℃，舌苔薄白，舌质红，沉细滑。

西医诊断：肝炎后热。

中医辨证：阴虚血热，肝郁脾虚。

治法：疏肝健脾，养阴清热。

方药：青蒿12g　鳖甲10g　地骨皮10g　党参12g　牡丹皮10g　焦白术10g　薄荷6g　灯心草15g　醋柴胡10g　赤芍、白芍各12g　白茅根15g　生甘草10g

治疗经过：以上方为主，因其伴有腰酸、肝区痛，曾加减使用过北沙参、川断、桑寄生、木瓜补肝肾。至1975年9月，临床症状逐渐好转，体温趋于正常，至9月肝功能正常。以上方为主配成丸剂继服，以巩固疗效。随访1年余，一般情况尚好，平素体温均正常，仅遇劳后偶见低热（37.1℃~37.4℃）。

案2 袁某某，女，32岁，1964年3月17日初诊。

主诉：发热，右上腹痛，半月发作1次已1年余。

现病史：患者自1950年以来，右上腹发作性疼痛，痛剧如绞。有时伴有体温升高，2~3天后缓解。大约每年发作1次。1958年10月，右上腹剧痛再次发作，并向右肩放射，伴有发冷发烧，轻度黄疸，某医院诊为胆石症，行剖腹探查，术中发现胆囊内有蛔虫1条，合并胆囊炎，未见结石。行“T”形管引流，术后发热不退，体温常在39℃以上，疼痛不止，注射吗啡才得缓解，用抗生素连续治疗2个月，痛减热退。引流口形成瘘管，又行瘘管切除术。术后创口愈合出院。

1959年5月上班工作，3个月后旧病复发，经保守治疗好转，以后平均每月发作1次，前后住院10次。至1961年7月病情加重，右上腹痛反复发作，高热不退，伴有黄疸，保守治疗无效，乃作胆囊切除及胆总管十二指肠吻合术。术后病情无明显改善，转某疗养院经中医治疗半年，病情好转出院。

1962年5月发冷发烧，黄疸再度出现，又住院治疗，无明显好转，发作频繁，延至1963年8月，发热高达41.8℃，黄疸加深，黄疸指数120单位，出现昏迷，转某医院，经剖腹探查诊为多发性肝脓肿，合并胆汁性肝硬化。暴露肝脏穿刺引流20多次，脓汁细菌培养为大肠杆菌。当时体温波动在39℃~40℃之间，神志恍惚，时而昏睡，时而清醒。经大量抗生素等治疗2个月后，黄疸渐退，创口愈合，胁痛减轻。

而后约隔半月发烧1次，体温约在39℃左右，右上腹痛，并有黄疸出现。内科保守治疗无效，病情日渐恶化。经内外科会诊，考虑可能为吻合口逆行性感染所致，乃作胃空肠吻合术。术后一般情况虽有好转，但仍然每半月发烧1次，反复发作持续至今。

现症：每隔半月左右发作1次，右肋胀痛，放射至右肩，痛不可忍，肢冷汗出欲脱，伴有畏寒发热，目黄颧赤，一般3~5天始退，平日体虚乏力，精神萎靡，气短懒言，右胁钝痛，胃脘痞闷，泛恶厌油腻。

既往史及个人史：月经14岁初潮，近2年来月经间隔半月一至，经量较多，生育3胎健在，行人工流产术1次，曾患痔疮，已作切除手术。

检查：体温39℃，发育中等，营养较差，慢性痛苦病容，面色晦暗，巩膜可疑黄染，浅表淋巴结无肿大，心肺未见明显异常，血压14.4/9.9kPa，腹部平坦，有手术瘢痕4处，肝上界在右第5肋间，下界在右锁骨中线下4cm，中等硬度，轻度触痛和叩击痛，脾可触及，较软，下肢无可凹性水肿。

化验：血红蛋白 89g/L，细胞 2.37×10^{12}/L，白细胞 5.5×10^{9}/L，血小板 81×10^{9}/L，出血时间 6 分 45 秒，凝血时间 1 分 30 秒，凝血酶元时间 15 秒（对照 12.5 秒）。尿蛋白微量，尿胆红质（+），血沉 11mm/h，血胆红素定量 2.57μmol/L 单位，麝浊 5 单位，麝絮（+++），碱性磷酸酶 4.0 卜瓦单位，高田试验阴性，谷丙转氨酶 45 单位（正常值 21 单位），B. S. P. 试验 45 分钟后潴留量 10%，白蛋白/球蛋白 =38/27g/L。

舌光无苔，质红。脉沉细数。

西医诊断：慢性复发性肝胆管炎（大肠杆菌感染），胆汁性肝硬化，多发性肝脓肿手术后，胆囊摘除及胆总管十二指肠吻合术后，胃空肠吻合术后，继发性贫血。

中医辨证：气血两虚，阴虚血热，湿热未清。

治法：补益气血，育阴清热，佐以利湿。

方药：生芪 15g　当归 12g　白芍 24g　青蒿 10g　鳖甲 15g　生牡蛎 15g　银柴胡 10g　秦艽 10g　牡丹皮 12g　川连 10g　酒芩 10g　茵陈 15g　丹参 12g　香附 10g　甘草 6g

治疗经过：服药后肝区疼痛减轻，食欲好转，体温于 2 天后恢复正常未再发作。于 4 月 20 日又收住院继续治疗 1 个月，仍用原方加减，体温一直正常。自觉症状逐渐有好转，二便如常，出院时复查血红蛋白 92g/L，红细胞 3.01×10^{12}/L，白细胞 5.3×10^{9}/L，血小板 94×10^{9}/L，谷丙转氨酶 45 单位，麝浊 6.5 单位，麝絮（+），白蛋白/球蛋白 =42/30g/L。

后带药回原地继续治疗。信访 2 年余，一般情况良好，低烧未作。

（北京中医医院. 关幼波临床经验选. 人民卫生出版社）

刘仕昌

（统十二法辨治温病，长期发热重暑湿气阴）

【医家简介】

参见第 133 页。

【主要学术思想和主张】

参见第 133 页。

【常用效方】

方一　少阳分消汤（自拟方）

［组成］柴胡 10g　黄芩、葛根各 15g　扁豆花、秦艽、白芍、苍耳子各 12g

青蒿后下、甘草各6g 黄连3g

[功效] 清泄少阳，分消湿热。

[主治] 暑湿，邪郁少阳者。

[加减] 微恶风寒者，加金银花、连翘辛凉解表；咳嗽者，加紫菀、北杏仁、浙贝母止咳化痰；脘腹胀满者，加枳壳、藿香以理气除胀；胁痛者，加小青皮、生牡蛎疏肝理气止痛；心烦者，加知母、夜交藤以清热除烦安神。

方二 加味生脉散

[组成] 黄芪20g 太子参、葛根、生地黄、天花粉、白薇、地骨皮各15g 麦冬、扁豆花各12g 青蒿后下，10g 五味子6g

[功效] 清热养阴益气。

[主治] 暑湿，气阴两伤者。

[加减] 多汗者，加浮小麦、糯稻根以收敛止汗；心悸者，加夜交藤、白芍、鸡血藤以补血宁神；大便溏者加白术、茯苓、乌梅以健脾止泻；大便秘结者，加火麻仁、郁李仁以润肠通便。

（史志云．刘仕昌教授治疗暑湿发热的经验．新中医．1993）

方三 蒿芩清胆汤合小柴胡汤

[组成] 青蒿、竹茹、清半夏、赤茯苓、黄芩、枳壳、陈皮、碧玉散、柴胡、人参、炙甘草、生姜、大枣。

[功效] 清暑化湿，疏通少阳气机。

[主治] 暑湿，邪郁阻少阳证。

[加减] 头痛头晕，加菊花、苍耳子、白蒺藜等；腹胀，加郁金、川厚朴等；纳差苔腻，加茵陈、薏苡仁、麦芽等；睡眠不佳，加酸枣仁、柏子仁等。

方四 东垣清暑益气汤

[组成] 黄芪、苍术、升麻、人参、泽泻、橘皮、白术、麦冬、当归、炙甘草、青皮、黄柏、葛根、五味子。

[功效] 清暑化湿，健脾益气为法。

[主治] 暑湿，气虚夹湿证。

[加减] 出汗多加浮小麦、糯稻根等敛汗。大便烂加核仁、藿香、佩兰等清暑化湿之品。

（钟嘉熙．刘仕昌教授治疗功能性低热的经验．新中医．1994）

【精选案例】

案1 司徒某某，女，37岁，1991年8月3日初诊。患者5年来持续低热不退（T 37.6℃～38℃），曾在多家医院诊治不效。

胃纳差，疲乏，发热见于中午或午后为甚，睡眠较差，梦多，腹胀，便溏，口臭。化验检查未见异常。诊时症见：精神倦怠，面色萎黄，瘦弱，发热（T 38℃），舌淡红、苔薄白而腻，脉弦细。

西医诊为功能性发热。

中医诊为暑湿（暑湿内困，伤及脾气）。治予补脾益气，化湿透邪。方用东垣之清暑益气汤。

处方：黄芪、太子参、麦冬、葛根各15g　黄柏、秦艽各12g　升麻、青蒿后下、五味子各6g　白术10g　青皮、甘草各3g

日1剂，水煎分2次服。

8日二诊：低热略减（T 37.2℃～37.7℃），仍疲乏，纳呆，腹胀，口干，舌淡红、苔白而腻，脉弦细。仍以补益脾气为主，佐以疏肝行气。

处方：柴胡、白芍、枳壳、青蒿各10g　乌梅、黄芪、太子参、天花粉各15g　黄芩、黄柏各12g　甘草3g

日1剂，水煎服。

25日三诊：药后低热退，但停药后低热复起，仍觉疲乏，纳呆，梦多，烦躁，舌淡红、苔白而腻，脉弦细。守上方加葛根、牡丹皮各15g。继续调理1周，诸症消失。

（钟嘉熙．刘仕昌教授善用清暑益气法．新中医．1994）

案2　罗某某，女，39岁，1991年8月6日初诊。低热2个月，发热以下午为甚，体温在37.3℃～37.8℃之间，头痛较重，多汗，咳嗽，纳差，饮水不多，大便干结，小便黄，舌边尖红、苔白腻，脉弦滑。

此为暑湿发热证，邪郁少阳。治宜清泄少阳，分消湿热。拟少阳分消汤加减治疗。

处方：青蒿后下，6g　柴胡、扁豆花、菊花各10g　秦艽、黄芩、苍耳子各12g　葛根、太子参各15g　甘草3g

4剂，清水3碗半煎至1碗半，分2次服。

13日二诊：服药后低热已退，已无头痛、多汗，胃纳转佳，二便自调，仍有咳嗽，痰白稠，不易咳出，睡眠欠佳，舌边尖红、苔微黄腻，脉弦细。

效不更方，守上方去苍耳子加紫菀、浙贝母各12g，以止咳化痰。再进4剂病愈。

案3　李某某，女，31岁，1991年7月13日初诊。发热3个月，近日时高热达40℃左右，以午后为甚，手足心热，发热前有畏寒感，汗出不多，口渴，肢体困倦，胃纳欠佳，大便秘结，发热时尿多，发病后月经提前10天左右，咽微红，舌红、苔少，脉细数微弦。此乃暑湿发热之气阴两伤证。治宜清热养阴益气。方用加味生脉散。

处方：太子参、天花粉、生地黄、麦冬、火麻仁各15g　黄芩、秦艽各12g　柴胡、牡丹皮、扁豆花各10g　青蒿后下、五味子各6g　乌梅5g

4剂。另以西洋参10g炖服，隔2～3天服1次。

16日二诊：服药后第3天热退，但见少气懒言，肢体困倦，大便仍干结，小便黄，舌红、苔微黄，脉细数。守上方，火麻仁加至30g，再进4剂。

前后服上方加减20余剂，病情稳定，已无发热，精神、胃纳诸症好转，遂回家乡调理。

（史志云．刘仕昌教授治疗暑湿发热的经验．新中医．1993）

案4　王某某，女，20岁，1980年11月11日初诊。自1978年9月起，因转移性右下腹疼痛、发热、白细胞升高而在当地医院诊治。同年11月3日诊断为“亚急性阑尾炎”而行外科手术治疗，术中经过顺利，10天后出院。自出院后第3天起，出现反复低热（口腔探温早晨37.2℃，午后及晚间38℃左右），伴有不思饮食，头晕乏力等症状。曾先后作血常规、血沉、抗“O”、胸部X线摄片、超声波及胆囊造影等检查，除胸片见双上肺少许陈旧性结核病灶之外，余无其他异常发现。2年来，经西医药抗菌、抗结核、激素及中医药等治疗，均无显效。于1980年11月远道来就诊。

诊见：低热，午后为甚，无汗，面㿠神倦，语声低微，头晕乏力，纳呆（每餐约小半碗饭），口干不欲饮，大便干结，常7～10日一行。舌质淡嫩、苔薄而干，根部黄腻，脉弦细，重按无力。

病起于夏末秋初，暑湿外袭，延治日久，气津亦伤，故出现长期低热缠绵，午后为甚；气虚则面㿠神倦，语声低微，头晕乏力，纳呆，渴不欲饮诸症；津亏则大便干结，数日不解；舌淡苔干，脉细无力亦乃气阴耗伤之征；舌根黄腻浊苔又示尚有湿热余邪深伏未尽。

故先拟用李东垣清暑益气汤化裁，益气生津，除湿透邪。

处方：党参15g　北芪15g　麦冬12g　五味子6g　葛根15g　升麻6g　黄柏10g　青蒿10g　白薇15g　神曲6g　甘草3g

其后根据病情略作加减，或增莲子、鸡内金培补胃气；或配火麻仁、郁李仁润肠通便；在下肢有酸软疼痛时，还加用秦艽，既有祛风止痛之功，又能增强退虚热之力。

12月23日二诊：经服药月余，体温趋向减低，午后37.6℃左右，自觉症状改善，饮食稍增，每餐约进1小碗。然自诉午后有畏寒感约1小时，随后低热至深夜，晨起热自退，无汗。舌质淡红而少苔，脉弦细数。

此属叶天士、王孟英所谓“时邪类疟”之证。《温病条辨》云：“夜热早凉，热退无汗，热自阴分来，青蒿鳖甲汤主之。”夜热早凉，是邪热伏于阴分之证。邪伏阴分，不能纯用滋阴，更不能苦寒直折，因滋阴则愈恋邪，苦寒能化燥伤阴，皆与病情不合。今患者午后发热之前有短时畏寒之感，此为正气渐复，欲与邪争，治宜因势利导，一面扶正养阴，一面透邪，使阳匡阴复则气津自足，邪去则其热自退。取原方与小柴胡汤、青蒿鳖甲汤加减施治。

党参20g　柴胡10g　黄芩10g　青蒿6g　鳖甲20g　生地黄15g　知母12g　牡丹皮10g　天花粉15g　何首乌12g　炙甘草6g

嘱患者于午前寒热出现之前服药，以此方略作增减继服10余剂，疗效较显著。

1981年1月10日三诊：诸症悉减，午后及晚间体温维持波动在37℃～37.4℃之间，尚感轻度头晕，有时胁下隐疼，饮食、二便基本正常。舌嫩苔白净，脉弦细而较前有力。宜继续调养气血，兼以舒畅气机，冀能退尽虚热。

处方：党参15g　茯苓12g　白芍12g　当归6g　丹参12g　郁金6g　素馨花6g　地骨皮12g　白薇12g　胡连6g　炙甘草3g

随症加减，如法服药，至1月20日，体温退至正常范围，自觉舒适。临床观察10余天，症状无反复，未再发热。嘱其注意饮食，加强锻炼，增强体质，以巩固疗效。

[**按**] 此例长期低热，2年不退（患者每天午前、午后及晚间各测体温1次并记录），经中西药多方治疗，效果不显，应情比较顽固，治疗亦颇感棘手。究其病起夏秋之交，正位暑湿当令，素体脾虚者最易感之。暑为火热之气，其性酷烈，极易损伤正气，耗损津液而出现气伤津耗之证，夏令暑气既盛，而湿气亦重，故暑湿每多兼感而成暑温夹湿之证。延治日久，暑湿之邪热炼胶结，黏腻难解，易伤脾气。气血生化因之不足，津气不布，邪气得以乘虚深入阴分，滞留不去，故见长期低热留恋，湿邪阻困诸证。因于详审病因病机，细察病情转归，断为气血有亏，余邪深伏。若徒祛邪则正愈伤，单纯扶正则邪愈恋而难解。故先取李东垣清暑益气汤，益气生津，清暑除湿。病有喜色，再根据后来患者出现“时邪类疟”之候，而适当配合小柴胡汤、青蒿鳖甲汤，精心化裁，以加强益气透邪之力。最终用调养气血、舒畅气机以善其后。

（刘仕昌．低热两年余治验．新中医．1981）

案5　李某某，女，23岁，1993年5月25日初诊。低热5个月余。患者5个月前见低热（37.5℃～38℃），曾在当地经中西药治疗，效果不佳而来诊。

诊时见低热 37.5℃，形体消瘦，疲乏，发热以午后为甚，手足心热，口略渴，汗不多，头重痛，纳差，手足心热于手足背，皮肤略觉热。舌红而瘦、苔微黄，脉细弦。实验室检查及胸片无异常。

西医诊为功能性低热。

中医辨证属气阴两虚。治宜益气养阴，清热透邪。

处方：秦艽 12g　葛根、知母、天花粉、白芍、丝瓜络、玉竹各 15g　青蒿后下、黄柏各 10g　太子参、茵陈、地骨皮各 20g

日 1 剂，3 碗半水煎成 1 碗半，分 2 次温服。

二诊：服药后精神好转，头痛减轻，低热仍未退，舌尖红、苔薄黄，脉细弦。

处方：青蒿后下，6g　太子参 20g　桑寄生、茯苓、地骨皮、秦艽、葛根各 15g　白薇、首乌、白芍各 12g　甘草 3g

煎服法同上。

8 日三诊：低热已清，精神好转，头痛偶见，舌尖略红，苔薄黄，脉弦细。上方略加增损 3 剂善后。

案 6　陈某某，女，43 岁，1991 年 11 月 23 日初诊。患者不明原因低热 10 年余，T 37℃～38℃，午后甚，时觉一阵阵寒意，善太息，睡眠欠佳，曾在多家医院诊治，效果不佳。经多种检查未见异常发现。月经期上述症状加重。胃纳可，容易感冒，二便正常。

症见：精神倦怠，消瘦，唇干，手足心热甚于手足背，舌质暗淡、苔薄黄微腻而干，脉弦细。

西医诊为功能性低热。

中医辨为邪郁少阳致低热。

治法：疏肝理气，清暑化湿。

处方：青蒿后下、柴胡、枳实各 10g　苍耳子、黄芩各 12g　秦艽、乌梅、白芍、葛根、太子参各 15g　甘草 6g

日 1 剂，水煎分 2 次服。

30 日二诊：体温降至 37℃，舌淡红而干，苔薄微黄，脉弦细。药用上方去枳实、乌梅、白芍，加知母、竹茹各 12g，沙参 15g。煎服法同上。

12 月 7 日三诊：近日月经来潮，腹痛，腰痛，经色紫暗，体温略有升高（37.2℃～37.3℃），睡眠欠佳，怕风，咽红口干，手心热，舌质暗淡、苔微黄，脉弦而细。

处方：柴胡、牡丹皮、栀子、枳实各 10g　白芍、生地黄、天花粉各 15g　当

归、白术各6g　茯苓12g　甘草3g

煎服法同上。

14日四诊：月经干净，低热已退，胃纳正常，精神尚可，舌淡红、苔薄而黄白相兼，脉弦细。

处方：柴胡、牡丹皮、何首乌、青蒿后下，各10g　葛根、天花粉、生地黄、沙参各15g　秦艽、黄芩、白芍各12g　甘草3g

以此方调理1个月，低热完全消退，诸症消失。

案7　何某，女，57岁，1991年7月30日初诊。患者低热1个月余，体温37.5℃左右，头晕眼花，耳鸣，疲乏，平时易感冒，出汗多，纳差，大便时烂，中西药治疗无效。

症见神疲，面色青白，发热37.6℃，舌质淡暗、苔白微腻，脉弦细。各项实验室检查未见异常。

西医诊为功能性低热。

中医辨为气虚夹湿。治以清暑化湿，补脾益气。

处方：黄芪、淮山药、天花粉、麦芽、葛根各15g　苍耳子、扁豆花、郁金各12g　浮小麦、糯稻根各25g　天麻6g　白术10g

3碗半水煎至1碗半，分2次服。

8月6日二诊：药后低热已退，头晕、眼花、耳鸣减轻，胃纳一般，大便正常，疲乏，舌淡红、苔浊腻，脉细。

太子参、茯苓、葛根各15g　苍耳子、麦芽、白蒺藜各12g　天麻、藿香各6g　菊花、扁豆花各10g　甘草3g

煎服法同上。

13日三诊：发热退而觉疲乏，大便时烂，纳可，舌淡暗、苔白腻，脉缓。守上方加大腹皮12g。调理善后。

（钟嘉熙．刘仕昌教授治疗功能性低热的经验．新中医．1994）

何炎燊

（辨证循序善用古方，益气清暑治反复发热）

【医家简介】

参见第165页。

【主要学术思想和主张】

参见第165页。

【医论医话】

中医治病，并不完全针对其特异性之病因，而看重于整体调节。此病发热经年，当非外感，且病程既长，病机亦由单纯而变为复杂。脉症合参，病属劳倦内伤，脾胃气馁，清阳不升，导致肺气虚而津液不足。脾胃运化失职，则湿聚中焦为痞为满，流于下热，则阴火上冲。劳倦内伤之治，莫详于东垣。其清暑益气汤具有补脾胃、升清阳、益元气、生津液及运中祛湿泻火等多种功能，施于此病，最为贴切。去青皮加柴胡者，以其有寒热也。加茯苓者，一以助参芪补气，一以同泽泻渗湿也。药既中肯，故投剂即效，恪守其法，竟奏全功。可知古人立方自有其独到妙用，灵活加减，可治新病。后人未经实践，徒纸上谈兵，诬此方为驳杂。自王孟英另立清暑益气汤以来，东垣此方，常被搁置，殊可惜也。

（何炎燊．东垣清暑益气汤治愈内伤发热经年案．新中医．1987）

【常用效方】

东垣清暑益气汤（《脾胃论》）

［组成］黄芪、苍术、升麻、人参、泽泻、炒神曲、橘皮、白术、麦冬、当归身、炙甘草、青皮、黄柏、葛根、五味子。

［功效］益气生津，除湿清热。

［主治］元气本素虚，伤于暑湿，症见身热头痛、口渴自汗、四肢困倦、不思饮食、胸满体重、大便溏薄、小便短赤、苔腻脉虚等症。

（何炎燊．东垣清暑益气汤治愈内伤发热经年案．新中医．1987）

【精选案例】

案1 卢某某，男，36岁，1984年9月7日初诊。患者于1983年6月，无明显诱因，畏寒发热如疟，在本县多间医院治疗3个半月，病情恶化，经某院诊断为“血液病”，送广州某医院治疗，1个月后热暂退出院。出院小结检查：白细胞3.87×10^9/L，红细胞2.8×10^{12}/L，血沉25mm/h。B超示肝大2cm，脾大3cm，未见占位性病变。骨髓、肾功能、肝扫描、HBsAg、LEC、X线胸腹部平片等检查均未发现异常。10月20日按“恶网”处理，用泼尼松、氢氧化铝凝胶，用药10天，热退。出院诊断：恶性网状细胞增多症。

病者出院后遵医嘱用药，初时颇安。1984年春节后停药，寒热复发。改服中药近百剂，仍未控制，形体日衰。至5月，复用激素，初尚见效，后则效果不显，7月起泼尼松用量加大至每日60mg，发热仍有反复。被断为“不治之症”。乃转来我院门诊。

病者因久用激素，面部虚浮，色灰黄萎瘁，行动迟缓，气怯喘促，啬啬畏寒，身热（体温38.4℃）无汗，头重眩晕，肢体沉重，关节酸疼，口苦咽干，渴不引饮，胸腹满闷，杳不思食，大便溏色黄，小便黄短，舌质淡红不华、苔白微黄干腻，脉六部皆洪大、按之空豁。血常规：白细胞总数 $3.6\times10^{9}/L$，中性杆状核细胞 0.02，分叶核细胞 0.16，嗜酸性粒细胞 0.22，淋巴细胞 0.58，大单核细胞 0.02，红细胞 $2.4\times10^{12}/L$，血红蛋白 72g/L，血沉 25mm/h。

中医辨证是肺脾大虚，清阳不升，津液不布，而中焦蕴湿，下泉有火之候。时值初秋，天热地湿，按天人合一之理，治当益气清暑，运脾燥湿，用东垣清暑益气汤加减治之。

升麻、陈皮、五味子、炙甘草各 5g　柴胡、白术、当归、麦冬、泽泻、神曲各 15g　葛根、茯苓各 20g　黄芪、党参各 30g　苍术、黄柏各 10g

因道远，嘱服 3 剂。

9 月 11 日二诊：寒热已罢（体温 36.2℃），自述过去服激素虽暂能退热，而证候不减，今则头目稍舒，肢节痛减，精神好转。惟腹仍满痛，大便稀溏。守前方暂去麦冬、五味子，加砂仁 5g，扁豆 20g。

病者自服第 1 剂起，即停用一切西药。此方服 5 剂后，腹满痛减，大便成形，胃纳稍甦，口觉燥渴，舌苔退薄少许，但仍干腻。方中去苍术，复用麦冬，又服 10 剂。

10 月 3 日三诊：据述自 9 月 8 日退热后，20 天未见发热。嘱前药服完后，停药数天，以观其变。昨日秋风乍起，喷嚏流涕，随即畏寒发热（体温 39℃），头痛身疼无汗，口淡不渴，舌苔白滑略腻，脉浮大缓。此新感风寒，非关旧病，即进人参败毒散原方 1 剂，当晚即汗出、寒热罢。次日仍续服清暑益气汤 10 剂。

10 月 18 日四诊：自述半月来颇安，惟稍劳则气怯，入寐则咽干，多食则腹满。此元气未复，津液来充，脾运未健。为拟一善后之方。

升麻、陈皮、炙甘草、五味子、砂仁各 5g　柴胡、防风各 10g　黄芪、党参各 30g　白术、麦冬、当归各 15g　淮山药、扁豆、茯苓、薏苡仁各 20g

此方以补中益气汤升发清阳，玉屏风散固表御风，生脉散益气生津，参苓白术散健脾祛湿，合成复方，大旨仍在益元气，补脾胃。盖正气内存，邪不可干，脾旺则不受邪也。嘱病者，隔天 1 剂，连服 3 个月。

1984 年底随访，洪大之脉已平，腻苔退薄七八。据云，虽冬令感冒，亦不发热，将余所处之人参败毒散煎服 1 剂即已。

复查血象：白细胞 $5.7\times10^{9}/L$，中性粒细胞 0.61，嗜酸性粒细胞 0.03，淋巴细胞 0.34，大单核细胞 0.02，红细胞 $3.92\times10^{12}/L$，血红蛋白 115g/L，血沉 4mm/h。

1985 年春节后恢复工作，迄今健康良好。

[**按**] 此病发热经年，经大医院多方检查，仍未确诊为何病。仅怀疑为“恶性网状细胞增多症”。中医自古以来，无“恶网”之名。近年文献有报道，多按血癌论治，用苦寒克伐之药，若贸然施于此病，必致偾事。

（何炎燊．东垣清暑益气汤治愈内伤发热经年案．新中医．1987）

案2 李某，女，22岁，未婚。1992年7月中旬，时方溽暑，而台风夹雨，潺湲3日，风雨过后更炎酷迫人，患者感受暑湿时邪，发热，倦怠，便溏，又失于调治，依旧贪凉饮冷，夜游无度，以致发热经旬不退，日见困顿。医疑为肠伤寒，令其入院。血象：白细胞4.4×10^9/L，分叶核细胞0.44，嗜酸球细胞0.03，淋巴球细胞0.53，肥达反应阴性。X线胸片显示：肺纹理稍增粗，余无异常。初步诊断为病毒感染合并支气管炎，用抗病毒药、先锋霉素、氨苄青霉素，结合中药（银翘散、甘露消毒丹之类）治疗4天，体温反升至39.5℃。7月28日经水适来，第2日即断，两胁及少腹拘急作痛，神烦短气，30日来诊。

发病至今，已将3周，面色萎悴，舌边光红，苔薄白微黄而滑，脉弦大虚数。仲景谓妇人伤寒，经水适来适断，恐其热入血室，予小柴胡汤旋转少阳枢机。

处方：柴胡、太子参各15g　黄芩、半夏各12g　炙甘草5g　生姜3片　大枣2枚　赤芍、白芍各10g

服2剂。药后8小时，月经复来而畅，1天半渐止。

8月1日二诊：经净后两胁少腹拘急已解，仍发热弛张（上午38℃，下午39.2℃），微畏寒，无汗，头痛晕沉，目眩不欲开，短气懒言，神倦而烦，肢体无力以动，口干渴喜热饮，纳呆厌食，中脘痞闷，腹满时减，按之柔，大便溏滞，小溲黄短，脉舌如前。

病由平素劳逸饮食失节，中气先伤，复感暑湿时邪，内外交困，遂致缠绵，所服辛凉苦寒，皆不中病，抗生素亦无济于事，乃以东垣清暑益气汤，去养血之当归，加补气渗湿之茯苓，和中祛湿不用苍术、青皮之辛燥，改用南豆花、大豆卷之清化。

处方：西洋参、茯苓、麦冬、葛根、泽泻、大豆卷各15g　黄芪20g　白术、黄柏、南豆花各12g　炙甘草、五味子、升麻各5g　陈皮3g

2剂。服1剂，微汗自出，畏寒罢，热降（上午37.2℃，下午38℃），再剂，头目清舒，热续降（上午37℃，下午37.5℃），脘腹里和，便溏止，乃去升麻、黄柏、神曲，加石斛15g，怀山药20g，又3剂而安。

（马凤彬．中国百年百名中医临床家·何炎燊．中国中医药出版社）

张琪

(善大方见奇效，治长期发热常益气通达)

【医家简介】

参见第171页。

【主要学术思想和主张】

参见第171页。

【医论医话】

治疗虚热以黄芪为主的甘温除热法。

东垣谓：饮食劳倦伤及脾胃，元气不足，火乘土位，火与元气不两立，一胜则一负，气虚则火旺，火旺则乘其脾土，脾虚元气下陷则阴火上升，会发生“气高而喘，身热而烦，短气懒言”，这就是李东垣首创的阴火论，在临床上屡见不鲜，必须用以黄芪为主的保元汤、补中益气汤、升阳益胃汤类方剂治疗而获效。

脏腑肢体皆禀气于脾胃，故称“脾胃为后天之本”。饥饱劳役伤其脾胃，则众体之气无以禀附，故阳气下陷，阴火上乘，即《内经》所谓“阳气者烦劳则张”。此类发热多见于过劳后增重，一经休息则热减，但多低热缠绵，经久不退，经西医各种检查无异常，因而不能确诊。

(张琪．我对以黄芪为主之复方的临床应用．黑龙江中医药．1984)

附子配潜阳清热法。治内伤发热，倦怠自汗，头晕气短，脉象虚软，舌嫩，属阴亏阳气外越所致。此类发热，用甘温除热法无效，余用龙骨、牡蛎以收敛浮阳，加附子引火归源，更用人参益气；白薇、银柴胡、青蒿等以清虚热颇为有效。

(张琪．张琪临证经验荟要．中国中医药出版社)

【精选案例】

案1 王某某，男，21岁，1987年3月1日初诊。反复高热8个月。患者于1986年以右季肋痛入某医院，经检查确诊为先天性胆管囊肿，同年6月1日手术治疗。术后出现发热，体温高达40℃，经用抗生素热退。间隔10余日又高热，复用抗生素，持续1周热退。嗣后每间隔2周左右必发热，体温39.5℃~40℃，持续3~5天，发作时用解热药，汗出热即退，有时不服药，热亦能退。经数家医院系统检查皆未能确诊，一直迁延不愈，遂来我院门诊求治。

据云本年1～2月末2个月期间共发热4次，体温均高达40℃，发热之前先有脊背发凉畏寒，随后约1小时即发热，微有恶心，头晕痛，周身肢节酸楚乏力。观其形体消瘦，舌质红苔薄，脉象弦而有力。

据脉症分析，当属伏邪为病，伏邪郁于少阳，欲达不能达，病位在太少两经，治疗宜透邪外出，用柴胡桂枝汤合银翘散化裁。

处方：柴胡25g　桂枝15g　黄芩15g　半夏15g　党参20g　白芍10g　生姜15g　红枣3枚

水煎服，每日1剂。服药10剂，自诉距前次发热16天，即本月13日发热1次，从中午开始体温升高，最高达38.8℃，至晚7时热即退，舌苔白较厚，脉象浮滑。

患者虽仍发热，但体温已有下降趋势，发热持续时间明显缩短，舌苔白厚及脉见浮象，均说明伏邪已部分外透。仍宗前方加减。

处方：柴胡25g　桂枝15g　黄芩15g　白芍20g　党参20g　甘草10g　金银花30g　连翘30g　青蒿25g　常山15g　半夏15g　草果仁10g　生姜15g　红枣3枚

水煎服，每日1剂。服上方19剂，此间于3月20日下午13时许，自觉身热，测体温37.2℃，至20时体温36.5℃。4月11日，晚19时又觉身热，体温37.0℃～38.2℃，至零点周身汗出，体温36℃。周身酸楚乏力及头晕痛症状已消失，舌苔白腻，脉滑。

此为伏邪大部分外达佳兆，仍宗前方化裁，继服以除余邪。

处方：柴胡25g　桂枝15g　黄芩15g　半夏15g　白芍15g　党参20g　金银花30g　连翘30g　青蒿20g　常山15g　草果仁10g　川朴10g　生姜15g　红枣3枚

水煎服，每日1剂。

服上方20剂，自4月11日发热退后，已40余日未发热。病人饮食增加，精神好转，体重增加2kg，舌润苔薄，脉缓。嘱停药观察。半年后随访，病人停服中药一直未发热，病已痊愈。

案2　李某，女，25岁，1990年5月6日初诊。持续发热40余天。于4月初无明显诱因出现发热，体温38.5℃左右，伴周身肢节痛、头晕心烦，服速效感冒胶囊及螺旋霉素热不退，夜间高达39.5℃，静脉滴注青霉素、先锋霉素半月余热仍不退，并躯干及下肢出现皮疹，色淡红。于半月前在某院就诊，疑诊风湿热及系统性红斑狼疮，但系统检查有关指标均未见异常，未能确诊。

来诊时仍发热，体温38.5℃，患者精神不振，面色青晦，周身肢节疼痛，头晕目眩，手足厥冷，躯干及下肢皮肤可见散在皮疹，色淡红不鲜。舌质淡、苔白腻，脉沉。

据上述脉症诊断为阴毒证。辨证为寒邪外袭，入于血分，蕴蓄化热成毒，宜温通解肌透表、活血解毒法治疗。

处方：升麻 15g 葛根 15g 桂枝 15g 赤芍 20g 红花 15g 连翘 20g 川椒 5g 炙鳖甲 15g 牡丹皮 15g 牡丹参 15g 生姜 15g 甘草 10g

6 剂，水煎服每日 1 剂。

药后周身稍觉舒松，疼痛稍轻，下泻泡沫样便 2 次，量不多，食纳较前好转，头晕略减。但仍发热，体温 38℃，夜间未达 39℃，热势较前略有下降，仍有皮疹，夜间增重，胸闷心烦，手冷，嗜睡，舌苔已转薄白腻，脉沉。药已对症，继服前方。病人诉继服前方 6 剂时，觉诸症皆明显好转，遂按原方又服 6 剂，现症皮疹已消退，未见有新皮疹出现，体温正常已有 4 天，现体温 36.5℃，身痛消除，头晕大减。手足转温，精神振作，面色转润。

嘱继服下方 6 剂以善后。

处方：升麻 15g 桂枝 20g 红花 15g 葛根 20g 赤芍 15g 丹参 20g 桃仁 15g 当归 20g 生姜 15g 川椒 10g 甘草 10g

水煎服，每日 1 剂。

1990 年 6 月 12 日，病人来辞行，除身体稍弱外，诸症皆除，拟回家（家居外地）调养。7 月初病人来信，病已痊愈。

［**按**］《金匮要略·百合狐惑阴阳毒病脉证治第三》谓："阴毒之为病，面目青，身痛如被杖，咽喉痛。"《诸病源候论·卷九》谓："若身重背强，短气呕逆，唇青面黑，四肢逆冷为阴毒。"此病人除咽喉不痛外，其他证候皆符合阴毒。阴毒非纯阴证乃与阳毒相对而言，其病机为寒邪闭于卫分，邪热内蕴化毒扰于血络。营卫不和，邪不能解，故遍身疼痛甚剧，《金匮》谓身痛如被杖为本病主要表现；面色青、手脚厥冷欲寐、舌淡苔腻、脉象沉皆属阴寒之征；虽有皮疹，色淡不鲜亦属"阴斑"，为阴毒扰及血络所致；以昼行于阳，夜行于阴，故斑疹昼轻夜重；阴毒扰于血分不得外达，故发热头晕。治以桂枝、生姜、川椒辛温和营卫，温通经脉；升麻、葛根、桃仁、红花、牡丹皮、赤芍解肌透表，活血解毒，两组药物相互协调，俾邪毒自皮毛外出则诸症霍然而愈。此方乃师仲景治疗阴毒之升麻鳖甲汤法而不泥其方，化裁用之而奏效。

（张琪. 高热验案 4 则. 中医杂志. 1995）

案 3 马某，女，28 岁，1991 年 8 月 1 日初诊。患者在美国攻读博士学位，由于求学艰辛，半年来常见周身倦怠乏力，精神不支，并出现低热，体温 37.5℃～38℃左右，曾在国外系统检查未发现异常，回国后又系统检查仍无阳性结果。曾用抗生素及中药治疗效果不显。

现症周身倦怠嗜卧，体温37.5℃~38℃之间，食少纳呆，心悸气短。观其形体消瘦，面色无华，目不欲睁，舌苔薄白，脉虚数。辨证属劳役过度，伤及脾胃，清阳不升，阴火上乘之气虚发热。

治疗宜益气升阳，甘温除热法，用升阳益胃汤主治。

处方：红参另包单煎，15g　黄芪25g　白术15g　半夏15g　陈皮15g　茯苓15g　泽泻10g　防风10g　独活10g　柴胡15g　白芍15g　甘草10g　生姜10g　红枣3枚

水煎服，每日1剂。服前方4剂，发热即退，体温36.2℃~36.7℃，食欲好转，周身较前稍觉有力，肢体舒适，精神好转。惟近2日天气炎热，贪食瓜果而出现腹胀便溏，舌尖赤苔白，脉细弱。此脾胃之气渐复，寒凉有伤脾阳，宜前方加温运之品。

红参另包单煎，10g　白术10g　茯苓10g　砂仁10g　炮姜10g　木香7g　紫苏10g　甘草10g

水煎服，每日1剂。服上方4剂时来诊，体温一直正常，腹胀痛已愈，大便1日1次为成形便，周身有力，食纳增加，舌润口和，脉细较前有力，仍以上方出入继服3剂，诸症皆愈，后以补中益气丸服用2周，体质恢复正常，而后赴美继续攻读求学。

[**按**] 李东垣《脾胃论》曰："火与元气不两立，一胜则一负。脾胃气虚，则下流于肾，阴火得以乘其土位"。又曰："脾胃一伤，五乱互作，其始病遍身壮热，头痛目眩，肢体沉重，四肢不收，怠惰嗜卧，为热所伤，元气不能运用，故四肢困怠"。观此则本案之发热病机已昭然若揭。脾虚清阳不升，阴火上乘而致发热，临床也较常见，笔者多用补中益气汤、升阳益胃汤一类方剂治疗，屡屡获效。本案以升阳益胃汤用六君合黄芪益气补脾胃；羌活、独活、防风、柴胡以升清阳；茯苓、泽泻利湿热而降浊阴；芍药敛阴和营；佐黄连以清热。补脾胃药与风药合用，则补中有升，风药与渗利之品合用则升中有降。补中有散，发中有收，相互制约又相互助长，具有益脾胃、升清阳、降浊阴之功，合之使脾胃健、湿气除，正旺邪去而病自愈。

（张琪．张琪临床经验辑要．中国医药科技出版社）

案4　刘某，女，42岁，1977年1月13日初诊。低热不退2年。2年前感冒发热，高热退后体温一直未复正常，经常波动在37.5℃~37.8℃之间，过劳则增重，休息稍好。经哈市各医院检查未能确诊，又去京沪某医院检查亦未确诊，曾用抗生素及中药滋阴清热之剂治疗皆无效。

来诊时体温37.6℃，自觉倦怠乏力，午后发热，伴短气懒言，口苦纳减，右季肋及后背疼痛，舌淡红苔薄，脉浮濡。

此属内伤脾胃，阳气下陷，阴火上乘之证。宜甘温除热法，以升阳益胃汤治之。

黄芪20g 白术10g 党参20g 黄连7.5g 半夏10g 陈皮15g 茯苓15g 泽泻10g 防风7.5g 羌活、独活各7.5g 柴胡10g 白芍15g 生姜7.5g 红枣3枚

1月24日二诊：服上方10剂，病情明显好转。服药2剂后，全身微汗，体温降至36.8℃，继续服药全身逐渐有力，短气好转，背痛减轻，全身仍不断微汗出，脉象较前有力。此脾胃元气渐复佳兆，继以前方守服。

2月8日三诊：服上方9剂，体温一直稳定在36.5℃左右，自觉全身有力，饮食增加，诸症消除，舌润脉缓。后又服上方数剂，体温未再升高乃愈。

（张琪．我对以黄芪为主之复方的临床应用．黑龙江中医药．1984）

免疫相关发热

蒲辅周

（求因顾胃治病本，攻补有序退痹热）

【医家简介】

参见第109页。

【主要学术思想和主张】

参见第109页。

【医论医话】

治外感方如大将，消灭入侵之敌；治内伤方如丞相，治理国家。这是人们对方药性能的比喻之谈。外感多为六淫犯人，其来疾，其变速，其症险，尤其是温病。这就要求在短时间内克敌制胜，故用方多猛，犹如行军打仗一般，争分夺秒。内伤多为七情所伤，饥饱劳役，日积月累，正气日渐削夺，人多不觉，或虽有感觉，但因影响不大而忽略。这样由功能而及脏器，病已形成，才被引起注意。由于其来渐，其势缓，其伤深，在治疗时要想急切见功，如奔跑太快，必致颠仆。且骤病易起，渐衰难复，因此这类方药，疗效相对显得缓慢。人们鉴于两类方药的性能不同，常称前者为“霸道”之方，后者为“王道”之方。

长于治外感病者，崇“霸道”方而贬“王道”方，认为“王道”方如隔靴搔痒，不能治病，可有可无；长于治内伤者认为“霸道”方最伤正气，稍有过用，往往使病者愈治愈坏，甚至成为坏病。

其实两者各有千秋，要点在于用方之准确灵活耳。非“霸道”方不足以祛邪，非“王道”方难以扶正，两者不可偏废。

“霸者”方长于攻逐，其力猛，往往看到某个症状明显消失，易被认为“有效”；“王道”方多用于扶正，其效缓，因气血之生长本身就缓慢，易被认为“无效”。

古人有比喻“王道”方为“君子”，所谓不求功而有功，不言德而有德，犹如“无名英雄”。其功妙在潜移默化之中。二者或分用，或合用，如十枣汤中甘遂与大枣同用，皂夹丸中之枣膏送服，保和丸之加白术为大安丸。用之得当皆有妙用。

叶天士治疗虚损久疾，强调“王道无近功，多服自有益。”我早年读此体会不深，中年对此略有体会，晚年始领会深切。久病正衰，当以“王道”方为主，多服自有益，不可操之过急，欲速则不达。惜乎有的病家只图一时之快，有的医家着眼于急功好利，对于慢性虚损之疾，而行霸道极为有害。临床上以霸道方攻伐无过，加重病情者并非罕见。上工治病，不仅要治病，更要治心，千方百计嘱病人耐心治疗，才是好的医生。此点孙思邈在《大医精诚》中言之颇详，是医之道德也。

（蒲辅周．谈方之“王道”与“霸道”．现代中医药．2010）

【精选案例】

王某某，女，15岁，1967年11月11日初诊。因半年来，反复高烧、皮疹、关节疼痛。每次发烧后大汗淋漓，烧前先发冷，常伴有充血性皮疹，体温达39℃～40.5℃，血沉60mm/h，白细胞稍高。入院考虑为胶原疾病、风湿热。用多种抗生素并采用大剂量激素，泼尼松60mg/d，开始稍见效，但稍减激素即又发高烧。治疗近1个月出现癫痫大发作，血压高，血象由于用氯霉素后，白细胞、血小板下降，因而激素治疗只好减量。近日仍高烧达39℃～40℃，不思饮食，只喝少量牛奶。目前诊断：亚急性变应性败血症？风湿热？

请蒲老会诊：病起于3月份淋雨受凉，则关节疼痛，反复高烧，低时亦较正常体温为高，不数日则又发高烧，汗出多，胸背部有白痦，月经数月未行。舌暗红苔白腻，脉弦数。

病因寒湿潜伏，有化热外透之势。宜从寒湿论治，通阳宣痹除湿。

处方：连皮茯苓9g　杏仁6g　薏苡仁15g　白蔻4.5g　厚朴6g　丝瓜络6g　黄芩4.5g　滑石包煎，12g　苇根30g　通草4.5g　淡竹叶6g　防己4.5g　海桐皮6g　片姜黄3g

11月16日二诊：药后白痦续出，腹部亦多，发烧39℃，但持续时间明显缩短，饮食增加，10日未大便，腹无所苦，有矢气，白细胞较前上升，面部红润，有战汗之象。脉弦微数，白腻苔略减。宜继续清热利湿，兼养阴。

处方：玉竹9g　石斛12g　薏苡仁15g　黄芩3g　滑石包煎，12g　苇根15g　丝瓜络6g　猪苓6g　海桐皮6g　片姜黄3g　通草4.5g　淡竹叶3g　六神曲3g　陈皮3g　荷叶6g　青蒿6g

11月21日三诊：白痦续出，体温渐趋正常，下肢已温暖湿润，精神明显好转，饮食知味。脉缓，舌质嫩红。治宜继续益胃养阴，兼清余毒。

处方：玉竹9g　麦冬6g　细生地黄9g　沙参9g　天冬6g　知母3g　陈皮3g　地骨皮6g　薏苡仁12g　焦三仙各3g　石斛9g　荷叶9g　蜂蜜为引

11月25日四诊：白痦续出，胸腹大腿都很多，关节疼痛，体温又稍升高。脉浮弦，苔薄黄腻。湿热未净，继续宣通。

处方：连皮茯苓9g 杏仁6g 薏苡仁15g 白蔻3g 滑石布包，12g 厚朴6g 防己4.5g 片姜黄4.5g 海桐皮6g 淡竹叶6g 法半夏6g 通草4.5g 松节15g 苇根24g

12月5日五诊：烧热已平，大便已通畅成形，白痦续出，四肢、手足都见。原方加木瓜3g。

12月14日六诊：咽痒，打喷嚏，背冷，发热，关节疼痛明显。脉浮弦微滑，舌红后根苔白。治宜宣肺解表，通阳利湿。

处方：麻黄根4.5g 杏仁6g 桂枝3g 薏苡仁18g 炙甘草3g 生石膏12g 防己3g 法半夏9g 通草4.5g

12月19日七诊：有时体温偏高一些，一般在37℃以下，汗出多。舌正红苔退。久热久汗，阴液受伤。治宜养阴清热。

处方：白人参3g 麦冬9g 淡竹叶9g 生石膏12g 粳米6g 法半夏9g 知母3g 薏苡仁15g 苇根15g 青蒿6g 地骨皮9g

12月26日八诊：体温已趋正常，精神渐复，体重增加，月经来潮而量少。脉虚，舌淡少津中心剥。气阴两伤，治宜益气养血，调和肺胃。

处方：白人参4.5g 麦冬6g 五味子打，3g 生黄芪15g 当归4.5g 浮小麦9g 炙甘草3g 大枣4枚 石斛9g 薏苡仁12g 焦三仙各3g 地骨皮6g

1968年1月8日九诊：血沉30～40mm/h，汗较多，已下床活动。脉沉细数，舌淡苔薄白。宜归芪建中汤加附片。

生黄芪24g 当归6g 桂枝3g 白芍9g 炙甘草4.5g 生姜3片 大枣3枚 熟附片3g 浮小麦9g 稆豆衣9g

服10剂后，血沉已降到20mm/h，出院用薯蓣丸调理。

［**按**］本例初春淋雨，寒湿内伏，湿性黏滞，致病缠绵。白痦标志病邪透达之象，多则表明伏邪深重。初用薏苡竹叶散合宣痹汤加减，轻清泄热，宣痹除湿，服药汗出渐彻，白痦出透周身，热势递减。因湿郁热蒸，久热耗阴，兼以扶正养阴而不恋邪，后期邪去而正伤，继宜益气养血，用建中汤调和营卫，坚强脾胃。善后调理用薯蓣丸。

蒲老说："辨证论治要审病求因，分析邪正相争不同时机，因势利导，邪去正安，扶正祛邪。病后调理，应重视胃气。胃为后天之本，气血化生之源，脾胃健强、气血充足则康复矣。"

（中国中医研究院．蒲辅周医疗经验．人民卫生出版社）

胡希恕

（方证辨证论伤寒，狼疮发热辨六经）

【医家简介】

参见第202页。

【主要学术思想和主张】

参见第202页。

【临证经验】

系统性红斑狼疮为自体免疫性疾病，病变部位在全身结缔组织，并可罹及皮肤、黏膜、浆膜、血管、心、肝、肾、肺、脑、胃肠、淋巴、血液等全身组织和器官。本病的临床主要症状是：发热、红斑皮疹、关节痛疼及水肿。发热见于绝大多数患者，尤其在急性发作期多见。热型不规律，时高时低，时长时短，很少见畏冷或寒战，发汗后热可暂退。长期低热者较多，自汗多而少见盗汗、骨蒸之状。

本病的治疗，西医用激素有一定疗效，尤其在急性期、高热期能改善症状，但有的患者也无效。而且用激素治疗不良反应大，难以撤除，故许多患者经西医治疗后，被告知已无法可医，方找中医。从其发病及临床特征来看，本病多属中医学的“痹病”、“饮证”、“丹疹”、“水肿证”等病证范畴。从而通过辨证论治能取得一定疗效。有不少报道中医治疗可对抗激素的不良反应，减少激素用量，有的报道，中药可退红斑、减轻关节疼痛、改善肾功能、改善全身症状。通过六经辨证，并用经方治疗也有明显的疗效。

（冯正伦．中国百年百名中医临床家·胡希恕．中国中医药出版社）

【精选案例】

案 李某，女，32岁，1967年12月10日初诊。发热，面部、背部起红斑1年余。不明原因发热，皮肤起红斑，到医院检查，确诊为系统性红斑狼疮，曾用激素治疗未见明显疗效，经人介绍找胡老诊治。

现症：不规则发热，面部、背部皮肤斑块或连成片状红肿，表皮有皮屑脱落甚似牛皮癣，常有颈、项、背、腰痛，时咽干心烦，头易汗出，舌苔薄白，脉弦细数。

证属邪郁少阳，血虚水盛。治以疏解少阳，养血利水，与柴胡桂枝干姜汤合当归芍药散。

柴胡15g　黄芩9g　天花粉12g　生牡蛎15g　生龙骨15g　桂枝9g　白芍9g　当归9g　川芎9g　苍术9g　茯苓9g　泽泻15g　炙甘草6g　生石膏45g

结果：上药服6剂后自感有效，乃连服30剂后始来复诊。

二诊：届时面部、背部红斑基本消失，查血象恢复正常，体温之低热、不规则热已消失，颈项、背腰已不感痛疼。到医院复查时，医生大为惊奇，对其治疗十分满意，并谆谆嘱其总结其病历，并嘱其不须吃药。但停药约半月，面部又出现红斑，其他症状不明显，又求胡老诊治，胡老仍与上方去生石膏息之。

［**按**］本例远期疗效因故未能追踪，是个遗憾，但近期疗效让西医称奇也为之不易。这里说明，中医中药治疗系统性红斑狼疮有效，用六经辨证、经方的理论方药治疗该病有效，胡老的治疗经验有参考价值。

（冯正伦．中国百年百名中医临床家·胡希恕．中国中医药出版社）

万友生

（寒温统一论治热病，助阳和营退免疫性发热）

【医家简介】

参见第145页。

【主要学术思想和主张】

参见第145页。

【精选案例】

案1　王某，女，15岁，1992年12月8日初诊。患亚变败血症，1年来发热时作，无规律，低热为主，38℃以上较少。极易感冒，感则低热不退，服西药解热镇痛剂则热虽可退，但大汗淋漓，精神疲惫。近又感冒，低热不退，伴畏寒，头痛，鼻塞，纳差，口干不欲饮，大便素结，有时带血，舌有齿痕，苔薄白，脉浮数。

证属气虚发热，法当甘温除热，投以补中益气汤加味。

黄芪30g　党参30g　白术15g　甘草10g　升麻10g　柴胡15g　青蒿10g　陈皮15g　当归15g　防风15g　荆芥10g　葛根30g　薄荷5g　连翘15g　桔梗10g　生谷芽、生麦芽各30g

12月19日二诊：服上方9剂，11日热退后，未再发热。但胃纳仍差，不知饥，守上方加山楂30g，六曲10g，鸡内金15g，再进3剂。

12月22日三诊：昨晨复发热畏寒，下午汗出热退，口干渴喜热饮，鼻仍塞，苔薄白，脉浮数。守上方加生姜3片，红枣5枚，再进7剂。另给乌梅150g，日用50g煎汤，冲入适量白糖代茶饮。

12月29日四诊：1周来未再发热，近日时有头痛，守上方加减。

黄芪30g　党参30g　白术15g　甘草10g　升麻10g　柴胡10g　陈皮15g　当归10g　川芎10g　白芷15g　赤芍、白芍各15g　生谷芽、生麦芽各30g　鸡内金15g

另用乌梅肉30g，白糖30g，如前煎汤代茶。再服7剂。

1993年1月5日五诊：低热未再发生，头痛好转，惟仍食欲不振，改用参苓白术散方善后。

党参30g　茯苓30g　白术15g　扁豆15g　陈皮15g　山药30g　莲子30g　甘草10g　砂仁10g　生薏苡仁30g　桔梗10g　山楂30g　六曲10g　生谷芽、生麦芽各30g　鸡内金15g

案2　孙某某，男，21岁，1990年12月3日初诊。患风湿痹证。身热午后较甚（38℃左右），右膝关节红肿热痛月余，膝弯拘急，步履维艰，左目赤已半年。右背痛向左背走窜，头晕，纳差，口干喜冷饮，大便结，小便黄赤，频数热痛，舌尖红、苔黄而腻，脉浮数。投以麻杏苡甘汤加味。

麻黄15g　杏仁15g　生薏苡仁50g　生甘草15g　防己30g　赤芍、白芍各30g　当归15g　鸡血藤30g　葛根50g　牛膝15g　木瓜15g

12月6日二诊：上药服3剂后近日寒热如疟状，一日2、3度发，寒重热轻，热退无汗，渴喜冷饮，饮不解渴，头闷痛，膝痛如故，但大便已不结，小便刺激症状大减，守上方加柴胡30g，桂枝15g，知母15g，生石膏30g，白茅根50g，赤小豆30g。再进3剂。

12月10日三诊：头痛解除，渴减，但仍寒热如疟状，1日数度发，膝痛好转3天，昨夜又复如故。守上方合桂麻各半汤加减。

麻黄15g　杏仁15g　生薏苡仁50g　生甘草10g　桂枝15g　赤芍、白芍各15g　生姜3片　红枣5枚　防己30g　牛膝15g　木瓜15g

再进3剂。

12月13日四诊：寒热如疟状解除，尿转清长，胃纳好转（每餐可食米饭2大碗），惟膝痛仍如故。改用桂枝芍药知母汤加减。

桂枝30g　赤芍、白芍各30g　知母10g　白术15g　熟附子10g　麻黄15g　防风15g　甘草10g　生姜5片　生薏苡仁30g　防己30g　牛膝15g　木瓜15g

再进7剂。

12月20日五诊：服上方前4剂时，肠鸣水泻，日1行；后3剂时，肠鸣，大便转软烂，日1行，膝痛基本解除，舌苔白腻（自云晨起白苔厚腻满布），脉仍浮数，守四诊方加重白术为30g，再加苍术15g，再进7剂。

1991年1月10日六诊：右膝关节肿痛全除，已能正常行走，只是跑步时稍感膝痛而已。守五诊方再进7剂以巩固疗效。

（王鱼门．万友生医案选．上海中医药大学出版社）

谢海洲

（辨病证，精用药，扶正解毒祛免疫热）

【医家简介】

谢海洲（1921～2005），男，字鸿波。中国中医研究院研究员，广安门医院主任医师，北京名老中医。擅长内科疑难疾病的治疗，致力于中成药的开发与推广。

相关著作：《谢海洲论医集》、《中医药丛谈》、《壶天云烟——谢海洲医文集》《养生趣谈》、《医学丛谈》等。

【主要学术思想和主张】

谢海洲十分重视中医经典理论及药物学的研究；主张中西医学宜取长补短，根据现代疾病谱的变化，调整辨证治法，而不囿于古法；临证喜化裁古方，并创制多张新方；用药注重配伍关系中相互对立的两方面，如散收、攻补、温清、升降、动静等，以达到互相制约、相反相成的目的；强调食疗保健的重要性，认为进食应辨证配餐施治为要，对多种现代常见病具有调养作用的日常食物进行了总结归类。

【医论医话】

类风湿性关节炎急性发作期或初期，手足小关节红肿胀痛，局部灼热，皮肤稍红，或脊椎胀痛，四肢活动障碍，持物不便，行动艰难，或伴有全身低热不适，或自觉全身有发热感，烦渴汗出。二为风寒湿邪郁久化热，此类患者多有关节红肿热痛，遇寒痛减，高热、汗出、口渴等表现。治疗热痹宜清热，用白虎加桂枝汤、苍术白虎汤等，更要加入养阴清热之品，如生地、白芍、玄参、麦冬等。热甚者应加入清热解毒之品，如野菊花、草河车、白鲜皮等，具体用量因人而异。生石膏用于治疗热痹，源于《金匮要略》风引汤。生石膏不仅是清解气分之要药，且具有明显的凉血消肿作用。临床用于类风湿急性活动期，关节红肿热痛伴有全身出汗、烦渴等热证，尤其血沉快、白细胞偏高者，用之效佳。此外，白鲜皮、土茯苓、穿山龙等用于热痹，血沉快者效果亦好。

……

（谢海洲．谢海洲医学文集．中国古籍出版社）

中医学认为红斑狼疮以本虚标实，气虚阴虚为本，热毒瘀结为标，主要是肝肾阴亏，精血不足，加之情志内伤，劳倦过度，六淫侵袭，阳光曝晒，热毒内蕴，血热则瘀，瘀血阻络，血脉不通，瘀热阻塞体表脉络则皮肤受损，渐及器官、筋骨、脏腑而成本病。

我重用紫草、羚羊角粉、防风益气养阴，扶正固本，治其本；清热凉血，解毒散瘀治其标。

紫草甘寒，凉血活血，重用效好，解毒退斑尤宜重用30~50g，取用其凉血解毒退斑，消肿散结之效，皮下瘀斑硬结皆可应用而化散；羚羊角咸寒，熄风解毒，平肝清热，平肝火、肝气。张锡纯谓“肝火与肝气相并，冲激胃腑，致胃腑之气不能息息下行”；防风味甘辛温，宣表祛风，治一身尽痛，红斑狼疮由毒邪滞气，本品有消炎镇痛作用。

上方能改善患者发热、口干、乏力、自汗盗汗、五心烦热、红斑、肌肉关节酸痛等症状。

我有时用壁虎解毒消炎，恢复体力，我认为有增强免疫功能作用。近年有人用其治癌，取其既能祛邪又能扶正。我在马来西亚期间曾见有人服鲜品壁虎每服2~3枚，1个月后体力增强，抗病能力增强，不仅能抗外邪，亦能消毒痈。

红斑狼疮也属内毒为患，故用此有效，若佐以冬虫夏草、西洋参等扶正益肺补肾之品则效更好。

（谢海洲．我治系统性红斑狼疮．河南中医.1999）

【精选案例】

案1 顶某，女，66岁，2002年5月12日初诊。患者于1年前因着凉后，出现咽痛，高热，体温39℃~41℃，每天发热1~2个高峰，伴有肩、膝关节疼痛，皮肤瘙痒，出现红色充血性丘疹，部分连接成片，寒战，恶风寒，汗出后体温降至正常，诸症缓解，次日复发。于当地医院诊断为“成人Still's病”。予以泼尼松每日30mg治疗，症状得以控制，以后激素逐渐减量，但每当泼尼松减至每日12.5mg以下时，因病情复发而加量。半月前泼尼松由每日10mg减至每日7.5mg时，病情再次复发。

现发热，体温38.5℃左右，发热高峰以午后为主，伴有畏寒，寒战，全身红色充血性皮疹连接成片，以颈部为主，四肢可见绿豆大小散在出血点。双侧膝、肘、腕、掌指关节疼痛，双膝、腕关节肿胀，活动受限，行走困难，靠轮椅行动。夜尿多，每夜2~3次，大便干，日1次，左半身多汗，右半身无汗，双手夜间抽搐，夜寐多梦易醒，口渴多饮，易怒，消瘦，3个月体重下降16kg。舌红苔黄干，脉虚。

西医诊断：成人Still's病。

中医诊断：痹病，证属湿热痹阻，肝肾不足。

治以祛风除斑，滋阴益气，调和营气，平肝安神。四妙散加味。

处方：苍术15g 黄柏10g 生薏苡仁45g 怀牛膝15g 生地黄30g 知母10g 炙龟板12g 骨碎补15g 秦艽12g 威灵仙15g 补骨脂15g 川桂枝10g 赤芍、白芍各10g 钩藤15g 明天麻6g 紫草15g 牡丹皮12g 白薇10g

玳瑁粉冲，3g，人工牛黄粉冲，0.6g，羚羊角粉冲，0.6g。

14剂，水煎服。

二诊：服药后，病人发热已退，皮疹已消，关节肿胀缓解，疼痛减轻。病人已可不用轮椅，自己行走，但下肢乏力，走路不稳，蹲下起来困难，仍有左半身汗出，右半身无汗，眠差易醒，夜尿多，纳可，大便干。泼尼松仍服每日7.5mg，舌暗苔黄腻，脉细弦。

仍有余热，营卫失和，脾肾两虚。治以调和营卫，清热解毒，补益脾肾。桂枝汤合当归连翘赤小豆汤化裁。

处方：桂枝10g 白芍20g 炙甘草10g 生姜5g 大枣7枚 赤小豆15g 牡丹皮12g 紫草15g 连翘12g 土茯苓15g 栀子9g 肉苁蓉30g 升麻5g 桑寄生15g 杜仲10g 当归15g 熟地黄10g 山茱萸12g 川续断12g 百部12g

3剂，水煎服。

随访病人，关节疼痛、半身汗出、乏力、便干症状均已缓解，已可正常行走，仍有失眠易醒，泼尼松片已减至2.5mg/d，病情稳定，未再复发。

案2 生某，男，13岁，2002年5月13日初诊。半年前患者出现腹泻，每日4~5次，当地医院诊断为“急性肠炎”，经治疗腹泻缓解，半月后出现左膝关节肿胀疼痛，发热，体温38.5℃，逐渐发展为双侧肩、髋、膝关节及腰背疼痛，先后在北京儿童医院和301医院查HLA－B_{27}阳性，诊断为“反应性关节炎”，经过治疗关节肿痛减轻。目前左膝肿痛，不能屈曲，行走缓慢不稳，右膝、双肩、双髋疼痛，活动有声响，腰背疼痛，弯腰困难，不能后仰，夜间疼痛加重，久坐久卧后腰部僵硬，晨僵10分钟，恶风寒，手心热，咽部干痛，咽红。舌淡苔薄白，脉细小弦。

此气血亏虚，风湿阻络，寒热错杂。治宜益气养血，散风通络法，以利关节，清湿热。当归四逆汤加味。

处方：当归12g 桂枝10g 白芍18g 黄芪30g 细辛3g 通草10g 炙甘草10g 羌活6g 川芎10g 姜黄12g 地龙10g 狗脊15g 桔梗12g 玄参15g 射干6g 马勃9g 鱼腥草15g 连翘12g 锦灯笼9g 藁本9g 防风6g

15剂，水煎服。

药后诸恙皆安，再服30剂后停药，3个月未作。

案3 李某某，女，34岁，2002年5月20日初诊。2年前，冬天受寒后出现手足冻疮，未治自愈，以后每遇凉便出现手足尖变白变紫，肿痛，得暖后可缓解，症状逐渐加重，双手肿胀，皮肤粗糙变硬，不能捏起，双手近端指间关节、掌指关节肿痛，腕、肘、肩和膝关节疼痛，晨僵1小时，并有脱发、畏寒，在某医院查RF（+），诊断为"类风湿关节炎"，予寒湿痹冲剂及双氯芬酸钠片治疗，疼痛减轻，但关节肿胀，皮肤变硬加重，发展到肩背部。2个月前因着凉后，症状加重出现发热畏寒，体温38.4℃~39.5℃，每日午后加重，四肢肌肉疼痛、无力，压痛明显，蹲起及行走困难，脸部出现红斑，顶部、双腋下及腹股沟淋巴结肿大，压痛。舌绛红，苔黄，脉滑数。实验室检查，血常规WBC：$3.2\times10^9/L$，RBC $2.89\times10^{12}/L$，HGB 71g/L，PLT $82\times10^9/L$；肌酸激酶（CK）：1150U/L，乳酸脱氢酶（LDH）450U/L，ANA 1∶640斑点型，抗nRNP 1∶4000，ESR 115mm/h，抗dsDNA、SmJo-1、PM-1抗体均阴性。肌电图示肌源性损害。胸部X线摄片显示：右下肺少量胸腔积液。

诊断为：混合性结缔组织病。

目前虽有肝肾不足，气血亏虚，但是临床表现以热邪标实为主，急则治其标。

辨证为气营热盛，治以清热解毒，凉血化瘀。清瘟败毒饮加减。

处方：生石膏、寒水石、滑石各先煎，30g 知母、生地黄、牡丹皮、赤芍、玄参、连翘、黄芩、木瓜各15g 金银花、大青叶、桑枝、虎杖各30g

5剂，水煎服。

二诊：服药后热退痛减，斑疹转暗，而见神疲乏力，面色无华，指尖皮硬。舌淡苔薄白，脉滑。

热邪除尽，邪去正衰，当以框扶正气，遂以独活寄生汤加减，以补肝肾，益气血，祛风湿，止痹痛。

处方：独活、桑寄生、秦艽、生熟地黄、白芍、川芎、党参、白术、茯苓、五加皮、骨碎补、杜仲各15g 鸡血藤、黄精、当归各30g 生黄芪45g

30剂，水煎服。

服至1个月症状全消，各项检查均已正常，后又服1个月而停药，追访至今未复发。

（王承德．谢海洲验案精选．学苑出版社）

周信有

（崇经典重创新，补肾固本清狼疮热毒）

【医家简介】

周信有（1921～），甘肃中医学院教授、主任中医师、甘肃省名中医。擅长肝病、冠心病、血液病、风湿病等的辨治。

相关著作：《决生死秘要》、《中医内科急症证治》、《老年保健》、《周信有临床经验辑要》、《内经讲义》、《内经类要》、《内经精义》等。

【主要学术思想和主张】

周信有注重以《内经》整体观、系统观和辨证观指导临证治疗，强调中医的发展既要沿袭自身的发展特点，注意四诊观察以判断预后生死，又要善于吸取现代的科学技术，尤其在疑难病症的诊疗上，主张宏观微观的有机结合；重视临床常见疑难病的专病方研，如针对病毒性乙型肝炎和肝硬化的“舒肝消积丸”和治疗冠心病的“心痹舒胶囊”等。

【医论医话】

系统性红斑狼疮（SLE）是本虚标实之证，是人体在正气不足，主要是肾、脾亏虚的基础上，感受风、湿之邪。风湿内舍，酿热成毒，热毒结于血分可致血脉瘀滞。瘀滞的气血再与邪毒相合，外伤皮肌筋骨，内伤五脏六腑。邪毒痹阻于皮肤血络，则出现红斑、皮疹、溃疡等；痹阻于肌肉筋骨，则见肌肉、关节的酸痛或肿胀；若痹阻于五脏，轻则气短乏力、纳少便溏、身发寒热，重则心慌胸痹、气喘干咳、腰疼浮肿、腹满胁痛、夜寐多惊等。再者邪热之毒灼伤营血，营阴被灼，损及卫阳，卫失调摄则营卫不和。

总之，本病虚、瘀、毒三者并存，且互为因果。脾肾亏虚则邪毒易于蕴结；热毒内蕴，伤阴耗血，阻滞气机，影响升降则脾肾更亏；邪毒结于血分，“热更不泄，搏血为瘀”，血脉瘀滞，失其濡养，留而为患。不荣不通，气机不调，血脉不畅则疼痛多发，病变多样，故虚、瘀、毒三者互为影响终成本虚标实、虚实夹杂之证。其发病初期是以邪毒内蕴、血气瘀阻之邪实为主，后期则以五脏气血亏虚之正虚为要。

根据SLE脾肾亏虚、瘀毒内蕴、营卫不和的病机特点及本虚标实的病性，在治疗上应宗标本同治、攻补兼施、病证结合，在辨病的基础上进行辨证治疗的基本治则。SLE是一种临床表现有多系统、多器官损害症状的慢性疾病，患者间临床表现差异较大，可因心、脾、肺、肾等不同脏腑的损害而表现为不同的证候群，即中医学的证。如邪毒伤心则出现胸闷气短、心悸胸痹，甚则影响神明，出现失眠多梦、癫痫妄想诸症；邪毒伤脾则有厌食呕吐、腹痛腹泻等。治病必求本，对于SLE来说，虽然临床表现差异较大，但其致病之本即病因病机相同，诸证均是因风、湿之邪侵犯脾肾虚弱之体，风湿酿热，致瘀致毒，邪毒流窜于不同脏腑所致，故治疗本病应病证结合，在辨病的基础上进行辨证治疗。在具体治疗上应补肾益气、清热解毒、祛瘀通络、调和营卫四法并用。还应分期对待，发作期以祛邪为主，重用清解化瘀之药，缓解期则要着重扶正。

（周信有．中国百年百名中医临床家·周信有．中国中医药出版社）

【常用效方】

系统性红斑狼疮基本方

［组成］淫羊藿20g　桑寄生20g　补骨脂20g　巴戟天20g　黄芪30g　紫草20g　白花蛇舌草20g　半枝莲20g　板蓝根20g　当归9g　赤芍9g　丹参20g　桂枝9g　白芍9g　鸡血藤20g　乌梢蛇9g　全蝎6g

［功效］补肾益气、清热解毒、祛瘀通络、调和营卫，祛邪而不伤正，扶正补虚而不恋邪。

［加减］偏于阳虚者，加制附片；阴虚，则酌加鳖甲、枸杞子、女贞子；体虚乏力者，加红参、白术；血瘀甚者，加制乳没、三七；肌表红斑重者，加白芷、防风、蝉蜕；肢节痛甚者，酌加制附片、羌独活、细辛、延胡索；浮肿，加猪苓、茯苓、泽泻；精神症状严重者，加枣仁、远志。

邪之袭人必本于正气虚惫，肾元不足，所谓“正气存内，邪不可干”。《景岳全书·虚损》曰：“五脏所伤，穷必归肾”，故方中淫羊藿、桑寄生、补骨脂、巴戟天4药并用以补肾固本，鼓舞正气；黄芪补益脾肺，既能顾护后天之本，又能调节肌表腠理。《珍珠囊》云：“黄芪甘温纯阳，其用有五：补诸虚不足，一也；益元气，二也；壮脾胃，三也；去肌热，四也；排脓止痛，活血生血，内托阴疽，为疮家圣药，五也”。现代药理研究表明，黄芪既能增强体液免疫、细胞免疫和非特异性免疫功能，又能调节免疫及诱生干扰素。紫草、白花蛇舌草、半枝莲、板蓝根清热解毒；当归、赤芍、丹参补血活血，祛瘀通络；桂枝、白芍调和营卫；鸡血藤、乌梢蛇、全蝎祛湿除风。

（周信有．周信有临床经验辑要．中国医药科技出版社）

【精选案例】

案1　杜某，女，44岁，1986年4月初诊。自述于2年前开始，全身皮肤不明原因出现红色丘疹，后又出现四肢关节疼痛，伴有体乏无力严重、纳差等症。多处治疗无效。

1985 年初，开始出现经常性发热畏寒症状，发热时体温高达 39℃。后在某医院作肝功、免疫因子、组织病检等多项检查，确诊为系统性红斑狼疮，并在该院住院治疗。医院给以激素治疗，病情好转后出院。后病情反复，又多次住院。由于长期服用激素，病人出现全身浮肿、血压升高等不良反应。

时见，患者面部及双手有数处淡红色丘疹，颜面及双下肢浮肿，全身多处关节疼痛，精神萎靡，舌红暗，边有齿痕，苔少，脉细软。

证属风湿内舍，酿热成毒，营卫失调，血脉瘀滞，脾肾虚损，阳虚水泛。

治宜补肾益气，清热解毒，祛瘀通络，调和营卫，温阳利水。

处方：淫羊藿 20g　仙茅 20g　黄芪 30g　猪苓、茯苓各 9g　紫草 20g　白花蛇舌草 20g　败酱草 20g　半枝莲 20g　板蓝根 20g　当归 9g　赤芍、白芍各 9g　丹参 20g　制乳没各 9g　制附片 9g　桂枝 9g　鸡血藤 20g　甘草 9g

水煎服，日 1 剂。

服药 1 周后，诸症悉减。又以上方加减，再服用 3 个月，患者诸症悉除，各项实验室检查均为阴性，至今已有 20 年，未再复发。

案 2　穆某，女，36 岁，1994 年 3 月 15 日初诊。自 1993 年 5 月，面颊两侧出现蝴蝶斑，曾诊断为“盘状红斑性狼疮”，经激素治疗后缓解。1994 年 2 月开始发烧不退，体温持续在 38℃左右，下肢关节疼痛，腰痛。尿常规检查：尿蛋白（++），红细胞 15~20 个/HP，白细胞 3~5 个/HP，管型 2~3 个/HP，血沉 60mm/h，红斑狼疮细胞试验（+）。西医诊断为：系统性红斑狼疮肾病期。经激素及免疫抑制剂对症治疗有缓解，欲求中医治疗。

症见面浮肢肿，神疲乏力，头发稀疏，纳差便溏，尿少，月经不调，舌胖嫩，质稍红苔白，边有齿痕，脉沉细稍数。

中医辨证属风湿内舍，酿热成毒，营卫失调，血脉瘀滞，脾肾虚损。治宜补肾益气，清热解毒，祛瘀通络，调和营卫。

处方：桂枝 9g　黄芪 30g　当归 9g　赤芍、白芍各 9g　鸡血藤 20g　紫草 20g　淫羊藿 20g　桑寄生 20g　补骨脂 20g　丹参 20g　巴戟天 20g　白花蛇舌草 20g　半枝莲 20g　板蓝根 20g　全蝎 6g　益母草 20g　茯苓 20g　车前子 20g

水煎，日服 1 剂。随症加减，共服中药 45 剂，诸症除，病情稳定。

化验检查：尿常规正常，血沉 20mm/h，红斑狼疮细胞有少量。嘱继续服药半月余，以巩固疗效。

（周信有．中国百年百名中医临床家·周信有．中国中医药出版社）

张镜人

（重脾胃贵血气流通，泄热达邪退免疫性发热）

【医家简介】

参见第179页。

【主要学术思想和主张】

参见第180页。

【医论医话】

红斑狼疮似属中医学“阴阳毒”范畴。《金匮要略》早就提到“阳毒之为病，面赤斑斑如锦纹，咽喉痛，唾脓血……”“阴毒之为病，面目青，身痛如被杖，咽喉痛……”。显然是红斑狼疮的典型症状。若从病因病机分析，则系风湿内舍，酿热成毒，故易累及脏腑，耗阴动血。其演变规律，初期多表现为关节游走性痛楚，伴红肿、肌肉疼痛与低热等风湿夹热痹阻的证候。亦有表现为高热持续不退、两颊红斑、皮肤损害、神昏谵语和出血倾向等热毒炽盛的证候。进一步或由瘀热侵肝，而致黄疸、胁痛、腹胀、纳呆、皮肤瘀点瘀斑、鼻衄、咯血。或因湿热伐脾伤肾，而致面浮足肿、腰膝酸软、小便短少。倘如邪热内陷攻心或蒙蔽清窍，扇动肝风，又会引起心悸、气急、肢冷、脉细，或癫狂、抽搐、身体瘫痪。后期气阴两虚，常见低热、头晕、心烦、盗汗、关节痛楚等症。红斑狼疮，病情复杂迁延，难求速效，临床治疗必须审定标本虚实。治标重在清热解毒、祛瘀通络，宜选升麻、牡丹皮、赤芍、茅莓根、土茯苓、野葡萄藤、白花蛇舌草、鬼箭羽、紫草等。肌肉酸痛，可配川萆薢、鸡矢藤。骨或关节畸形，可配合拔葜。治本重在益气护阴，调肝补肾，可选用太子参、黄芪、生地黄、鳖甲、淮山药、南沙参、女贞子、墨旱莲、川断、牛膝等。标本结合，虚实兼顾，庶几缓缓图功。

（张镜人．红斑性狼疮证治．中医杂志．1985）

我们根据西医诊断，确诊为系统性红斑狼疮者，按中医辨证，分以风湿热痹，热毒炽盛，脾肾亏损，瘀热伤肝，邪毒攻心，邪蒙清窍，肝风内动，气阴两虚等七型，进行治疗，但以上七种类型并不是绝然分割，而是互有联系，互可转化的。“风湿热痹型”多属发病初期，临床表现为发热、关节痛、皮疹；继而可转为瘀热伤肝型或脾肾亏损型，此两型病情轻重不一。若邪热内盛，病情发展，往往可转为热毒炽盛型，来势虽凶，治疗恰当尚可化险为夷；若邪盛正衰，邪热内陷可转为邪毒攻心或邪蒙清窍，肝风内动型，则病情危重，预后不佳；若邪退正虚，可转为气阴两亏型，病情逐渐缓解。

治疗红斑狼疮的几点体会。

1. 必须注意“扶正”与“祛邪”兼顾

本病辨证以“本虚标实”者为多，整个病程又是“邪正相争”的过程，所以治疗时必须注意“扶正”与“祛邪”兼顾，在热毒炽盛时期，固然以祛邪为要，但亦需顾及正气，可酌情加入益气护阴之品，如选用皮尾参、太子参、生黄芪、灵芝等品。在病情缓解之后，大多出现气阴两虚的证候，宜调整阴阳，补益气血，但亦不应忽视祛邪，古人有“祛邪务尽”、“祛邪即可扶正”之训，常选用茅莓根、土茯苓、鬼箭羽等。有人主张用《证治准绳》的秦艽丸，我们治疗“风湿热痹”型则采取“独活寄生汤”加减，这些方剂都具有“扶正祛邪”两方面的作用。西医学认为红斑狼疮是体内免疫系统紊乱的疾病，其细胞免疫是低下的，体液免疫是亢进的，目前应用转移因子、左旋四咪唑等提高细胞免疫功能，以免疫抑制剂阻断抗原、抗体复合物的形成，与中医学所说的“扶正”、“祛邪”可能有相似之处。

2. 热邪最易伤阴，处处以护阴为要

“温邪则热变最速”，“热邪不燥胃津，必耗肾液”。本病由于热毒之邪入侵，在发病初期或疾病过程中常有高热或低热，颇与温病辨证相符，且热邪最易伤津劫液。因此，无论在邪盛或邪退正虚之时，皆以护阴为要。个别患者，在疾病后期可出现心阳虚、脾肾阳虚的症状，这是由于阴损及阳的缘故。在出现肾脏损害时，辨证属肾阴亏损者居多，亦有报道认为多属肾阳虚者，我们认为即使有阳虚症状，亦是阴阳寒热夹杂之证。本病为阳邪犯病，在病程传变中即使出现阳虚症状，宜选用淫羊藿、菟丝子等温肾之品，非必要时，不应速投辛燥的方药。

3. “祛邪”的重点在于清热解毒

本病的形成，即为“热毒”，故清热解毒为主要治则之一，我们常选用茅莓根、土茯苓、白花蛇舌草、鬼箭羽、紫草等。白花蛇舌草、蛇莓、蛇六谷的制剂，即三蛇合剂，专擅清热解毒；临床尤常用白花蛇舌草，因其与两药相比，性味甘凉、无毒，最为恰当。从药理分析，白花蛇舌草能刺激网状内皮系统，增加白细胞的吞噬能力；茅莓根能凉血散血，清热解毒。我们把它单味制成针剂，供肌内注射，初步看到有降血沉的作用；鬼箭羽在《神农本草经》即有记载，性味苦寒，功能活血通络，破血散结，宜用于关节四末的疼痛，或瘀热伤肝型；紫草甘寒，功能清热凉血，解毒透疹，宜用于高热，皮疹或红斑明显之时，有人报道重用大剂量紫草；若是盘状型红斑狼疮，可用野葡萄藤，土茯苓，性味甘淡平，《本草纲目》记载："祛风湿，利关节，治拘挛骨痛。"故常用于风湿热痹型者；如配合川萆薢、鸡矢藤等，则对肌肉疼痛有效；骨或关节畸形，可用菝葜。

（张镜人．中西医结合治疗系统性红斑狼疮120例．上海中医药杂志．1979）

变应性亚败血症按中医辨证分型基本上可分为二期。

第一期：温热之邪夹风、夹湿侵犯卫、气、营分，邪气常逗留在气、营之间，这一期大致又可分成三种情况。

（1）湿热互阻，气机失宜：此时症见发热时高时低，缠绵不退，汗出热不解，且多伴胸闷、纳呆、泛恶、口腻不渴、胃纳不馨等症，有时尚可见身发白痦，舌苔白腻或黄腻。脉象细滑而数。治宜清解湿热，芳香宣化。常选用清水豆卷、陈佩梗、炒蒿梗、炒黄芩、生薏苡仁、炒竹茹、金银花、连翘、炒桑枝、香谷芽、益元散等。

（2）邪热内传，气营两燔：症见身热起伏，以日晡为甚，全身肌肤红疹隐现，烦躁，甚则谵语，舌苔黄，舌质红或绛，舌边尖有红刺、脉细数。治宜清营泄热，透热转气。常选用广犀角粉、鲜生地黄、牡丹皮、赤芍、金银花、板蓝根、连翘、炒黄芩、紫草、玄参、天花粉、生甘草等。

（3）风湿热邪，入络成瘀：症见发热，关节酸楚疼痛，舌苔薄黄，脉细滑数。治宜祛风清热，化湿通络。常选用防风、防己、秦艽、木瓜、威灵仙、忍冬藤、络石藤、炒桑枝、赤白芍、生薏苡仁、三妙丸等。

以上三种证候在临床上又常因病情之进退而参杂兼见，治疗用药必须灵活掌握，不能拘执。

第二期：邪势渐退而气阴亏虚，此时病机的关键是正虚邪恋，症见低热稽留，或热势已退，颧红，面部有烘热感，头晕，关节酸楚，或口干，饮水不多，舌红苔薄少润，脉细数。治宜益气养阴，兼清余邪。常选用南北沙参、太子参、川石斛、水炙银柴胡、香青蒿、穞豆衣、炒白芍、秦艽、银花藤、连翘、香谷芽等。

由于本病以发热为主要矛盾，而且在早期常可见发热的同时，伴畏寒、头痛、身疼等外感表证的一系列表现，以后病情的变化虽然一般不见血分证，但仍可循求其类似温热病由表入里的传变规律而辨证论治，因此归之于温病来认识还是有一定根据和意义的。本病发热初起表现似卫气证的时间较短，以后即表现为发热起伏稽留，汗出不退，较多数伴胸闷、纳呆、脘胀、泛恶等湿阻中焦、气机升降失常之表现，继则邪热窜入营分，而见全身遍布红色皮疹，因此根据审证求因的观点，认为本病主要为湿热交蒸为患。由于湿为阴邪，具有黏腻淹滞的特性，所以病势缠绵，较长地逗留在气营之间，且反复出现一过性皮疹的特殊表现。湿热之邪外窜经络，经气瘀阻不畅则见肌肉关节酸楚疼痛。后期由于反复发热汗出，病邪在气营之间与正气交争，久而耗伤营阴，又损元气，所以表现为气阴两亏，正虚邪恋之证。

在治疗上，我们认为前期应着重于湿、热、气、营的病因病机，运用芳香清解，宣畅气机之法。并根据叶氏“乍入营分，犹可透热转气”之原则，必要时参以清营泄热。后期则当兼顾正邪，一方面益气养阴以扶正，一方面化湿泄热以清余邪，由于湿热交阻为患，病势缠绵，一般服药时间宜长。用药上祛湿勿过燥伤阴，清热忌过寒败胃，益气宜甘平和中，养阴勿滋腻留邪。时时应谨防“炉烟虽熄，灰火未消”，这样才能取得较好的疗效.

(张镜人．变应性亚败血症的辨证论治探讨．上海中医药杂志．1984)

脂膜炎又名回归型发热性结节性非化脓性皮下脂炎，以脂肪组织的非化脓性炎症及发热、皮下结节为主症，临床较少见，病程较长，可损及肝、脾、肾、胸膜、心包等脏器，西医学用皮质激素，或加用免疫抑制剂，但仅能暂时控制，且发热、结节易于反复。

中医学对本病虽无明确记载，惟从历代医书提到的“恶核”、“皮中结核”等描述，已表露脂膜炎的某些症状迹象。其形成显系正气虚弱，气血凝滞，或以脾虚失运，痰湿滋生，复挟瘀热郁阻于皮下之络脉，聚而为结节。

参考西医学对脂膜炎皮下结节病理变化的三期区分，结合中医学辨证治疗，常会缓解与稳定恙情。

急性炎症期，大多属热毒蕴盛络脉，症见结节初起、红肿、触痛，伴有高热，舌质红、苔黄腻，脉滑数。法当清热化湿，凉血解毒。药用大生地15g，连翘15g，银花藤30g，黄芩10g，黄柏10g，牡丹皮10g，土茯苓15g，川萆薢10g，生薏苡仁15g，赤小豆30g。

巨噬细胞期，大多属痰核阻滞脉络，症见结节转趋坚硬、触痛不明显，或伴发热，舌苔腻，脉弦滑带数。法当软坚散结，化痰通络。药用生牡蛎（先煎）30g，象贝母10g，海藻10g，夏枯草10g，制半夏10g，茯苓10g，远志3g，炒桑枝15g，丝瓜络10g。

纤维化期，大多属瘀血凝结络脉，症见结节僵硬，无触痛，发热。舌质紫暗或有瘀斑，苔薄，脉细弦或涩。法当活血化瘀，理气通络。药用当归10g，丹参10g，赤芍10g，桃仁10g，红花3g，三棱10g，莪术10g，土鳖虫5g，王不留行10g，大地龙10g。

随症加药：高热，选加寒水石15g，石膏30g，知母10g；红肿甚者，选加蒲公英30g，半枝莲30g，蚤休10g；两下肢肿胀，选加茯苓皮30g，车前子（包煎）10g，泽泻15g，牛膝10g。

（张镜人．中国百年百名中医临床家·张镜人．中国中医药出版社）

【精选案例】

案1 张某，女，27岁，1978年8月9日初诊。低热，伴关节酸楚年余。患者于1977年在黑龙江因低热、关节酸楚、心悸气急而在当地医院诊治，经检查发现心包积液，拟诊“结核性心包炎”，予抗结核药治疗，但疗效不明显，于是返沪来我院诊治，经检查找到狼疮细胞，诊断为“系统性红斑狼疮”。

目前仍低热起伏，关节酸楚，神疲乏力，略有心悸，大便日行2、3次。苔黄腻，中剥，脉细。

检查：血沉40mm/h，狼疮细胞阳性，抗核因子阳性，体温37.4℃～37.8℃，血压：20.8/13.3kPa，胸片示：心包积液，心脏扩大。

辨证：肾阴亏损，湿热不化，络气失宣。

诊断：系统性红斑狼疮；痹证。

治法：清热化湿，益肾和络。

方药：炒生地黄9g 赤芍、白芍各9g 茅莓根30g 土茯苓15g 生薏苡仁12g 炒桑枝15g 功劳叶9g 独活9g 白蒺藜9g 炒滁菊9g 炒黄芩9g 水炙银柴胡6g 秦艽9g 川石斛9g 香谷芽12g

10月20日二诊：近半月来低热已净，关节仍酸楚，手指青冷紫绀，脉细，苔薄腻，拟予和营清热。

处方：丹参9g 赤芍、白芍各9g 茺蔚子9g 茅莓根30g 秦艽9g 炒牛膝9g 妙桑枝15g 虎杖15g 金雀根30g 鬼箭羽9g 野荞麦根30g 炒白术9g 香谷芽12g 白花蛇舌草30g

50剂。

1979年1月10日三诊：关节酸楚尚平，低热已净，手指紫绀，脉细，舌红，苔薄，治守上法。

处方：上方去野荞麦根，加生黄芪15g，当归9g。

随访：连续治疗半年余，症情获得改善，查血沉29mm/h，以后继续中西医结合治疗，病情较稳定。

案2 肖某，女，19岁，1981年8月3日初诊。反复发热年余，伴皮疹，关节酸痛。1年多以来反复发热，伴面部及四肢皮疹，关节疼痛，且多次癫痫样大发作。用激素治疗，病情仍时有反复，现发热已多日，无汗，头痛，口干，神志时清时昧，醒时神情呆滞，时有肢体抽搐，轻度黄疸。舌质红苔少，脉细数。

检查：血沉 73mm/h，抗核杭体阳性，抗人球蛋白试验直接阳性，尿常规：蛋白（+）。

辨证：邪热鸱张，热入营血，心营受烁，心神失养，虑其内陷痉厥。

诊断：系统性红斑狼疮，脑部浸润，并发溶血性贫血；皮疹，癫痫。

治法：泄热达邪，凉营清心。

方药：清水豆卷 12g 青蒿梗 9g 炒丹皮 9g 炒赤芍 15g 连翘心 9g 鲜竹叶心 30 针 净金银花 12g 西瓜翠衣 15g 水炙远志 3g 广郁金 9g 天竺黄 5g 碧玉散包煎，12g 活芦根 1 支 鲜荷叶 1 角 生蒲黄包煎，9g 钩藤后下，9g 鲜生地黄 30g

3 剂。

8 月 6 日二诊：身热渐退，无汗头痛，口干不欲饮，神志转清且呆滞，日来未见抽搐发作，脉细数，重按无力，舌苔少质红。热邪内灼，心神受烁，肝阳鸱张，拟前方续进。上方减鲜荷叶，3 剂。

8 月 10 日三诊：热退神清，稍咳，泛恶，脉细数，苔薄黄质红，虑其病重反复，再防肝阳鸱张，热盛伤正，原意加减。

处方：清水豆卷 9g 青蒿梗 9g 炒丹皮 9g 炒赤芍 15g 连翘 9g 金银花 12g 西瓜翠衣 15g 生石决先煎，15g 钩藤后下，9g 竹叶心 30 针 水炙远志 3g 广郁金 9g 生蒲黄包煎，9g 碧玉散包，12g 鲜生地黄 30g

3 剂。药后症情稳定，不久安然出院。

案3 杨某，男，33 岁，1986 年 2 月 21 日初诊。全身反复出现红色肿块，结节，伴发热已近 3 年。患者于 1983 年 5 月左眼眶周围出现肿块，局部皮肤稍红，经抗过敏治疗无效，改用抗生素和激素治疗后，肿块缩小，但 1 周后激素减量时肿块又见增大，波及面颊。同年 9 月肿块病理活检示“脂膜炎”。又出现持续性高热 2 周（体温 39℃ ~40℃），采用泼尼松 35 ~60mg/d，治疗 3 个月后体温基本恢复正常，继而又反复发热，面部及双下肢出现结节，伴心悸、气急。1984 年 1 月，检查 X 线胸片和心电图示：“胸腔积液”、“房颤”。继续采用泼尼松 55 ~60mg/d，治疗时间长达 9 个月。1985 年 10 月，体检时又发现肝大。

近 2 个月来发热，两下肢浮肿加剧伴局部皮肤红肿热痛，尿常规出现蛋白、红细胞，乃拟诊脂膜炎收入病房。目前患者身热起伏，热前畏寒，晨起略有咳呛，胸闷心悸，嗳气腹胀，肝区疼痛，下肢㿠肿，皮下结节按之略感疼痛。舌质红，苔黄腻，脉滑数。

检查：T 38.4℃，P 92 次/分，BP 18.7/10.7kPa，两颌下可扪及数个淋巴结，两肺呼吸音清晰，心率 92 次/分，律齐，肺动脉瓣区可闻及Ⅱ级收缩期杂音。肝肋下3指，质软，有触痛。脾肋下未及。两下肢浮肿明显，面部、四肢和躯干部，尤以臀部以下大腿处皮下散在结节、红斑，部分融合成片状团块。

辨证：肝主筋膜，脾主肌肉。肝阴不足，无以濡养筋膜，脾运失健，水湿浸淫肌肉。阴分久虚，湿郁化热，夹痰瘀交阻。

诊断：脂膜炎；恶核。

治法：滋益肝阴，清化湿热。

方药：炒生地黄12g 地骨皮9g 赤芍、白芍各9g 炒丹皮9g 炒知母、炒黄柏各9g 银花藤30g 连翘9g 八月札15g 茯苓皮15g 炒牛膝9g 生牡蛎先煎，30g 香谷芽12g 佛手片6g 白花蛇舌草30g 水炙甘草3g

7剂。

2月28日二诊：身热减而不解，心悸，肝区痛，下肢红肿沉重。脉滑数，舌苔薄黄腻，仍守前法。

处方：上方减地骨皮、佛手片、炒牛膝、生牡蛎、水炙甘草，加赤小豆30g，水炙远志3g。7剂。

3月7日三诊：下肢肿胀已见减轻，苔脉同前，再予滋阴清热化湿。

处方：炒生地黄12g 炒知母、炒黄柏各9g 炒丹皮9g 赤芍、白芍各9g 银花藤30g 连翘9g 赤小豆30g 生薏苡仁12g 川萆薢12g 炒牛膝9g 水炙远志3g 八月札15g 茯苓皮15g 香谷芽12g 白花蛇舌草30g

7剂。

3月14日四诊：身热已除，下肢肿胀明显消退，苔薄黄腻，脉滑数，治当再守前法。

处方：上方去八月札，加苍术、白术各9g，7剂。

随访，上药加减继续治疗，体温正常，两下肢浮肿消退，皮下结节消失，胃纳尚佳，二便正常，乃出院继续治疗，巩固疗效。

案4 张某，女，21岁，1983年9月8日初诊。全身大小关节焮红肿痛，伴发热、皮疹1年。1982年8月起，全身大小关节焮红肿痛，僵硬不适。症情逐渐加重，至10月份，出现间歇性发热，体温多在38℃左右，面部可见红色皮疹。4次住院均诊断为“类风湿关节炎”。曾应用泼尼松、地塞米松、吲哚美辛、阿司匹林等治疗，未见好转，因而转来我院。

目前身热起伏，面部皮疹殷红，头晕乏力，关节疼痛，步履艰难，生活不能自理。舌脉舌苔黄腻，脉细滑。

检查：T 37.6℃，压痛明显，肝肋下约3.5cm，质中，脾肋下可及。右肘关节伸侧触及一黄豆大小皮下结节。实验室检查：血红蛋白88g/L，红细胞2.68 ×

10^{12}/L，白细胞 1.5×10^9/L，血沉 60mm/h，血小板 40×10^9/L。类风湿因子阳性。皮下结节活检属风湿性皮下结节之病理改变。超声波检查示：肝、脾大，两手指关节摄片符合类风湿关节炎临床表现。

辨证：风湿之邪感染，湿郁化热，侵营入络，损及肝肾。

诊断：Felty 综合征（明确诊断类风湿关节炎，同时伴脾大，周围血象白细胞减少，可诊断为 Felty 综合征）；痹证。

治法：芳香宣化，苦寒清泄。

方药：桑叶枝各 9g 陈佩梗 6g 青蒿梗 9g 赤芍、白芍各 9g 炒黄芩 6g 连翘 9g 银花藤 15g 炒牛膝 9g 生白术 9g 生薏苡仁 9g 香谷芽 12g 益元散包煎，9g

7 剂。

9 月 15 日二诊：身热已减，皮疹渐消，仍感胸闷胁胀，关节疼痛，脉细滑，舌苔黄腻略化，客风尚未尽撤，营分湿热逗留，仍从前方增入祛风湿而利气机之品。

处方：上方加防风、防己各 9g，八月札 15g，佛手片 6g。7 剂。

9 月 22 日三诊：热退疹隐，关节红热疼痛亦较缓和，右肘部结节已见缩小，喉间有痰，口渴不欲饮，毛发脱落，脉细滑数，舌苔黄腻质胖。风邪虽解，湿热夹痰瘀痹阻，肝肾内伤。治宜清湿热，逐痰瘀，兼益肝肾。

处方：苍术、白术各 9g 防风 9g 防己 9g 炒桑枝 15g 独活 9g 茅莓根 30g 乌梢蛇 9g 炒当归 9g 秦艽 9g 络石藤 15g 生薏苡仁、熟薏苡仁各 9g 陈胆星 3g 制半夏 6g 制狗脊 15g 淫羊藿 9g 香谷芽 12g

随访：服药 3 个月，热退，皮疹与结节均消失，关节疼痛缓解。体检：肝肋下刚及，脾未及。

查血常规：白细胞 5×10^9/L，血小板 210×10^9/L，血沉 24mm/h，症状缓解而出院。

（张镜人．中国百名百年中医临床家·张镜人．中国中医药出版社）

周仲瑛

（临证三论精辨治，益阴解毒透热疗狼疮热）

【医家简介】

周仲瑛（1928～），南京中医药大学教授、主任医师，江苏省名老中医，国医大师。擅长治疗内科杂症，在疑难急症和心肺疾病的诊治上尤具心得。

相关著作：《中医内科学》、《周仲瑛临床经验辑要》、《中国百年百名临床家丛书·周仲瑛》等。

【主要学术思想和主张】

周仲英在辨证论治的临证应用上，提出临证三论：审证求机论，知常达变论和药随证转论；认为辨病与辨证不可偏废；辨证应知常达变，即对证的特异性与可变性，对证的非典型性与交叉性，对证的夹杂性与隐伏性等需细致辨明；对方剂的选用，强调分清“专治方”与“通治方”的适用范围；在用药上，尤重视药物的“七情和合”，掌握常用药物的配伍和“对子药”的相关意义，从而使药物配伍能发挥出最佳的协同作用。

【常用效方】

方一　清骨散（《证治准绳》）加减

［组成］青蒿后下，15～30g　白薇15g　银柴胡10g　炙鳖甲先煎，15g　葎草30g　知母10g　牡丹皮10g　生地黄15g　炒常山6g　雷公藤10g　太子参15g　白芍12g

［功效］清透血热，益气养阴。

［主治］系统性红斑狼疮，血分毒热，气阴耗伤者。忽起壮热，迁延不解；或寒热往来，或定时发热，并无畏寒，届时自平，反复数月甚或数年难已等；本证多见于狼疮急性型、发作期。

方二　狼疮肝肾方（自拟方）

［组成］功劳叶10～15g　生地黄12～15g　制黄精10g　制首乌10g　枸杞子10g　川石斛12g　秦艽10g　漏芦10g　紫草6g　乌梢蛇10g　炙僵蚕10g　白薇10g　凌霄花10g

［功效］培补肝肾，祛风解毒。

［主治］系统性红斑狼疮，肝肾阴虚，风毒留恋者。症见低热绵绵，或时起时平，稍事劳作即热度渐升等；本证多见于狼疮稳定性、缓解期。

（周仲瑛．周仲瑛临床经验辑要．中医药科技出版社）

【精选案例】

案1　周某，女，21岁，1995年10月7日初诊。患者于1988年5月起，有不明原因发热，稽留不退，体温高达40℃左右，全身出现充血样皮疹，面部红斑，并有面部及下肢浮肿，尿蛋白（+），肝脾大等表现。予多种抗生素治疗效果不佳，经本市儿童医院、省人民医院及上海瑞金医院等反复检查，确诊为“系统性红斑狼疮，狼疮性肾炎”。应用大剂量泼尼松（60mg/d）及雷公藤苷片（15mg/d），体温降至正常后，则予泼尼松10～20mg维持。但遇疲劳、情绪波动，或外感时，则体温复升，弛张难平，必须反复应用大剂量激素方能控制。近

4个月来，泼尼松减至30～40mg即起身热。发热通常上午为甚，并无形寒，午后身热渐降，体温38.7℃～40.1℃，两膝及手指关节疼痛，手心灼热，经闭2年有余，颈臂散发紫红疹点，下肢内侧有青紫瘀斑，胁下胀痛（肝、脾大Ⅱ°），苔黄薄腻，舌红衬紫，脉来细数。此乃内伤发热，肝肾阴虚，瘀热内扰。治宜清透伏热，凉血散血。

处方：银柴胡10g　青蒿后下，30g　白薇15g　炙鳖甲先煎，15g　知母10g　炮山甲先煎，10g　炙僵蚕10g　葎草30g　牡丹皮10g　生地黄15g　鬼箭羽15g　商陆根6g　炒常山6g

泼尼松仍用40mg，清晨顿服。

10月14日二诊：服药1周，体温有所降低，晨起体温37.2℃～37.8℃，上午最高体温38.4℃，午后汗出热退，疲劳乏力。治守原法，酌加益气之品。原方加太子参12g去鬼箭羽。

10月28日三诊：继续服药2周，体温又有下降，鼻衄1次，血色鲜红，5天来体温正常。晨起纳差腹胀，背后酸楚，皮肤时有痒感，苔黄薄腻，舌质偏红，脉细。药已中的，血热有减，原方观察。

11月18日四诊：连续服药，身热未起，泼尼松已减为每日30mg。惟右手关节僵硬疼痛，口不干，牙眼肿痛，苔脉如前。原方加片姜黄10g通络止痛。

12月23日五诊：体温已正常近2个月，激素减为泼尼松每日25mg，撤减仍需时日。自觉无明显不适，面部已无红斑，颈、臂疹点渐隐，下肢青紫斑褪去，月经于本月18日来潮，口干不著。治宜养阴清热，和营凉血。

处方：银柴胡10g　青蒿20g　白薇15g　炙鳖甲先煎，15g　炮山甲先煎，6g　生地黄15g　知母10g　牡丹皮10g　太子参15g　蝉蜕5g　商陆根9g　炒常山9g

1996年2月10日六诊：体温始终正常。近日面部瘙痒潮红，稍有热感，口干，苔黄薄腻，舌边尖红，舌质偏暗，脉细。肝经郁热，气阴两伤，风毒郁于肌腠。

处方：柴胡10g　炒黄芩10g　山栀10g　青蒿15g　牡丹皮10g　知母10g　生地黄15g　功劳叶10g　蝉蜕3g　炙僵蚕10g　商陆根9g　太子参15g

泼尼松减为20mg/d。

病员坚持来诊，现症情平稳，月经按时来潮；在服中药同时，激素继续缓慢递减，发热未再复作。

案2　高某，女，23岁，1996年4月6日初诊。患者于1995年2月初，突然发热，周身关节疼痛，体温39.2℃～40.1℃，在当地治疗无效，住南京某医院，应用多种抗生素治疗乏效，怀疑为结缔组织疾病。检查：ANA 1∶64，抗

RNP 抗体（+），免疫复合物（+），尿24小时蛋白定量为3.04g，红细胞$2.6\times10^{12}/L$，NAG 梅明显升高。肾穿刺活检为狼疮肾炎Ⅳ型。临床诊断为系统性红斑狼疮，狼疮性肾炎。治疗应用大剂量泼尼松（每日30mg以上），发热关节痛等可缓解，但撤减激素即高热复作，遂再次住该院治疗，并来中医处求诊。

刻诊：发热都在中午及傍晚，畏寒不著，体温高达40℃，已用泼尼松30mg/d，发热仍未控制，口干不欲饮水，心悸，二便尚可，月经闭止4个月余。尿检蛋白（+++），红细胞（++），脓细胞（++）。

姑从内伤劳热立法，清透血分郁热，凉血散血。

处方：银柴胡10g　青蒿20g　炒黄芩10g　白薇5g　功劳叶10g　秦艽10g　知母10g　葎草30g　天花粉12g　北沙参10g　炮山甲先煎，10g　牡丹皮10g　丹参10g　法半夏10g

4月13日二诊：药后1周内，体温未见复升，胸膺疼痛减轻，食纳知味，体重略增，口不干，腰痛亦减，面色欠华，苔薄黄，舌红偏暗，脉细滑数。

处方：原方去天花粉，加太子参15g益气。

5月4日三诊：撤减激素，上午仍有低热，有时可达38℃，午后盗汗，口干，小便色黄，纳差，恶心欲吐，苔黄腻，舌边尖暗红，脉细数。病情虽见改善，然营血伏热未清，仍须清透兼施。

处方：青蒿20g　银柴胡10g　地骨皮10g　炒黄芩10g　白薇15g　功劳叶10g　秦艽10g　生地黄12g　知母10g　牡丹皮10g　炙鳖甲先煎，10g　葎草30g　法半夏10g

5月10日四诊：激素已完全停用，身热趋平，偶或体温37.4℃，自觉精神改善，盗汗已敛，二便尚调，稍有恶心，口干不著，脉细兼数，苔淡黄腻，舌质偏红。

处方：原方去地骨皮、银柴胡，白薇加量至20g，另加橘皮6g，太子参15g兼顾健脾和中。

6月29日五诊：身热未再复燃，月经来潮，关节及肾区不痛，自觉午后仍有烦热，肌肤少汗，纳谷时好时差，苔脉如前。尿检多次提示：蛋白（+）～（++），红细胞（+）。病情显著改善，然此属内伤病疾，仍宜长期调治，前方加减巩固。

（周仲瑛．周仲瑛临床经验辑要．中国医药科技出版社）

沈丕安

（综合辨证保护脾胃，参外感内伤治免疫性发热）

【医家简介】

沈丕安（1937～），上海市中医医院主任医师、教授。上海市名中医。擅长辨治风湿免疫性疾病及其并发症。

相关著作：《风湿病中医诊治手册》、《实用中医风湿病学》、《红斑狼疮的中医临床研究》、《现代中医免疫病学》等。

【主要学术思想和主张】

沈丕安认为辨证论治是中医的精华、优势，但仍需要完善，同时，强调辨病论治与辨证论治也是中医的传统，不能丢弃；重视脾胃在慢性疾病治疗过程中的意义，提出疑难慢性免疫病的治疗方案中，应包括：辨证论治部分，辨病论治部分，对症治疗以及保护脾胃部分，这缘于许多中西药有消化道反应，长期服用后，会影响脾胃功能，在处方中加入保护脾胃或解毒的中药，可保障病人顺利接受长期服药而不产生不良反应；主张在辨证论治的基础上对现代中药药理研究明确的功效作用加以利用以增强疗效。

【医论医话】

风湿发热应属于外感发热，瘀血发热与外感、内伤都有关联，与风湿病、免疫病有着直接的关系。

在免疫病方面，红斑狼疮、硬皮病、皮肌炎、白塞病、结节性脂膜炎、斯蒂尔病等免疫病均有发热的症状。其发热有两种：一种是有感染的，是属于外感发热；感染后常诱发和加重本病的发作，由外感而转化，引发为内伤发热，或外感与内伤二者混合，从而出现长期的发热。另一种是自身免疫病引起的发热，是没有感染的。从辨证来讲，气虚发热和阴虚发热等证都有，并且与风湿发热或瘀血发热常同时并存。

免疫病之内伤发热的病因不是李东垣时代的饮食劳倦，脾胃损伤，而是肾阴不足，瘀热、瘀毒、风湿引起发热。

在治疗上要从扶正和清热两方面着手益气退热和养阴清热，并且与凉血化瘀结合。我们自拟经验方红斑汤、三石退热汤和益气退热汤，就是按此思路制定出的。治疗过的有发热症状的疾病包括红斑狼疮、硬皮病、白塞病、皮肌炎、斯蒂尔病、脂膜炎、药物过敏等免疫性、过敏性疾病所引起的发热。扶正与清热同用，还能清退肺癌、白血病等肿瘤之发热，中暑、烧伤等非感染性发热，以及病毒感染之高热。对这些疾病的高热，都曾用这些方剂退热，有的甚至高达41℃。对于免疫病继发感染引起的发热，中药与抗生素同用，也能起到加速排毒、加速退热、加速康复的效果。

许多清热药具有降温退热作用。扶正药并不能退热，用对了，能协助清热药祛邪退热，用不确当，补药也能增加热毒和升高体温，反而会加重病情。发热病人普遍存在虚的表现，是先解决发热，还是先解决体虚，还是两者并重呢？在大多数情况下，是先解决发热，转入康复阶段再予扶正。扶正退热并重是在特定情况下，即辨证为内伤发热才能使用的，不适宜普遍使用。

（沈丕安．现代中医免疫病学．人民卫生出版社）

系统性红斑性狼疮发热很不规则，有高热、低热，短者一至数天，长者可达3~6个月，甚至更长，它有壮热、汗出、口渴，如阳明经证，但有红斑、出血又不完全符合伤寒。它有身热、红疹、红斑、齿衄，舌红绛，脉数，似热入营血，但长期发热达2~3个月以上者，又不完全符合温病。

我的体会是初起发热，病程较短，正气未伤者，融合伤寒、温病，作外感发热辨证，分热在气分和热在营血，及气营两燔三种。对长期反复发热，时高时低，形体瘦弱者以内伤发热辨证，分阴虚发热和气虚发热，或气阴两虚。对热在气分而又有红斑红疹者，白虎汤或三石汤加大剂量生地黄。如范某某患狼疮1年余，自停激素后反跳，发热39℃入院，用上方加紫雪散，第3天热降至38℃，第6天热退净。对高热、红疹红斑、两手皮下瘀点者，为热在营血或气营两燔，除用白虎外，还需加强清营凉血，用生地黄、玄参、金银花、板蓝根、牛黄粉等或犀角地黄汤（犀角改用羚羊角粉）。

红斑狼疮长期发热者，用清热法往往不应，需以虚劳内伤发热辨证。如史某某反复高热5个月左右，入院时体温40℃，形体衰弱，面色苍白，汗出热不退，纳少，苔白舌淡，脉细数，先用白虎汤加生地黄，第2天起热降至38.5℃~38.9℃，持续1个月余不退，辨证为久病伤正，气阴两虚，改用补中益气汤加生地黄、青蒿、知母后热退净，后治愈恢复工作。对长期低热、红斑、咽痛、苔薄舌红、脉细数者，以阴虚内热辨证，养阴清热，用生地黄、玄参、麦冬、知母、忍冬藤等。

（沈丕安．红斑性狼疮证治．中医杂志．1985）

慢性的顽固的狼疮性发热，以内伤发热来辨证治疗，以重用生地黄、生石膏为主，或再加地骨皮、羚羊角粉。抑制体温中枢的清热药除紫草外都能加入使用。畏冷者加桂枝。狼疮发热有感染性的，病毒感染和细菌感染按外感发热来辨证。现在一般都用清热解毒的方法或使用抗生素治疗。对免疫引起的发热，病程短的，采用清气清营、养阴清热的方法或者用皮质激素治疗，初发病时中药西药都比较敏感。但是对长期发热不退的病人，皮质激素剂量越用越大和减撤激素反跳的病人，退热就不那么容易了。

狼疮活动期的发热，排除了感染因素后，抗生素和清热解毒常常无效。如果清气清营也没有效果，必须考虑瘀热瘀毒、内伤肾虚而发热的因素。一方面要用滋肾扶正的方法，主要药是炙龟甲、知母。其清热力度较弱，是退不了高热的。另一方面，要加重清瘀、清热的力度。清瘀是重用生地黄、牡丹皮；清热是实热虚热同清，重用生石膏、地骨皮。红斑汤的主药，生地黄、生石膏的剂量要加大，每天可用至60～120g，一天分4次服用。这是使主要药发挥作用，加强了肾上腺皮质代偿，加强了抗血管炎的力度，加强了中枢性退热的作用。只要不存在致命的因素，服一段时期后，热度会逐渐地退下来的。这个方法也可以用于其他免疫病发热。

（沈丕安．现代中医免疫病学．人民卫生出版社）

激素能迅速控制狼疮发热，但减撤激素会随时反跳而发热，长期服用激素又会产生严重的不良反应。中医辨证施治能迅速控制新发病例的发热。也能控制减撤激素之反跳发热，所以原来未服激素的应尽量不用，用中医中药来治疗，热退清后，还需继续长期治疗。原来服激素剂量不足而发热者，不需加量，维持原量，加用中药治疗，待热度退清2～4周后，激素再逐渐减量，而至停用。对由于减停激素而发热者，用中医中药也能迅速控制。只有对狼疮出现严重之心肌损害、尿毒症、脑水肿危及生命者，需迅速加重用量，待病情有所改善时，再逐渐减量。

（沈丕安．系统性红斑狼疮发热32例辨治．新中医．1988）

【常用效方】

方一 红斑汤（自拟方）

［组成］生地黄、生石膏、忍冬藤、黄芩、苦参各30g　龟板12g　陈皮6g　甘草3g　大枣15g

［服法］每天1剂，水煎2次，早晚分服。

［功效］养阴清热。

［主治］结缔组织病，阴虚内热者。

［加减］高热，加羚羊角粉0.6g，或紫雪散0.6g；出现大量胸腔或心包积液，加葶苈子30g，白芥子15g；白细胞、血小板显著减少者，加何首乌、女贞

子各 30g，山茱萸 9g；顽固性狼疮性肾炎，加落得打、接骨木各 30g，续断 15g，杜仲 9g。

方中生地黄、龟板养阴清热，并能滋补肝肾，生地黄且能凉血止血；石膏、忍冬藤、黄芩、苦参以清热为主，其中忍冬藤还具有祛风止痛功效。以上中药配伍能针对本病的内在病理，充分发挥养阴清热的功效。SLE 的基本病变包括免疫功能紊乱、广泛的血管炎和结缔组织炎，三方面的病变错综在一起，造成全身性系统性损害。红斑汤组方药物据现代药理研究和长期临床观察表明，具有调节免疫、控制血管炎和抗变态反应的作用，如生地黄、龟板、忍冬藤、石膏、苦参等，这是中药红斑汤对 SLE 取得疗效的药理基础。为了减少因长期服用中药可能出现的某些消化道不良反应，在红斑汤中还加入陈皮、甘草、大枣养胃健脾，对甘寒苦寒的养阴清热药能起到佐制和调和作用。

（洪强．红斑汤治疗活动期系统性红斑狼疮 32 例疗效观察．新中医．2002）

方二　自拟红一方（生地三石汤）

［组成］生石膏 30～60g　寒水石、滑石、生地黄、生薏苡仁各 30g　知母 12g　生甘草 9g

畏寒甚者，加桂枝 3～9g 反佐。

［功效］大清气分之热

［主治］系统性红斑狼疮，气分热盛者。

方三　自拟红二方（生地凉血汤）

［组成］生地 30～60g　玄参、金银花、板蓝根、虎杖各 30g　黄芩 15g　牡丹皮、赤芍、人中黄各 9g　牛黄粉吞，2g

［功效］大清营分之热。

［主治］系统性红斑狼疮，营分热盛者。

方四　自拟红三方（生地养阴汤）

［组成］生地黄、玄参、忍冬藤、虎杖、苦参、羊蹄根各 30g　麦冬、生薏苡仁、川牛膝各 12g　知母 9g　黄芩 15g

内热重者，加生石膏。

［功效］养阴清热。

［主治］系统性红斑狼疮，阴虚发热型。

方五　自拟红四方（益气退热汤）

［组成］黄芪、党参、黄芩、薏苡仁各 12g　生石膏、青蒿、忍冬藤各 30g　升麻、柴胡各 9g　生甘草 3g

［功效］益气退热。

［主治］系统性红斑狼疮，气虚发热者。

凡发热40℃以上者，可加用水牛角粉、紫雪丹、醒脑净等，紫草、鸭跖草亦可加用。

（沈丕安．系统性红斑狼疮发热32例辨治．新中医．1988）

方六　三石退热汤（自拟方）

［组成］生地黄、生石膏、寒水石、滑石、黄芩、金银花、玄参、知母、生薏苡仁、人中黄。

［主治］红斑狼疮、类风湿关节炎、斯蒂尔病、干燥综合征、硬皮病等免疫病的发热。

方七　益气退热汤（自拟方）

［组成］黄芪、白术、生石膏、生地黄、黄芩、青蒿、地骨皮、桂枝、生薏苡仁、白芍、甘草。

［主治］红斑狼疮、硬皮病、斯蒂尔病等免疫病反复的长期的发热之气虚、气阴两虚证型。

（沈丕安．红斑狼疮中医临床研究．人民卫生出版社）

【精选案例】

案1　史某某，男，25岁。患者于1982年7月起发热达39.8℃，全身皮肤发疹而去本市某某医院急诊。并于8月9日住入该院，经反复检查，使用多种抗生素和地塞米松治疗，于1983年1月热度一度退清，但于2月初起停用激素后，又发热、关节痛、咳嗽、淋巴结肿大，脱发，并出现胸腔积液和心包积液，于2月25日自动出院，当天以发热待查住入我院。

1983年2月26日体检，体温40℃，精神萎软，面色苍白、消瘦，头发稀少，二颈、二腋下均扪及多颗黄豆至蚕豆大小的淋巴结，右肺呼吸音减低，无啰音，心界向左扩大，心律齐，心率110次/分，腹平软，肝肋下二指，脾未及，无腹水征，下肢不肿，四肢关节无畸形肿胀，全身皮肤有斑片状色素沉着，舌苔薄黄，脉滑数。

实验室检查：血红蛋白8～100g/L，血白细胞（5.3～9.05）$\times 10^9$/L，血沉90～108mm/h，尿常规，蛋白（+），红细胞（+），白细胞（1～3），血清黏蛋白52～79mg/L。类风湿因子阴性，肝功能：麝浊10单位，锌浊18单位，谷丙转氨酶40单位以下，血清总蛋白47g/L，A 20g/L，G 27g/L，A/G 1：1.53，血清肌酐1.2，尿素氮5.03mmol/L，免疫球蛋白IgG 7.65g/L，IgA 4.86g/L，血涂片找到狼疮细胞3次以上。

其他检查：X线胸片示：左肺部有多量小斑片状阴影，右侧有大片状积液，心界增大。X线意见：肺间质炎，右胸腔积液，心脏增大。B超示：肝脾大。心电图示：低电压趋势。

中医辨证：邪热内蕴夹湿，热久损伤正气。治疗以清热化湿为主。

药用：生石膏、金银花、黄芩、薏苡仁、鸡苏散、杏仁、葶苈子等。

3剂后，热度下降为38℃～38.9℃，改用清热解毒治疗，黄连解毒汤加减服1个月余，直至3月中旬，每天热度仍在38℃以上。

进一步辨证：此乃久热伤正，气虚不能达邪，以内伤气虚发热论治，用补中益气汤加减。

药用：黄芪、党参、白术、升麻、柴胡、当归、薏苡仁、茯苓、甘草等。

用1周后，感内热较重，全身出现皮疹，治疗在补中益气同时，加重清热凉血。原方去当归，加生地、忍冬藤各30g。

4月9日起，热度退清，以后坚持使用益气养阴，清热凉血，直至出院，全过程中未用激素、抗生素等西药。实验室检查：4～6月份尿常规：蛋白（－），红细胞（0～2），白细胞（0～1），正常至出院。血沉52～22mm/h，黏蛋白45～17mg/L，肝功能：麝浊4单位，锌浊8单位，谷丙转氨酶40单位以下；血清总蛋白70g/L，A 40g/L，G 30g/L，A/G 1.3∶1；X线胸片示：胸水吸收，心影恢复正常大小，左下肺小斑片状阴影吸收。心电图正常。

于1983年8月25日治愈出院，继续门诊随访，血涂片找狼疮细胞阴性3次以上。疗效巩固。1984年2月恢复工作。

（沈丕安．系统性红斑狼疮发热32例辨治．新中医．1988）

案2 刘某，男，7岁，2010年1月8日初诊。患者因“确诊特发性类风湿关节炎2年余，巨噬细胞活化综合征1个月余”就诊。2年多前患者因“高热、皮疹”在某医院就诊，确诊为幼年特发性类风湿关节炎，予甲基泼尼松龙250mg及丙种球蛋白冲击治疗，并辅以尼美舒利抗炎治疗，病情稳定出院。出院后泼尼松、尼美舒利逐渐减量，病情稳定。2009年11月11日患者无明显诱因出现发热，当地医院查血常规白细胞（WBC）32.7×10^9/L，中性粒细胞（N）0.92，予以抗感染治疗后，体温仍有波动，并出现咳嗽、胸闷、气急。2009年11月16日入住该医院儿科，考虑为特发性关节炎复发，伴大量浆膜腔积液，心肌损害，脑电图轻度至中度改变；予甲基泼尼松龙250mg及丙种球蛋白冲击治疗，体温逐渐正常，浆膜积液逐渐消失。甲基泼尼松龙减量后，患儿再次出现发热；11月29日起再次甲基泼尼松龙冲击治疗，体温降至正常。病程中查门冬氨酸氨基转移酶（AST）67U/L、血小板（PLT）221×10^9/L，骨髓见嗜血细胞，诊断为巨噬细胞活化综合征。继续给予甲基泼尼松龙加环孢素A治疗。患儿病情渐好转，改甲泼尼龙口服，并减量。

刻下：患儿出现间断高血压伴头晕、枕后不适、行走不稳，予以卡托普利等降压治疗后血压平稳，无头晕，行头颅MRI提示：两侧大脑中动脉、两侧椎动脉颅内段及基底动脉管壁毛糙，管腔多发狭窄。

西医诊断：幼年特发性类风湿关节炎。

中医诊断：痹证（阴虚内热，痰瘀交阻）。

治法：滋阴清热，化痰祛瘀。

处方：生地黄30g　黄芩15g　石膏15g　忍冬藤15g　金雀根15g　羊蹄根15g　水牛角30g　郁金12g　牡丹皮12g　莪术15g　陈皮6g　佛手6g　天麻9g　藿香9g　甘草3g　蒺藜30g

每日1剂，水煎早晚分服。同时口服甲泼尼龙每日48mg。

2月2日二诊：直线行走（－），指鼻试验（－），单腿站立（＋），双侧巴宾斯基征（－）。同时服用甲泼尼龙每天36mg。考虑仍有血管炎，浆膜可能还有少量积液，属于有痰饮、湿热，予原方加胆南星30g，半夏30g。

3月30日三诊：直线行走（－），指鼻试验（－），单腿站立（±），双侧巴宾斯基征（－）。甲泼尼龙减为每天24mg，症状较前缓解，大便稀，每日8～10次，上方去胆南星、半夏、忍冬藤、藿香，考虑其他关节腔有积液，加葶苈子30g，白芥子12g，此药对能改变滑膜血管通透性，消肿化饮，促使积液重吸收，对消除关节腔积液效果甚佳，同时可以减少大便的次数。上方随症加减治疗2个半月后，患者直线行走（－），指鼻试验（－），单腿站立（－），活动自如，大便次数减少，每日6～8次，成形。甲泼尼龙减至每天7.5mg，MRI诊断：头颅动脉增强，MRI未见明显异常。随诊至2010年8月17日，病情稳定。

（吕祥．沈丕安治疗幼年特发性类风湿关节炎经验．中医杂志．2011）

肿瘤相关发热

谷铭三

（古今中西融合治疑难，癌热宜益气阴清瘀热）

【医家简介】

谷铭三（1904～2003），大连市中医医院主任医师，大连市名老中医，肿瘤病专家。擅长治疗疑难杂症。

相关著作：门人辑录的《谷铭三治疗疑难病验案选》。

【主要学术思想和主张】

谷铭三十分推崇张仲景和王清任，喜用古方论治新病，如灵活运用桂枝茯苓丸治疗多种肌瘤、囊肿；临床选药，精专多用，并结合现代药理学的研究成果；在肿瘤的辨治上，反对单纯以毒攻毒的治法，主张扶正攻邪、以补助攻；强调肿瘤初、中、晚期的一般治疗规律，与个体辨证施治相结合；特别指出，肿瘤不是短期内即可治愈的疾病，守方是医者必须坚持的一个原则。

【精选案例】

案1 陶某某，男，49岁，1980年9月26日初诊。发烧、乏力、贫血5个月。

病史：缘于今年4月，始发烧、头痛、鼻子出血，自以为"感冒"口服土霉素、对乙酰氨基酚等，非但无效，反而增重。体温波动于37.8℃～39.2℃之间，尤以午后为甚，并感疲乏无力，汗出心悸气短，不欲食，进而面色苍白呈贫血貌，同时发现全身散有红色斑点斑片，至市某医院诊查，周围血象全血下降，收住院，经骨髓穿刺确定为"单核细胞性白血病"，经输血（每周400ml），抗炎、激素、对症、支持疗法治疗，病情略缓解，因无特殊治疗，故住院间转请中医诊治。

初诊症见：形体消瘦，而色苍白，精神萎靡，表情淡漠，目无神彩，懒言声低，鼻衄齿衄，身有瘀斑，发热不畏寒，心悸气短，动则尤甚，自汗盗汗，五心烦热，口干不欲饮食，大便调，小便黄。查：体温37.8℃，脉搏94次/分，血压15.9/10.6kPa。颌下、腋下、腹股沟处淋巴结肿，多如蚕豆大，心尖部可闻Ⅱ期收缩期吹风样杂音，肝肋下1.5cm，脾肋下3.0cm，质中等，全身散在大小不一紫红色斑片、斑点。化验血红蛋白 40g/L，红细胞 $1.31\times10^{12}/L$，血小板 $24\times10^{9}/L$，白细胞 $2.6\times10^{9}/L$，中性粒细胞 0.42，淋巴细胞 0.48，幼单核细胞 0.10。舌淡紫无苔少津，脉象浮大而数。

诊断：单核细胞性白血病。

辨证：阴虚火旺，耗气动血，气阴两伤之候。

治则：益气养阴，凉血行瘀，清热解毒。

处方：犀角地黄汤、当归补血汤化裁。

犀角（水牛角代）锉末布包，3g　生地黄 15g　白芍 15g　牡丹皮 10g　茅根后下，25g　山楂片 15g　焦栀 7.5g　黄芪 30g　当归 15g　鸡血藤 15g　仙鹤草 15g

水煎服，早晚各 1 次，日 1 剂。

11 月 6 日：药进 9 剂，自觉好转，发热渐平，体温 37.4℃，鼻衄偶发，齿衄依旧，瘀斑色变淡，间有新生，饮食略增，他症同前。方去焦栀之苦寒，加龟板、丹参养阴行瘀，再服 30 剂，热平血静，瘀斑逐渐减少，近日未有新发，精神转佳，饮食再增，汗出减少，但仍感疲惫，心悸气短，五心烦热，口干不欲饮，夜寐不实，每周输血 200ml，脉弦细小数，舌淡红少津无苔。复查周围血象，血红蛋白 77g/L，红细胞 $2.45\times10^{12}/L$，血小板 $56\times10^{9}/L$，白细胞 $4.5\times10^{9}/L$，分叶细胞 0.52，淋巴细胞 0.42，单核细胞 0.03，幼单细胞 0.02，嗜酸粒细胞 0.01。

综观脉症，虚火渐敛，气阴未复，拟益气养阴，补血行瘀。

处方：黄芪 50g　当归 20g　鸡血藤 30g　穿山甲 10g　山楂 25g　龟板 15g　白人参 10g　麦冬 15g　五味子 10g　阿胶烊化，15g　鹿角胶烊化，5g　丹参 15g

煎服法同上。

1981 年 3 月 10 日：上方略有加减，连服 3 个月，诸恙明显好转，精神佳，面有红色，停止输血近月，夜寐已安，心悸气短、汗出烦热均渐减轻，脉来弦细，舌淡红，苔薄白。连续 6 次周围血象检查，各项均趋好转，今查血红蛋白 108g/L，红细胞 $3.2\times10^{12}/L$，血小板 $60.0\times10^{9}/L$，白细胞 $5.3\times10^{9}/L$，中性粒细胞 0.62，淋巴细胞 0.36，单核细胞 0.02，骨穿复检：骨髓细胞增生尚好，但与正常相比略低，粒细胞系统增生尚可，但表现核左移，个别细胞内有轻度中毒颗粒，红系统与淋巴系统正常，单核细胞系统原幼成熟阶段之细胞仍然存在，但比例不高，并且形态上的病理改变较前为轻，结合末梢血片观察所见证明疗效明显。

气阴渐复，血虚未充，刻守原意调之。

处方：黄芪 50g　当归 15g　熟地黄 20g　鸡血藤 15g　穿山甲 10g　龟板 10g

鹿角胶烊化，10g　太子参15g　麦冬10g　枸杞子15g　五味子5g

煎服法同前。

上药共服3个月，临床症状基本消失，肝脾回缩，偶见齿衄，近期血常规：血红蛋白118g/L，红细胞$3.9\times10^{12}/L$，血小板$67\times10^{9}/L$，白细胞$5.9\times10^{9}/L$，中性粒细胞0.72，淋巴细胞0.27，嗜酸粒细胞0.01，自动停药，1983年5月25日随访，病情稳定。

案2　唐某某，女，35岁。该患者有慢性乙肝病史6年余。自1991年1月起出现右肋下胀痛呈持续性。同年9月20日，因突然加重不能忍耐，伴恶心、呕吐、头晕眼花，发生晕厥1次，急诊以"失血性休克"疑内脏出血紧急剖腹探查。术中发现："腹腔内大量鲜血。抽吸后见右肝表面附近大量凝血块，肝质地硬，缩小，表面凸凹不平之结节似菠萝。肝右叶膈面突出蘑菇状肿块，与胸前壁浸润，4cm×4cm×3cm大小，近膈处于肿块基底部上缘裂2.5cm×2.0cm×1.5cm，此裂口处鲜血直流，考虑肝硬化，肝癌破裂大出血，且病人处休克状态，故无法行肝癌切除，亦无法修补止血。以多块明胶海绵按入破裂口，压迫止血。术中从腹腔吸出血液共3700ml，凝血块500g。"术后诊断失血性休克，原发性肝癌，脾大性肝硬化。转入内科治疗。经给予输血，抗炎对症疗法。患者血压逐渐恢复正常。当时查：血红蛋白89g/L，红细胞$2.96\times10^{12}/L$，白细胞$3.5\times10^{9}/L$，CEA 7.7ng/ml。便潜血（++）。尿检红细胞满视野。X线摄片"右下肺大片密影，上缘界限清楚，达第三前肋间，右膈肌被遮没"，诊断胸腔积液。B超提示肝右叶可探及一实质性回声区6.3cm×5.7cm。CT会诊意见为脾大，肝硬化，肝癌。

1992年2月11日初诊：来诊时患者自觉右上腹胀痛，持续发烧（体温波动在37.2℃～38.0℃之间）2个月余，午后较重。极度疲乏，卧床不起，嗜睡。头晕，纳呆，便黑，日一行为稀便，2个月前在输血的支持下，行肝动脉及腹腔动脉造影化疗流注术1次。术后症状明显加重。B超复查"肝右叶可见实质性回声区6.9cm×6.3cm"，提示瘤体增大。血检AFP为362ng/ml。发烧加重，卧床，下床走几步就汗出淋漓。由于极度虚弱，停止化疗，给予支持疗法。舌质暗红，少苔欠润，脉弦细数。

证属内伤发热。系由瘀血内结，气虚血亏，津液涸枯所致。治宜健脾益气、补血生津、活血除热。

处方：太子参15g　茯苓10g　白术10g　陈皮15g　砂仁5g　灵芝15g　丹参30g　黄芪40g　当归15g　鸡内金15g　石菖蒲10g　莪术15g　泽兰叶20g

另取各种新鲜水果打碎压榨取汁频频口服。按上法出入口服36剂，体力大增。体温恢复正常。纳食增250～350g/d。尿、便潜血（-）。AFP为209ng/ml。

综上法治疗至4月28日，体温一直正常。CEA正常，AFP为195.9ng/ml。血检血红蛋白150g/L，红细胞$4.79\times10^{12}/L$，白细胞$5.9\times10^{9}/L$，B超复查：“肝右叶仍可见一实质性回声区6.1cm×4.8cm”，病情稳定。

患者于1992年9月10日死于肝硬化，肝癌大出血。

案3 陈某某，女，40岁。于1973年5月右颈部出现数个肿大的淋巴结。经活检诊断为“淋巴细胞肉瘤”。

来诊时自述每日午后低烧（37.5℃以内），无寒战，伴有咳嗽，头痛。查：右颈部有数个肿大的淋巴结，最大的4cm×5cm，触之有轻微疼痛，质硬，活动度较小。脉浮数。以荆芥防风汤化裁治疗。

处方：荆芥15g 防风15g 黄芩15g 藿香10g 全蝎5g 麦冬15g 生石膏20g 甘草10g

水煎服，日1剂。

患者服用上方18剂后，低烧、咳嗽、头痛等症状明显好转。仍宗原方，减去生石膏，加浙贝15g，昆布15g，黄药子10g，僵蚕10g。

依上方出入，连续治疗9个月，服用汤剂200余剂，马钱子丸约40g。同时自服蝮蛇90余条，蜈蚣100余条，颈部肿大之淋巴结竟完全消失。停药年余，曾原位复发。又按上法治疗而临床痊愈。

［**按**］本患身体素质较好，病程短，且病变部位局限，属“恶核”的实证范畴。故治疗上以祛邪为主。处方中荆芥防风汤解表通络；马钱子消肿散结，止痛通络；蝮蛇祛风除湿，搜风通络。诸药配合，通络散结作用显著加强，“恶核”消除。

（谷言芳．谷铭三治疗疑难病验案选．大连理工大学出版社）

邢子亨

（精研医理严谨论治，清热毒养阴血退癌热）

【医家简介】

邢子亨（1907～1999），山西医科大学第二附属医院主任中医师、教授。山西省名老中医。擅长辨治各科疑难杂症，以心内科和妇科尤为突出。

相关著作：《伤寒论浅解》、《金匮要略浅解》、《中药集要》、《中医常用方剂选解》、《临证医学辑要》、《邢子亨医案》、《一樵医话》等。

【主要学术思想和主张】

邢子亨十分重视研读古典医籍，强调读经典应读中思，思中读，在读思中熟记创新；临证的每一张处方，都要求用心周到、严谨贴切，指出："一笺处方即一篇论文也"；主张辨别疾病发生的独特病机，而施予针对性的治疗；并据此寻求研制效验方，如以《太平圣惠方》中的茯神散为基础，结合现代临床实际，创制出治疗风湿性心脏疾病之专方，"邢氏养心汤"。

【医论医话】

急性白血病初期或慢性白血病急性变时，起病急骤，有高热、全身疼痛、进行性贫血及显著出血倾向，类似中医的温热病。

根据中医温病学理论分析，发热是病毒侵犯于营血而引起正邪抗争之现象。邪热入于营血而发热，若正气不能与之相抗则邪胜而正衰，成为虚脱之证。高热而未虚衰者，说明正气尚有抗邪之力。中医认为，正气不脱者均属可治之病。因邪热侵犯于血分，迫血妄行，所以热甚者多引起全身性出血。一切疾病皆以正气胜邪而愈。白血病邪正相抗，正气不能胜邪，所以可出现局部溃疡不易愈合。但在高热出血阶段用凉血解毒止血之药，清邪热以扶正气，则出血可止；用解毒清热之药，则溃疡可愈，也说明邪热虽然猖獗，但正气尚有一定抗邪之力。

治疗急性白血病，以退热为先，高热减退即不至影响血分而出血，出血是其大忌，凡是温热病出现吐衄便血者皆是危症。在高热出血之时，急用凉血清热解毒之药以止血，使热退血止则病情可以缓解，若出血不止即有死亡之危。血止热退之后继续用清热解毒之剂加滋阴之药，使阴精渐复，阴阳逐步达到平衡，则生理复常，生化归于正常，血液自无异象之产生，临床经验用此方法收到良好效果者很多。

（邢子亨．白血病辨治体会．山西中医．1997）

【常用效方】

方一　急性高热药方

［组成］葛根 12g　连翘 24g　金银花 24g　生地黄 30g　玄参 30g　麦冬 15g　桔梗 9g　蝉蜕 9g　犀角 9g　羚羊角 9g　西洋参 9g，或辽沙参 12g　龟板 15g　黄柏 9g　知母 9g　石斛 24g　甘草 9g　牡丹皮 24g

［功效］清热解毒养阴。

［主治］白血病，急性高热，自汗，脉浮大而数者。

［加减］热甚，加生石膏 30g；热仍不退，加紫雪丹 6g；神志昏迷，加安宫牛黄丸，局方至宝丹 1～2 粒；皮肤出血，加棕榈炭 15g，丝瓜络 24g，冬瓜皮 24g；口鼻出血，加大蓟、小蓟各 24g，白茅根 24g，藕节 15g；大便出血，加焦地榆 12g，冬瓜子 24g，薏苡仁 24g；吐血，加柏叶炭 18g，生赭石 15g；血，加木通 9g，车前子 12g，滑石 15g，白茅根 20g，小蓟 20g。

方二　高热减退药方

［组成］生地黄24g　玄参24g　麦冬15g　桔梗9g　辽沙参15g　石斛24g　天花粉24g　川连9g　牡丹皮15g　栀子9g　莲子肉15g　黄柏9g　犀角6g　甘草9g　藕节12g　薏苡仁24g

［功效］养阴清热。

［主治］白血病，高热减退，病证减轻者。

方三　余热未尽药方

［组成］当归12g　生地黄24g　生白芍12g　辽沙参12g　川贝母9g　桔梗9g　橘络12g　瓜蒌18g　麦冬15g　薏苡仁24g　栀子9g　牡丹皮15g　杭菊花12g　龟板15g　石斛15g　甘草9g　藕节12g

［功效］养血清热。

［主治］白血病，高热退后，余邪未尽，身体虚弱者。

［加减］肝脾大，加鳖甲18g，青皮9g，丹参12g，郁金9g；淋巴结大，加三棱4.5g，莪术4.5g。此方为调理之剂，可以多服，随其症状适当加减，服至余热清除，精神好转，饮食增加，血液检查正常。

（邢子亨．白血病辨治体会．山西中医．1997）

【精选案例】

案1　李某某，女，31岁，1975年12月9日入院。患者于1975年11月3日出现头痛，发冷发热，咳嗽，咳白色泡沫痰，胸闷憋气，少寐多梦，食欲不振。即在某医院就诊，以外感病治疗，投以解热剂无效，高热不退且出现齿龈出血肿痛，于12月9日住入本院。

入院后体检：体温38.9℃，脉搏104次/分，血压16/10.7kPa。重病容貌，神志清醒，颌下有蚕豆大小淋巴结2个，舌淡苔黄腻，心肺未见异常，肝脾触诊可及边，质软。化验检查：血红蛋白80g/L，血小板55×10^9/L，白细胞1.26×10^9/L，白细胞分类：原单细胞0.14，初单细胞0.08，大单核细胞0.22，可见Auer小体，中性分叶核细胞0.08，淋巴细胞0.48。骨髓象：增生活跃，粒细胞：红细胞为3.7∶1，粒、红系统增生低下，占0.0045，其中原单细胞+幼单细胞为0.0043，形态不规则，核染色质粗糙，核仁较大可见Auer小体，全片见巨核细胞1个。报告为急性单核细胞性白血病。

邀余会诊，病人高热，口干咽痛，面色苍白，食欲不振，齿龈肿痛出血，舌淡而苔黄腻，脉弦数。

辨证属温热病毒侵袭机体，损伤营卫气血，故高热不退，精神疲倦；血色不荣于皮肤，故面色苍白；肺胃郁热上蒸，故咽痛、齿龈肿痛而出血。治法以清热解毒为主，佐以滋阴养血之品。

药用：葛根13g 连翘20g 金银花20g 蝉蜕10g 瓜蒌16g 枳壳6g 桔梗9g 川贝母9g 薏苡仁25g 冬瓜子25g 麦冬15g 甘草6g 芦根15g 犀角10g

每日1剂，水煎服。

二诊：上方连服7剂后，体温降至正常，精神食欲好转。有时两胁疼痛，偶有食后恶心，系肝气不疏所致，遂予滋阴凉血清肝之剂。

药用：当归16g 生地黄25g 生白芍15g 枳壳6g 川楝子13g 牡丹皮18g 地骨皮25g 玄参25g 麦冬15g 石斛16g 辽沙参16g 半枝莲25g 薏苡仁25g 生山药20g 冬瓜子25g 青皮7g 莲子肉16g 甘草6g

每日1剂，水煎服。

服药后病情渐有好转，末梢血象：白细胞波动于$2\times10^9/L \sim 4\times10^9/L$之间，原单细胞0.03，初单细胞0.06。体温正常。后即以前方随症加减，以巩固疗效。共住院165天，病情基本稳定而出院。

（邢子亨．白血病辨治体会．山西中医．1997）

案2 汪某，男，17岁，1975年8月5日初诊。1周前，该患者感冒高烧，同室6人均相感染，公社医院疑为伤寒，予以氯霉素治疗，4、5天后，5人痊愈，惟汪某高烧不退，遂转治于山医二院。查血象，白细胞计数在正常范围，而发现末梢血中有幼稚粒细胞1～2个。疑为急性粒细胞性白血病。高烧38.6℃，午后更高。在未肯定化疗前求治于中医。服中药解表清暑剂。

方药：葛根12g 蝉蜕9g 金银花18g 连翘25g 香薷9g 滑石18g 木通9g 猪苓12g 泽泻9g 淡豆豉12g 常山6g 黄连6g 焦山楂9g 桑枝12g 甘草6g 菊花12g

方中葛根、蝉蜕、金银花、连翘解表清热；香薷、黄连清暑退热；木通、猪苓、泽泻利水解热；淡豆豉、常山、山楂除伏邪；桑枝清络热；菊花清头目；甘草和中解毒。

8月17日二诊：其高烧已退，体温正常。8月23日方去香薷、黄连、桑枝、葛根等药，拟清余热善后之方。

方药：金银花15g 连翘25g 牡丹皮15g 青蒿12g 地骨皮18g 淡豆豉12g 泽泻9g 滑石18g 瓜蒌15g 菊花9g 甘草6g

淡豆豉，其形似肾，色黑味腐，同气相求，能入于肾、髓升发元阳之气，能散入于肾髓中之外邪；常山从皮里膜外解热。二药合用，使邪热从骨髓，到肌肉，到肌表往外散，热邪不能稽留，烧退热清，病体向愈。并用利水解暑药使内热有路可排出，湿热不蕴，表里热邪均解，其病自除。

（邢睿贞．中国百年百名中医临床家·邢子亨．中国中医药出版社）

万友生

（寒温统一论治热病，甘温除热疗白血病发热）

【医家简介】

参见第145页。

【主要学术思想和主张】

参见第145页。

【医论医话】

气虚发热证只能用甘温除热法，并主以补中益气汤方。补中益气汤方的甘温除热法，是以黄芪、人参、甘草、白术为主大补脾胃元气，脾胃元气充足，则心血自生而阴火自降。从李氏用当归以养血阳，并创立当归补血汤治“血虚发热”来看，可见其所谓血虚是指血阳虚而言。至其所谓“白术苦甘温，除胃中热”，显然是指虚性兴奋的胃中虚热，而非指实性兴奋的胃中实热。又从其引以升麻、柴胡而升脾之清气，理以陈皮而降胃之浊气来看，又可见其所谓“清浊相干”的脾胃升降失调，在本症病机中占有重要地位。也正因此，必须在用黄芪、人参、甘草、白术、当归补气生血的同时，辅以升麻、柴胡和陈皮以升清降浊，才能达到甘温除热的目的。否则，但予补气生血，而不升清降浊，必更使清浊壅滞；但予升清降浊，而不补气生血，必更使气血耗散。

由此可知，补中益气汤方的作用，是以大补脾胃元气为主，并在补气生血的同时升清降浊。正由于本方具有补气生血和升清降浊的作用，气足血生，则心之虚火自降，清升浊降而胃之虚火亦平，故为脾胃气虚，导致阴火炽盛的甘温除热的主方。这里还须加以说明的是，李氏所谓气虚发热和血虚发热是同中有异的。气虚发热是由气虚导致血虚，同时升降失调，清浊混乱而成，故宜用补中益气汤（含当归补血汤），在补气生血中升清降浊的甘温除热法；血虚发热只是由于气虚导致血虚而成，故只需用当归补血汤（黄芪、当归），补气生血而不需升清降浊的甘温除热法。

（万友生．略谈甘温除大热．新中医．1991）

【精选案例】

案1　李某某，男，35岁，1980年11月24日初诊。患者自幼体弱多病，常感头晕乏力，容易失眠，多愁善感。近因精神受到刺激，失眠1周，且低热不退，乃于1980年10月16日住入某医院。入院后，查血发现幼淋细胞0.42，白细胞$2.9\times10^9/L$，骨穿确诊为“急性淋巴性白血病”。接受化疗1个疗程后，合并大叶性肺炎，高热不退。经用多种抗生素和清肺消炎中西药，治疗无效，体温持续在40℃上下不退。现虽高热而多汗肢冷，背心微寒，面白如纸，唇舌亦淡白，神疲肢倦，卧床不起，少气懒言，声低息微，脉虚数无力。并伴咳嗽胸痛，咯铁锈色痰，恶心厌食。从其主症来看，显属气虚发热，法当甘温除热，乃急投补中益气汤。

黄芪、党参各50g　白参、白术各15g　洋参、升麻、柴胡、陈皮、炙甘草各10g

2剂。

11月28日晚6时40分二诊：上方因有争议，延至26日才开始服用，前日体温降至38.7℃，昨日体温降至38.3℃，精神稍有好转，无任何不良反应。今日医院停药观察，体温又升至38.7℃。守上方加重柴胡15g，更加青蒿15g，再进3剂。

11月31日上午：患者家属告诉我，上方因配药困难，直至昨日下午5时才服下，当晚7时体温38.8℃，9时下降至38.1℃，直至今晨未再上升，精神见好。

12月1日晚8时50分三诊：体温下降至38℃以下（早晨、中午37.9℃，下午37.4℃），精神转佳，今晨起坐竹椅上良久（从11月7日高热起，一直卧床，从未坐起过），说话声音渐扬，食欲亦见好转，昨日恶心减少，今日未再恶心。守上方再进4剂。

12月5日晚7时四诊：体温下降至37.5℃（今晨37℃），精神日益好转。惟仍咳嗽胸微痛，咯少量铁锈色痰。守上方加减。

黄芪、党参各50g　红参、白术、柴胡、炙甘草、桔梗各10g　当归、升麻、陈皮、橘络、丝瓜络、枳壳、西洋参各10g

再进4剂。

12月9日五诊：体温正常已3天，精神、饮食、说话恢复正常，咳嗽胸痛明显减轻。守上方加减，以竟收全功。

守上方加减调治到12月28日，咳嗽胸痛全除，铁锈色痰消失，经透视复查肺炎痊愈。1981年13日复查血象，其中白细胞已上升到$3.9\times10^9/L$，幼淋细胞为0.01，患者上班工作。

案2　熊某某，女，63岁。患急性粒细胞白血病，经住院化疗未能缓解，近又合并肺部感染（两肺炎变），服用先锋霉素1周无效，继以大剂青霉素等，亦未能控制。乃出院寄希望于中医。

1991年1月26日初诊：高热39℃，身痛，咳嗽痰多，精神萎靡，少气懒言，起坐为难，面色萎黄，纳差，欲吐，舌淡苔白，脉浮弦数，按之细弱甚。投以补中益气汤合青蒿鳖甲汤方。

黄芪50g 党参50g 白术15g 甘草10g 当归10g 升麻10g 银柴胡10g 青蒿15g 鳖甲30g 地骨皮15g 丹皮15g 秦艽15g 生地、熟地各30g 赤芍、白芍各30g 川芎10g 茯苓15g 麦冬15g 五味子10g 葛根50g 丹参30g 桔梗15g 杏仁15g 川贝母15g 橘络10g 丝瓜络10g 白花蛇舌草煎汤代水煎药，120g

3剂。

1月29日二诊：热退，精神好转，但咳仍甚，腹泻日7、8次，呕吐，守上方去赤芍、白芍、牡丹皮、秦艽、生地、熟地、麦冬、杏仁，加山药、莲子各30g，半夏、陈皮各10g，生姜5片，红枣10枚，再进3剂。

1月31日三诊：吐止，泻减，咳减，食增神旺，守二诊方再进5剂。

2月6日四诊：未再发热，身痛止，仍咳吐痰涎，日泻2次，口淡乏味，不思饮食，舌质转红，苔薄白润，守上方加减。

白花蛇舌草煎汤代水煎药，120g 党参30g 焦白术15g 茯苓30g 半夏15g 陈皮15g 炙甘草10g 白前10g 前胡10g 桔梗10g 枳壳10g 杏仁10g 苏子10g 莱菔子10g 白芥子5g 丹参30g 山楂30g 麦芽30g 六曲10g 鸡内金15g 生姜3片 红枣5枚 夜交藤30g 合欢皮30g

再进6剂。

2月11日五诊：吐泻已止，知饥思食，每餐可食米饭100g，精神好，能起坐一上午，夜寐渐安，咳痰减少（昨早晚痰中夹血丝少许），大便成条，日2次，舌正红少苔，脉已不弦，脉力渐旺。守四诊方去白芥子、生姜、红枣，加川贝母15g，白茅根30g，紫菀15g，款冬花15g，酸枣仁30g，再进5剂。

2月19日六诊：诸症基本痊愈，肺炎痊愈，"急淋"缓解。

（王鱼门．万友生医案选．上海中医药大学出版社）

贾 堃

（扶正攻积治癌瘤，清透解毒疗鼻咽癌）

【医家简介】

贾堃（1919～），陕西省中医药研究院附属医院主任医师，中医肿瘤专家、小儿病专家，陕西省名老中医。擅长中医药治疗肿瘤，及儿科病症。

相关著作：《癌瘤中医防治研究》、《中医癌瘤证治学》、《中医癌瘤学》、《小儿病的防治方法》等。

【主要学术思想和主张】

贾堃主张对癌瘤的治疗，初期元气津液还未过耗，采取外科切除，或以中药攻坚破积，或用腐蚀药物直攻的方法为宜；病至晚期，阴血过耗，或癌肿已转移，手术、放化疗效果不好，或无法进行或承受手术等治疗的癌瘤，以中药攻补兼施，扶正祛邪为佳，如果只知抗癌消瘤，以毒攻毒，只会导致正气亏耗，阴阳气血并损，机体无法支持，因此，认为扶正祛邪，调动机体平衡抗病能力是治疗癌瘤的正确方法；并拟定平消散、金星散、参石丸等作为癌瘤的基本方药。

【医论医话】

癌瘤出现发热，是常见的症状之一。特别是白血病、恶性淋巴瘤、骨髓瘤、肺癌、肝癌、结肠癌、直肠癌、肾癌、膀胱癌等，常伴有发热症状。在一般没有并发症，也没有进行性急剧坏死的癌瘤出现的发热，多是低热。所以，对于长期有低热，进行性消瘦，贫血的病人，要警惕癌瘤的发生。当癌瘤生长迅速，癌组织崩溃坏死，癌瘤组织堵塞器官腔道，或有合并感染时，就会出现中等以上的发热。有的发热，时高时低，有的高热持续不退；有的先发冷寒战，继之发热。癌瘤的发热多属里证，多为正虚邪实。因病津液大伤，瘀毒蕴结，邪郁发热。对于癌瘤发热，要注意瘀热、湿热，阴虚、阳虚、气虚与血虚等。

（贾堃．中医癌瘤学．陕西科学技术出版社）

【常用效方】

方一　桃丹银翘汤

［组成］桃仁 12g　丹参 60g　红花 10g　连翘 30g　仙鹤草 60g　金银花 30g　鸡血藤 30g　生甘草 3g　重楼 10g

［煎服法］1 剂药煎 2 遍，合在一起，分 2 次服。

［功效］软坚化瘀，退热解毒，滋阴强心，消炎止痛，通血脉。

［主治］癌瘤发热，面青，局部疼痛。

［方解］方中用桃仁、红花、丹参活血化瘀，软坚润便；仙鹤草、鸡血藤滋阴强心，破积通血脉；重楼、连翘、金银花、生甘草退热解毒，消炎止痛。各药综合一起，有之功效。

方二　麻翘石膏汤

［组成］麻黄 6g　生石膏 20g　大贝母 20g　金银花 20g　连翘 20g　丹参 60g　仙鹤草 60g

［煎服法］1 剂药煎 2 遍，合在一起，加入白糖、蜂蜜各 30g。分 2 次服。

[功效] 通阳泄热，双解表里，活血化瘀。

[主治] 癌瘤发热，便秘、面色青紫。

[方解] 本方以麻黄解表邪；石膏清里热；大贝母宣降肺气；连翘、金银花清热解毒；丹参、仙鹤草软坚化瘀，活血强心；蜂蜜、白糖滋润缓下，固蘊心脏。

方三　蔻苓汤

蔻仁 10g　藿香 12g　柴胡 12g　薏苡仁 30g　杏仁 15g　龙葵 15g　苍术 12g　竹茹 10g　大青叶 30g　土茯苓 30g　仙鹤草 60g

[煎服法] 1 剂药煎 2 遍，合在一起。分 2 次服。

[功效] 降逆和胃，清化退热，消肿除烦，清热解毒，强心利水。

[主治] 癌瘤发热，时高时低，伴头痛，心烦，胸闷，恶心，浮肿。

[方解] 方内以杏仁、藿香、蔻仁、竹茹降逆和胃；苍术、土茯苓、薏苡仁燥湿理脾；柴胡、仙鹤草、大青叶、龙葵清热解毒，软坚化瘀。

方四　丁翘汤

[组成] 紫花地丁 30g　连翘 30g　重楼 10g　金银花 30g　黄芩 10g　大黄 10g　野菊花 30g　土茯苓 30g　赤芍 20g　生甘草 3g

[煎服法] 1 剂药煎 2 遍，合在一起。分 2 次服。

[功效] 通便泻火，清热解毒，消炎，消肿，止痛。

[主治] 癌瘤发冷发热，头痛，烦热，大便干秘，小便黄赤。

[方解] 方内以紫花地丁、连翘、金银花、重楼、野菊花清热解毒；大黄、黄芩、土茯苓、生甘草、赤芍药通便泻火，消炎，消肿。

方五　地草汤

[组成] 生地黄 30g　牡丹皮 12g　黄药子 12g　黑玄参 15g　赤芍药 15g　紫草根 15g　鱼腥草 30g　仙鹤草 30g　水牛角 20g

[煎服法] 1 剂药煎 2 遍，兑在一起。分 2 次服。

[功效] 清营凉血，退热化斑，止血除烦。

[主治] 癌瘤发热，高热斑疹。

[方解] 本方用生地黄、玄参、牡丹皮、赤芍药凉血止血，除烦清营；紫草根、鱼腥草、仙鹤草、黄药子、水牛角活血化瘀，滋阴强心，清热解毒。

方六　茶胆汤

[组成] 野牛角 20g　蜂房 10g　僵蚕 10g　全蝎 10g　生石膏 60g　知母 10g　大青叶 30g　绿茶叶 10g　胆汁猪、羊、牛胆均可用，3g

[煎服法] 1 剂药煎 2 遍（除胆汁），合在一起，兑入胆汁。分 2 次服。

［功效］安宫退热，豁痰开窍，清热解毒。

［主治］癌瘤发热，高热神昏。

［方解］方中以牛角、胆汁豁痰定惊，开窍清心；生石膏、知母、大青叶、绿茶叶清热解毒，强心利水；蜂房、全蝎、僵蚕解痉散结。

方七　加减青蒿鳖甲汤

［组成］鳖甲 20g　银柴胡 20g　知母 12g　地骨皮 30g　青蒿 15g　生地黄 30g　玄参 30g　生甘草 3g

［煎服法］1 剂药煎 2 遍，合在一起。分 2 次服。

［功效］滋阴软坚，凉血活血，退热除蒸。

［主治］癌瘤发热，骨蒸发热，盗汗自汗，形瘦烦热。

［方解］方中用鳖甲、银柴胡、生地黄、玄参滋阴软坚；知母、地骨皮、青蒿、生甘草退热除蒸。

（贾堃．中医癌瘤学．陕西科学技术出版社）

沈炎南

（精研经典重培土，补肾解毒治慢粒低热）

【医家简介】

沈炎南（1920～1992），广州中医药大学教授，广东省名老中医。擅长运用脾胃学说治疗奇难杂症，尤精于呼吸系统疾病的论治。

相关著作：《肺病临床实验录》、《伤寒论医案选评》等。

【主要学术思想和主张】

沈炎南重视中医经典研究，并强调经典理论必须与临床相结合；崇尚脾胃调治，认为脾胃功能贵在健运，补土切忌“呆补”、“纯补”，喜用理气药助脾运化；重视疾病病机及治法规律的总结，如颈淋巴结肿大，病机与阴虚火旺、肺郁痰凝相关，治疗关键滋阴降火、润肺化痰、散结消肿；而不论鼻咽癌放疗前的中医辨证属哪一证型，一旦经放射治疗后，绝大多数都会出现热盛阴伤、邪毒内蕴的情况，故以养阴生津、清热解毒为治疗大法等。

【常用效方】

补肾生髓解毒汤（自拟方）

［组成］熟地黄、生地黄、紫花地丁、蒲公英、半枝莲、枸杞子各 15g　丹参、杜仲、生晒参各 12g　五味子 6g　菟丝子、女贞子、山茱萸、当归各 9g　白花蛇舌草 30g

［用法］清水5碗，将药浸泡30分钟，煎成1碗，药渣再煎，2次药汤混合，分2次服，早晚各1次，日服1剂。

［功效］补肾生髓、祛邪解毒。

［主治］慢性粒细胞性白血病所致低热不退。

［方解］方中熟地黄、杜仲、五味子、山茱萸温养补肾；生地黄、枸杞子、菟丝子、女贞子滋肾益精生髓；生晒参补脾益气，固护后天之本；用紫花地丁、蒲公英、半枝莲、白花蛇舌草清热解毒；当归、丹参配合半枝莲活血散瘀，祛邪外出。

（卢传坚．沈炎南教授治慢粒经验简介．新中医，1992）

【精选案例】

案 黄某某，男，58岁，1989年9月29日初诊。间歇性发热1个多月。在中山医科大学附属第一医院住院检查，血象发现白细胞增高，骨穿报告符合慢性粒细胞性白血病表现，B超检查示脾肿大。西医诊为“慢性粒细胞性白血病”，经用白消安及对症处理，病情基本控制，但仍有低热不退，血象复查可见未成熟粒细胞（早幼粒细胞0.01，中幼粒细胞0.04，晚幼粒细胞0.1），嗜碱性粒细胞增高0.02。要求用中药调治。

辨证为肾亏，精髓内虚，外感疫毒病邪。治以补肾生髓，祛邪解毒。方选自拟补肾生髓解毒汤。

处方：熟地黄、生地黄、枸杞子、紫花地丁、蒲公英、半枝莲各15g 生晒参、杜仲、丹参各12g 五味子6g 菟丝子、女贞子、山茱萸、当归各9g 白花蛇舌草30g

清水5碗，将药浸泡30分钟，煎成1碗，药渣再煎，2次药汤混合，分2次服，早晚各1次，日服1剂。

服用13剂后，病情有所改善，低热稍退，血象复查未见早幼粒细胞，中幼粒细胞从0.04降至0.02，晚幼粒细胞从0.1降至0.02。效不更方，原方续服2个月。1989年12月16日二诊：诉病情稳定，已停用白消安，原方加雄黄1g，青黛粉2g（冲服）。

1990年1月3日三诊：减雄黄、青黛，按原方治疗。

1月18日四诊：诉服中药半年来病情改善理想，低热已退，血象多次复查均未见早幼粒细胞，中幼、晚幼粒细胞控制在0.01～0.02之间，B超复查肝脾未见异常。遂改为原方隔天1剂，以资善后。随访至今，病情稳定。

（卢传坚．沈炎南教授治慢粒经验简介．新中医，1992）

周信有

（崇经典重创新，清热毒佐固本治癌热）

【医家简介】

参见第238页。

【主要学术思想和主张】

参见第238页。

【医论医话】

白血病临床表现主要有低热、贫血、乏力、消瘦、出血、肝脾大等，应归属于中医学的“虚劳”、“积聚”、“血证”等病的范畴。多种病因作用于人体，引起脏腑功能之失调、气血阴阳之亏虚，均可导致本病的发生。简而言之，不外乎正虚和邪侵两个方面。如：外感邪毒，耗伤正气；禀赋薄弱，因虚致病；烦劳过度，损伤脏腑；大病久病，失于调理；失治误治，耗气伤精等。《理虚元鉴·虚证有六因》云：“有先天之因，有后天之因，有外感之因，有境遇之因，有医药之因”。但就其病机而言，主要是在正虚的基础上，邪毒内陷损伤脏腑、耗伤精气、成瘀成积。毒邪与营血相搏结，阻于脉络则成积证，故见脾大。邪毒内陷于骨髓，精血化生受遏，而表现为贫血。邪毒内蕴化热，热迫血行，则见出血之征。

慢性白血病的病理特点是以虚为主，虚中夹实，虚实夹杂，故治疗的基本原则应是扶正与祛邪兼顾，再视邪正消长情况，或以扶正为主，辅以祛邪；或以祛邪为主，辅以扶正。一般在疾病无明显感染，或化疗后骨髓抑制，表现贫血、白细胞减少、血小板减少者，当以扶正为主，以增强机体免疫功能，再辅以祛邪；若病势较重，且有外邪感染引起发热、出血现象者，当以祛邪为主，辅以扶正。扶正当以培补脾肾、益气养阴为主，其药物如党参、黄芪、黄精、女贞子、枸杞子、补骨脂、菟丝子、淫羊藿、五味子、仙茅、山茱萸、何首乌、生地黄、玄参、麦冬等。视病性的寒热，有的侧重温补，有的侧重滋补。祛邪一般多用清热解毒之品，如大青叶、白花蛇舌草、土茯苓、山慈菇、山豆根、半枝莲、蚤休、黄药子、龙葵等。这类药一般有抗癌攻毒作用。另外，白血病亦常表现出血脉瘀滞的情况，如淋巴结肿大、肝脾大等，故在方中加入当归、丹参、鸡血藤、莪术等活血祛瘀之品，有利于提高治疗效果，而且这类药物根据报道同样有抑制癌细胞作用。

（周信有．中国百年百名中医临床家·周信有．中国中医药出版社）

【常用效方】

白血病处方2（自拟方）

［组成］生地黄20g　玄参20g　枸杞子20g　女贞子20g　桑椹20g　太子参15g　黄精20g　墨旱莲20g　白花蛇舌草20g　半枝莲15g　板蓝根20g　蚤休20g　黄药子15g　当归9g　牡丹皮15g　赤芍15g　水牛角片20g

［煎服法］以水牛角片煎汤代水煎药口服，日3次。

［功效］养阴清热解毒为主。

［主治］白血病，阴虚内热，或外邪感染引起发热烦渴，以及化疗期而骨髓增生旺盛者。

［加减］外邪感染引起高热，可酌加羚羊角粉（另煎兑入）1~3g，金银花20g，连翘20g，大青叶20g，山慈菇20g，生石膏40~60g。亦可加青黛，但青黛味极苦，一般宜装入胶囊吞服；出血严重，可加大蓟、小蓟、生地榆、藕节、仙鹤草各60g，并配白及粉，每次调服9g，日2次；淋巴结肿大或肝脾大，加莪术15g，丹参20g，鳖甲30g等。

（周信有．中国百年百名中医临床家·周信有．中国中医药出版社）

【精选案例】

案　王某，女，44岁，1995年10月30日初诊。2006年9月以来，自感疲乏无力，体重减轻，低热，时有汗出。去当地医院就诊，查血象：白细胞计数增高达60×10^9/L，各阶段中性粒细胞均增多。骨髓检查：核细胞增生活跃，粒、红比例明显增高。B超查：脾大，淋巴结肿大。西医诊为慢性粒细胞性白血病。给予化学疗法，以抑制白细胞增生，但诸症无减，疲乏更甚，汗出依然。

症见低热汗出、乏力困倦、少气懒言、面色㿠白无华、头晕目眩、食少便溏、腰膝酸软、舌淡脉沉细。

中医辨证属气血不足，脾肾两虚，邪毒留恋，血脉瘀滞。治宜培补脾肾，益气养阴，清解祛毒，活血祛瘀。

处方：党参20g　炒白术9g　黄芪20g　淫羊藿20g　女贞子20g　巴戟天20g　五味子9g　生地黄20g　山茱萸20g　鸡血藤20g　丹参20g　白花蛇舌草20g　半枝莲20g　板蓝根20g　土茯苓20g　生薏苡仁20g

日1剂，水煎服。服药5剂，低热退，不汗出。在原方基础上略施加减，连续服用半月余，自觉精神好转，纳谷增加。

1月后，化验血象基本稳定，嘱其再连续服药1~2个月，以巩固疗效。

1年后，查血象完全正常，B超查脾脏回缩。多次随访，无异常变化。

[**按**] 此病人症见疲乏无力、少气懒言、低热、时有汗出、面色㿠白无华、头晕目眩、食少便溏、腰膝酸软、舌淡脉沉细等，为气阴不足，脾肾两虚之证。脾大、淋巴结肿大者，乃邪毒留恋，血脉瘀滞之征，故治宜培补脾肾，益气养阴，清解祛毒，活血祛瘀。扶正者，重在调补脾肾，即益脾气填肾精，使阴阳调和，精血化生有源，提高机体免疫能力，有利于抑制病态细胞恶性增殖，促其凋亡。解毒祛瘀者，一则祛除病因，防止邪毒再犯，再者可消除髓血郁滞，通畅血脉，有助于扶正药力的发挥。解毒祛瘀同用又可防毒瘀再结，导致病势发展，还可对本病后期合并骨髓纤维化起预防作用。

（周信有．中国百年百名中医临床家·周信有．中国中医药出版社）

孙秉严

（印法辨证驱毒治癌，癌症发热辨温散清解）

【医家简介】

孙秉严（1922～2005），北京中医肿瘤研究基金会肿瘤门诊主任医师，著名中医肿瘤专家。擅长中医药治疗各种恶性肿瘤。

相关著作：《癌症的治疗与预防》、《治癌秘方》、《孙秉严治疗肿瘤临床经验》、《孙秉严40年治癌经验集》等。

【主要学术思想和主张】

孙秉严认为肿瘤患者，尤其是晚期的肿瘤患者，寒热错杂、虚实相兼，十分复杂，处理好攻毒与扶正二者之间的关系是治疗能否有成效的关键；创“印法辨证”以助四诊释疑解惑，“印法辨证”包括“三印”、“两触”，三印即指（趾）甲印、舌齿印及腮齿印，两触即触耳、触胃与脐部；在癌瘤发病机制的认识上，提出“癌毒”说，因于脏腑功能失常，蓄毒不流，气血壅滞，寒凝痰阻；治疗主张除综合辨治外，尚宜辨病施治及专病专药以“驱毒”。

【医论医话】

寒郁反喜冷饮，或发热不退的原因及治疗。在临床上可以看到10个手指全无甲印，舌、腮齿印明显的人，有的反而畏热而喜冷饮食，其实这并不是真正的热，可以称为本寒标热证。原因是寒瘀日久，气机不能疏畅，清阳不能升发，寒湿瘀遏而化为阴火，阴火上炎故见口渴、烦热、耳聋、耳鸣、耳热、全身烦躁而热。治疗应标本兼顾，温阳、化寒湿、清火同时进行。

处方：附子15～30g　桂枝15～30g　干姜15～30g　麻黄6～10g　苍术6～10g

薏苡仁10～15g 知母15g 黄柏10g 柴胡10g 草果10g 桃仁10～15g 杏仁15～20g 白芍15～30g 麦冬15～30g 二丑30g 槟榔30g

寒郁证也可出现持续高热或长期低热不退，症见身热面赤、目红、烦躁不安或神昏谵语、便秘溺短赤等症，舌红苔黄或黄腻、脉弦数。此症与实热证无异，但三印却见10指甲印小而不全，或10指均无甲印，舌、腮齿印（+）。其原因是脾胃阳气虚衰，胃不能腐熟水谷，脾不能为胃行其津液，致使脾胃之气下流。肾受脾胃下流之湿气，下窍不通，脏腑之气壅阻，这正是《素问·生气通天论》的“阳不胜其阴，则五脏气争，九窍不通。”脏腑寒湿之气郁久化为阴火，受到体内正气排斥，于是上冲，充斥于皮肤使全身发热，其道理和上面说的寒郁反喜冷饮的道理一样。寒瘀不去，发热不减，可用以下药物治疗。

陈皮10g 半夏10g 高良姜10g 荜菝10g 炮姜10g 肉桂10g 附子10g 生地、熟地各15g 苍术10g 黄柏10g 柴胡10g 升麻10g 黄芪20g 党参10g 厚朴10g 枳实10g 二丑30g 槟榔30g

高热久而不退，加生石膏30g，大青叶30g，板蓝根30g；阴虚五心烦热者，加女贞子30g，墨旱莲30g，菟丝子30g，知母10g；食积手足心热者，加焦三仙30g，莱菔子20g，砂仁10g，鸡内金10g；大便不畅者，加川大黄15g，玄明粉15g。

（孙秉严．孙秉严治疗肿瘤临床经验．科学出版社）

【常用效方】

方一 高烧汤（自拟方）

［组成］生石膏30～60g 生山药15g 麦冬30g 天花粉30g 生地黄20g 玄参15g 沙参15g 薄荷10g 佩兰15g 冬瓜仁15g 大青叶20～30g 板蓝根20～30g

［煎服法］1日1剂，水煎2次混合，分4次服完。

［主治］癌症高热不退。

［加减］高热仍不退，加羚羊角0.5g，水牛角粉10g，或加紫雪丹1剂。

方二 低烧汤（自拟方）

［组成］陈皮10g 高良姜10g 荜菝10g 桂枝15g 干姜15g 附子15g 肉桂15g 熟地黄30g 山药15g 白术10g 党参15g 生芪30g 肉苁蓉30g 黑芝麻20g 大青叶20g 板蓝根20g

［煎服法］1日1剂，2次分服。

［主治］癌症低热不退，发热多在下午。

（孙秉严．治癌秘方．华龄出版社）

张 琪

（善大方见奇效，癌热多属阴分热毒）

【医家简介】

参见第171页。

【主要学术思想和主张】

参见第171页。

【精选案例】

案1 杨某，女，11岁，1982年1月3日初诊。患淋巴肉瘤3年多，经北京某医院以长春新碱、环磷酰胺、肾上腺皮质激素治疗，病情一直稳定。

1981年12月31日四肢见少数红色皮疹，继而发热，并见斑疹，翌日热势鸱张，四肢、躯干、头面出现大片斑疹。1月3日某医院诊为水痘，经用青、链霉素，热势不减，体温39.8℃，斑疹续出不止，前额及头部更为密集，遂于1月7日入该院儿科传染病房。给予葡萄糖、氨苄青霉素、维生素C等静脉滴注。体温仍不下降，斑疹续出不止。乃于1月8日邀余会诊。

诊见高热不退，头面、眼睑、躯干、四肢疱疹密集，色红，融合成片，其健康皮肤，仍有新的疱疹出现，目不能睁，神志尚清，声音嘶哑，咽峡周围红赤，小便如浓茶，大便稍干，脉滑数，舌红少津无苔。

实验室检查：血红蛋白100g/L，红细胞3.33×10^{12}/L，白细胞4.7×10^{9}/L，多核细胞0.62，单核细胞0.02。尿蛋白（+）。

中医诊断：温毒发斑。治宜清热凉血，滋阴解毒。

处方：大青叶15g 板蓝根20g 金银花30g 连翘20g 玄参20g 生地黄20g 麦冬15g 生石膏先煎，70g 甘草10g 牡丹皮15g 赤芍15g 黄芩10g

水煎，分2次服（停用西药）。

12日二诊：连服上方6剂，体温下降（38℃），全身疱疹干枯发痒，部分脱屑，大便日行2次、微溏。此乃正气渐苏，热毒衰退。仍宗前法。

处方：大青叶15g 金银花30g 板蓝根20g 连翘20g 玄参20g 牡丹皮15g 生石膏先煎，50g 黄芩15g 天花粉15g 麦冬15g 山豆根20g 生地黄20g 栀子10g

水煎服，5小时1次。

13日三诊：服上方2剂，体温37.5℃，全身疱疹干枯脱屑，食欲好转，每餐可食小碗粥，大便日行1次，稍溏。肝脾大，肝肋下1cm，脾可扪及边缘，血红蛋白60g/L，红细胞2.4×10^{12}/L，白细胞3.6×10^{9}/L。此乃贼去城空，血虚之热。再拟用养血凉血之剂。

处方：当归20g　生地黄20g　川芎15g　白芍20g　牡丹皮15g　骨皮15g　玉竹15g　玄参15g　连翘20g

水煎，日分2次服。

30日四诊：患儿于1月22日出院。服上方6剂后，白细胞5.8×10^{9}/L，红细胞2.8×10^{12}/L，血红蛋白85g/L，皮肤斑疹大部消失，精神、食欲恢复正常。惟下午2～8时体温37.2℃，其他时间正常。继以养血凉血之剂调治。

处方：当归20g　生地黄20g　川芎15g　白芍25g　牡丹皮15g　骨皮15g　青蒿20g　柴胡15g　麦冬15g　玄参20g　甘草10g

水煎服，连服5剂，体温正常，斑疹消失。

［**按**］西医学认为，患儿因淋巴肉瘤用过免疫抑制剂，最怕出水痘，一旦染上水痘，内脏皆出，必然难以控制。本例久病，所伤在血，今以白瞤相染，转发斑疹，良由营血久亏，不胜毒热煎熬，毒热伤阴，阴亏邪盛，遂成燎原之势，至水痘高峰时高热不退，斑疹密集，层出不止，舌红少津，温毒鸱张，气营两燔，方用大剂清热凉血化斑之剂，尤其重用石膏，11岁儿童用至70g，而且采用连续服药法，意在集中优势药力，以清除鸱张之毒热。用药2剂后，体温降而复升，不再出新疹，泻下污赤大便，可见药已中病，邪有出路。续服前方2剂，体温下降至38℃，皮疹干枯，部分开始脱屑。大便转微溏，日行1～2次，此乃病离险境之象。又以原方石膏减量数剂，清除余热。此时红白细胞突然下降，恐邪去正虚，新病引动宿疾。遂以加味地骨皮饮养血凉血。服后血象迅速上升，病情终获缓解。

（张琪．温病发斑．广西中医药．1983）

案2　刘某，男，7岁，1991年8月23日初诊。低热1个月，本年2月份发现食物噎塞，确诊为食道癌，3月中旬在北京肿瘤医院手术切除，术后情况良好。7月中旬出现胸痛、发热，经检查有胸水疑为“结核”，抽胸水2次，胸水大部分消除，但低热不退，体温一般在37.3℃～38℃之间，自汗甚多，夜间尤甚，衣被浸湿，口服利福平等抗结核药不效。

请余会诊，症状如前述，右侧胸痛，心烦不欲食，手足心热，汗出较多，精神不振，周身衰惫，短气懒言，面色苍白无华，舌质红苔白少津，脉虚数。

辨证为气阴两虚，卫外不固之发热。拟养阴益气，清热固表法治疗，用青蒿鳖甲汤加益气清热之品。

处方：炙鳖甲20g 青蒿15g 生地黄15g 知母15g 牡丹皮15g 地骨皮15g 西洋参另包单煎，15g 黄芪20g 龙骨20g 牡蛎20g 柴胡15g 甘草10g

水煎服，每日1剂。

1991年9月1日二诊：服前方6剂，近4天体温均在36.5℃左右，出汗已止，胸痛明显减轻，精神体力稍好转，但食纳不佳，脉沉稍有力，舌苔转润。继以上方加石斛15g，枇杷叶15g。

至9月27日病人2次复诊，均以上方加减。服药20剂，体温一直平稳，胸痛消失，体力恢复，面色好转，食欲转佳。近日准备去北京复查而停药。

[**按**] 本案发热，据其低热缠绵，夜间尤甚，五心烦热，舌红苔干，脉虚数等辨证为阴虚发热。但因其患病于大病术后，加之已79岁高龄，阴虚同时伴有明显的气虚症状，如自汗乏力、气短懒言等。治疗以青蒿鳖甲汤加味主治而愈。方中鳖甲、生地黄、知母、牡丹皮养阴清热，以青蒿、柴胡清透邪热；西洋参、黄芪益气；再辅以龙骨、牡蛎敛汗。诸药配伍，养阴益气，清热固表，恰中病机，故收效明显。

临床此类发热亦较多见，尤其某些感染性疾病愈后，高热已退，理化检查等虽亦正常，但长期遗留有低热症状，久治不愈，乃由于正虚而余邪内伏阴分不解所致。临床应结合舌脉细细辨证，方能药中肯綮而收显效。

（张琪．张琪临床经验辑要．中国医药科技出版社）

贾英杰

（综合立体治癌瘤，清热消瘀退癌热）

【医家简介】

贾英杰（1960～），天津中医药大学附属第一医院主任医师、教授。擅长中医药治疗恶性肿瘤。

相关著作：《中西医结合肿瘤学》等。

【主要学术思想和主张】

贾英杰强调以中医理论为依托，注重中西医结合，提高中医药治疗恶性肿瘤的疗效；提出正虚毒瘀是恶性肿瘤的基本病理变化，以综合立体的临床治疗模式，根据恶性肿瘤早、中、晚的不同时机，施以扶正、解毒、祛瘀的基本治法；同时注重环境、社会、心理等因素的影响，致力提高癌症患者的免疫功能，抑制肿瘤的生长，抗转移，抗复发，提高远期疗效；并积极消除或减轻中晚期患者的临床症状，以图延长带瘤生存的时间，提高患者的生活质量。

【医论医话】

癌性发热是指由肿瘤本身引起的发热，各种类型的肿瘤均可发生癌性发热。西医学认为癌性发热主要由于肿瘤细胞自发地产生内源性致热源所致。其中，TNF－α和IL－1β是体内具有多种生物活性的重要细胞因子，是引起癌性发热的主要内源性致热源。

癌热属中医学“内伤发热”范畴，责之于痰、热、瘀、毒停聚所致，由于久积体内，经络、脏腑气机阻滞，郁而生毒化热，热毒蕴结体内而致发热。故立清热解毒、消瘀散结法治之。

临床与前期动物实验研究表明，解毒祛瘀法能预防肿瘤的发生和发展，所以清热解毒、消瘀散结法是治疗肿瘤性发热的根本大法之一。

癌性发热常是使患者十分痛苦的证候，影响患者的情绪、饮食，对体力具有消耗性，使体质明显地下降。临床结果表明，使用癌热宁栓剂可清热解毒、消瘀散结，能增强患者的抗癌能力，提高患者生活质量，以冀控制病情发展，有利于癌症患者的康复和提高药物疗效。中医药在这方面确有良好的作用，也是中医中药治疗癌性发热的特点。

（贾英杰．中药癌热宁栓剂治疗癌性发热30例临床观察．中国中西医结合杂志．2008）

【常用效方】

方一　癌热宁栓（自拟方）

［组成］银柴胡、地骨皮、虎杖、白花蛇舌草等。

［功效］清热解毒，消瘀散结。

［适应证］各种恶性肿瘤所致的发热。

［制法］采用水煮醇沉法（由天津中医药大学第一附属医院药厂制备）。每粒6g，每粒含生药3g。

［用法］每次1粒，每日3次，用于直肠接触性给药。7天为1个疗程。

方中银柴胡、地骨皮为君，以清热解毒、凉血生津；伍以白花蛇舌草增强君药清热解毒之力；佐以虎杖加强白花蛇舌草化瘀解毒散结之功。

（贾英杰．中药癌热宁栓剂治疗癌性发热30例临床观察．中国中西医结合杂志．2008）

方二　凉血散血方（自拟方）

［组成］水牛角40g　牡丹皮10g　玄参30g　生地黄30g　山茱萸15g　山慈菇15g　重楼15g

[用法] 水煎，每日1剂，分2次服。10天为1个疗程。

[功效] 活血化瘀，育阴清热解毒。

[主治] 各种恶性肿瘤所致的发热。

治疗肿瘤热必须兼顾瘀血、热毒、阴虚三个方面，叶天士凉血散血法虽然是为温热病热入营血所制定，已兼顾了瘀血、热毒、阴虚的病机。如"凉血"为清热凉血，"散血"则包涵活血化瘀和养阴之意，从叶天士选用的药物，生地黄、牡丹皮、阿胶、赤芍，可以证明这一点。我们以此为指导，制定凉血散血方，旨在活血化瘀，育阴清热解毒。

（贾彦焘．凉血散血法治疗肿瘤热40例．中医杂志．2004）

妇产科相关发热

蒲辅周

（求因顾胃治病本，妇产发热不囿于瘀血）

【医家简介】

参见第109页。

【主要学术思想和主张】

参见第109页。

【临证经验】

产后发热：外感发热，一般可选用熟料五积散治之；若因恶露不畅，瘀血阻滞发热，小腹胀痛拒按者，可选用桃红四物汤加桂枝、乳香、没药、鸡血藤、益母草活血消瘀；若食积发热者，症见胸满，不思食，大便酸臭，舌中心苔黄腻，可选用平胃散、保和丸加减；若因气血俱虚，而脉虚无表证者，则选用十全大补汤或黄芪建中汤，调和营卫，并补气血，而虚热自平矣。

（中国中医研究院．蒲辅周医疗经验．人民卫生出版社）

【精选案例】

案1 宋某某，女，37岁，住某医院。

病史：妊娠4月半。因坐凳不慎跌倒，以致阴道流血，于8月22日急诊入院。检查外阴正常，子宫颈外口松弛，内口闭合，宫底脐下一横指，胎音不好，阴道有血，给以保胎治疗，次日阴道流血增多，似月经样，即行人工流产术，手术经过顺利，但术后随即发高烧，口服四环素，而高烧寒战，连续4天不退，体温39.6℃，腹部稍胀，肠鸣音弱，剑突下至全腹均有明显压痛，有肌紧张反跳痛（+），移动性浊音（±），呻吟叫腹痛，阴道出血不多。化验检查：血红蛋白117g/L，白细胞19×10^9/L，中性粒细胞0.9，单核细胞0.02，淋巴细胞0.08；尿：蛋白微量，红细胞3～9，白细胞7～8。血压16.0/10.7kPa，脉118次/分，血培养（－）。当时诊断为晚期感染性流产、败血症。连续用过土、金霉素及多黏菌素和中药柴胡桂枝汤加减数剂，体温于9月1日渐降至正常，但患者自觉症状仅腹痛减轻，其他无好转，身困胸闷，不思饮食，头晕，9月3日体温又升高，畏冷发烧，周身酸痛，用抗生素皆不敏感，体温日益增高，9月7日体温

39.7℃，西医会诊认为产后感染未能控制，据检查炎症不是仅限于子宫内膜，已进入肌层及结缔组织，胎盘残留不下，主张手术摘除子宫，家属及本人未同意而于9月8日请求蒲老会诊。

体温39.7℃，自诉寒热往来日数发，发寒时四肢亦发凉，热蒸时汗出不彻，胸闷，腹微满，少腹按之痛，头痛不眩，全身酸楚，不思饮食，口苦口干不欲饮，恶心呕吐一次，吐出所食之物，大便先干后稀不畅，小便黄，恶露尚有少量，为稀薄脓样，脉象模糊，浮沉皆无力，舌质暗红，苔黄白秽厚满舌，神色不衰，语音清亮。

按证实脉虚，神色不衰是实非虚，当舍脉从症，因小产正虚，湿热蕴伏，以致复发热，形似柴胡证，但脉不弦，胸胁不满，张仲景虽云小柴胡证"但见一症便是，不必悉俱"，但其主要证候非属足少阳经证而似手少阳证，表现三焦郁闭之象。治宜调和三焦，疏解湿热。

处方：茯苓皮9g　杏仁去皮，6g　薏苡仁12g　白豆蔻打，3g　茵陈9g　猪苓6g　法半夏9g　滑石块12g　黄芩酒炒，3g　晚蚕砂包煎，12g　白通草4.5g　淡竹叶6g

2剂，每剂煎2次共取300ml，分4次服。

9月10日二诊：服药后，潮汗周身出透，身体渐觉舒适，寒热解，体温下降，9月9日上午体温35.8℃，下午体温36℃，大便6次而稀色腐有脓血，化验检查找到革兰阳性杆菌，红细胞30～50/HP，白细胞15～20/HP，今日体温36.6℃，大便仅1次，尚有欲便之感，腹满减，尚有微痛不舒，全身微汗续出，已能吃一碗稀粥，尚恶心，食不知味，口苦干皆减，脉沉弦缓，舌苔减，病势初步好转，继续调和三焦，清解湿热，原方去黄芩、晚蚕砂、淡竹叶，加厚朴3g，藿梗3g，神曲6g，茯苓皮改连皮茯苓，2剂，服如前。

9月12日三诊：服药后体温稳定，头痛身酸皆除，口已不苦尚微干，饮食略知味，精神好转，前天大便4次，昨日3次，质稀有黏液，脉沉缓有为，秽腻苔再减，病势已衰，但余邪未净，继续理脾胃，和三焦，清余邪为治。

处方：连皮茯苓9g　扁豆衣9g　薏苡仁12g　白豆蔻打，3g　广陈皮4.5g　厚朴4.5g　藿梗4.5g　茵陈9g　滑石12g　生稻芽9g　神曲3g

3剂，每剂煎2次取200ml，分3次服。

9月15日四诊：体温正常，大便每日1次，纳食增加，味和，精神渐振，腹胀已微，时有矢气，阴道已不流脓样液，脉和缓，舌质正红苔退净，停药观察以饮食休养10余日出院，不久恢复健康，参加工作。

案2　罗某，24岁，产后受病。适逢6月盛暑，产后3日，恶露不下，饮食不进。望之面紫，鼻孔眼角俱有淡血渗出，舌抵齿不收，大汗出，高烧，烦渴引饮，饮后即吐出，片刻又饮复吐，诊其脉浮而无力，其证为虚，所服之方生化汤加桃、红，已数剂，瘀血仍不行，二便不利。

蒲老寻思良久，处方颇难，产后本喜汗出，产后脉虚，恶露不下，少腹满，为常见症，但高热口渴而吐，眼鼻渗血，舌出抵齿，均非产后常有之证。然而服芎、归、桃、红数剂恶露亦不下，病势反加，考虑其因，中暑伤气，其脉亦虚，加之口渴、汗出为暑病之征，按古人中暑脉虚、烦热、汗出、口渴，为人参白虎汤证，但产后恶露不下，小腹胀满，饮后即吐，水不下行，非白虎所宜。于是权变施治，以清为主，通瘀为佐。用二香饮加味。

鲜藿香6g　香薷4.5g　杏仁6g　扁豆花9g　滑石块布包，9g　生甘草3g　鲜荷叶半张　金银花9g　藕节30g　茜草9g

煎成须频与之，以代茶饮。

服第1次仍吐出，再进则未吐，1剂服完，热退渴止，汗亦减少，第2剂去香薷、杏仁，加桃仁6g，童便半杯，入药兑服，1小时后，即下黑血块，舌即收，眼鼻亦不渗血，始进稀粥，食后即安眠熟睡。

次日复诊，神志安静，脉息迟缓，主以归芪建中汤加藕节、黑豆。

潞党参9g　桂枝4.5g　白芍6g　炙甘草3g　生黄芪9g　当归4.5g　藕节15g　炒黑豆15g

连服2剂，瘀血已尽，微有淡血少许渗出，食、眠、便均正常，停药，以产后营养休息之。

蒲老曰："此证乃临产受暑，营卫不通，瘀血不下，所以遵产后常法生化汤治之，瘀血不行，病势反增，芎、归乃辛温性烈上升之药，芍、地乃柔腻下降之品，均不宜于暑，用藿香和胃辟恶，香薷芳香微温，除烦解热利水，乃祛暑之圣药；扁豆花和胃清暑，金银花清热散结，杏仁利肺气，荷叶清热宣胃，滑石、甘草和中清暑，藕节、茜草通瘀散滞而不燥，一服暑消，再剂去香薷、杏仁不再宣通肺气，用桃仁、童便破瘀结引血下行，一服而决滞尽去。临床治病，全在详察病因病机，时令季节，不可忽略，所以辨证论治，细心体会，认真思考，是中医治疗的重要关键"。

（中国中医研究院．蒲辅周医案．人民卫生出版社）

张梦侬

（经方时方验方单方皆兼容，产后热宜扶正解热兼行恶露）

【医家简介】

张梦侬（1896～1977），原名炳丞，字宏彪。湖北中医学院著名老中医。擅长各种疑难病症的治疗，晚年对治疗肿瘤多有探索。

相关著作：《诊断学纲要》、《临证会要》、《儿科辑要》、《产后临证医案》等。

【主要学术思想和主张】

张梦侬十分注重人体内部环境与外部自然环境的关系，认为治病需考虑四时节令、日夜阴阳更替变化、饮水与环境等因素；重视西医学的学习，对慢性迁延性肝炎、肝硬化、慢性肾小球肾炎等疾病的中西医证治规律有较深研究；临证用药除喜用经方、时方外，主张吸取民间验方及单方的精华。

【常用效方】

方一 产后感冒方药

［组成］荆芥 10g 杏仁 10g 玉竹 10g 前胡 10g 全紫苏 10g 陈皮 10g 当归 10g 炙甘草 10g 泽兰 10g 桃仁 5g 川芎 3g 生姜 3 片 大枣 3 枚

［用法］水煎，分 3 次服。须避风，以愈为度。

［功效］扶正解表，兼行恶露。

［主治］产后体虚，卫阳不固，风寒外束。症见发热畏寒，头痛，咳嗽，脉浮。

［方解］本方以辛、甘、微温之药组合而成。荆芥、紫苏、玉竹、炙甘草益气、疏风，达表；陈皮、前胡、杏仁止咳化痰；姜、枣调和营卫；佐当归、川芎、桃仁为产后多瘀之故。

方二 产后热入血室方药

［组成］红柴胡、炒黄芩、法半夏、炒枳壳、桃仁泥、炙甘草各 10g 全当归 15g 焦山楂 15g 泽兰叶 15g 川芎 5g 生姜 3 片 大枣 3 枚

［用法］水煎，分 3 次服，可续服 3 剂。

［功效］清热逐瘀，和解少阳。

［主治］产后血室空虚，热邪乘虚内陷。症见发热，多日不退，午后加重，日晡寒热如疟，头痛，胸闷欲呕，口苦，少腹胀痛拒按。

［方解］证属血热互结，邪居少阳为患。故以小柴胡汤合生化汤化裁。产后正虚，但证属邪实，补恐血滞，故去人参；加枳壳宽胸行气；桃仁、山楂、泽兰、川芎、当归等活血逐瘀。瘀去热除，其病乃愈。

方三 产后食滞发热如疟方药

［组成］银柴胡 10g 建曲 10g 槟榔 10g 陈皮 10g 厚朴 10g 法半夏 10g 炒枳壳 10g 炒黄芩 10g 甘草 10g 山楂炭 15g 生姜 3 片 大枣 3 枚

［用法］水煎，分 3 次服，以 3 剂为度。

[功效] 消积化滞，健胃和中。

[主治] 产后气血虚弱，中州转运无力，宿食停滞不消。症见发热畏寒，形如疟状，数日不解，中脘痞硬拒按，纳呆食减，恶闻油荤，甚则欲呕，头汗时出，面赤，苔腻。

[方解] 产后体虚，饮食不节，停积中脘，发为寒热。方以柴胡、黄芩清解寒热；山楂、建曲、槟榔、厚朴、陈皮、枳壳等消积导滞、宽肠理气；法半夏、甘草、生姜、大枣健胃和中。

【精选案例】

案1 赵某某，女，28岁。临产感受风寒，发热恶风，咳嗽，头痛，脉浮缓。

投方：荆芥10g 杏仁10g 玉竹10g 前胡10g 全紫苏10g 陈皮10g 当归10g 炙甘草10g 泽兰10g 桃仁5g 川芎3g 生姜3片 大枣3枚

1剂。取微汗，外邪已解，咳尚未尽，仍宗前方去发散之荆芥、紫苏，进2剂，其病得愈。

案2 唐某某，女，24岁。产后发热，行将2个月不解，伴耳聋、头痛、口苦、胸满、干呕。此为热入血室，邪居少阳。拟生化汤与小柴胡汤合法。

红柴胡、炒黄芩、法半夏、炒枳壳、桃仁泥、炙甘草各10g 全当归15g 焦山楂15g 泽兰叶15g 川芎5g 生姜3片 大枣3枚

4剂。各恙皆平，知饥思食，是为病邪已退。元气当扶，予甘平轻剂，益阴和阳，以善其后。

玉竹、丹参、茯神、姜竹茹各10g 当归、陈皮各6g 甘草5g

3剂。

案3 张某某，女，31岁。炎夏流产，产后4日，因外感发热。服银翘片病解。数日后又见发热，再与前药不应。每日午后低热，中脘痞硬，按之疼痛，不思饮食，见荤则呕恶不适。此由饮食自倍，脾胃损伤，停积不化。

处方：银柴胡10g 建曲10g 槟榔10g 陈皮10g 厚朴10g 法半夏10g 炒枳壳10g 炒黄芩10g 甘草10g 山楂炭15g 生姜3片 大枣3枚

3剂而病除。

（张梦侬．临证会要．人民卫生出版社）

刘云鹏

（调肝为主辨治女科，女科发热宜宣透和血）

【医家简介】

刘云鹏（1910～），湖北荆州市中医院主任医师，湖北省名老中医，著名中医妇科专家。擅长妇、内科杂病。

相关著作：《妇科治验》、《中国百年百名中医临床家·刘云鹏》。

【主要学术思想和主张】

刘云鹏认为妇科疾病由肝病所致者最为常见，治疗妇科病以调肝为主，提出调肝十一法。燮理阴阳当以脾肾为本，调补脾肾先后天对妇科多种疾病极具意义，总结出常用治脾九法和补肾五法。临床强调施治权衡、辨证关键，如调经三步：经前疏肝理气、经期活血祛瘀、经后养血补肾；不孕四步疗法：祛邪正安、治肝调经、促排助孕、孕后保胎；癥瘕杂症，调理冲任、活血化瘀等。

【医论医话】

产后1、2日内，由于阴血骤虚，常有轻微的发热，不属于病态。如果持续发热不减，伴有其他症状者，称为“产后发热”。产后发热一症，临床常见的有湿热蕴结和邪入少阳二类。属湿热为患者，其治宜清热利湿，用苦辛淡法，始终以清利为主，邪去则正自复，切忌辛温发表，助长湿热为患。若有兼夹症状，则于清热利湿药中兼治之，主次分明，方能药到病除。病属邪入少阳者，因其邪在半表半里之间，症见表里不和，药宜解表和里，用苦辛甘温服法。若单纯解表或攻里，则病邪难除。产后发热，不论病属湿热蕴结，或邪入少阳，大多兼有瘀血。所以清热利湿或解表和里之中，每加活血祛瘀药味，偏血虚者，常加当归、白芍之类，偏血瘀者，则佐桃仁、红花、五灵脂、益母草之属。瘀血得活，其发热亦可减轻。

（刘云鹏．妇科治验．湖北科学技术出版社）

【常用效方】

方一　小柴胡汤（《伤寒论》方）

［组成］柴胡9g　黄芩9g　党参9g　甘草3g　半夏9g　生姜9g　大枣9g

［功效］和解少阳。

［主治］产后发热，寒热往来，或胸胁疼痛，心烦喜呕，或口苦咽干，脉弦，舌质红，舌苔黄。

［加减］高热伤津，口干喜饮者，可加天花粉15g以清热生津止渴；腹痛者，加白芍15g以和营止痛；胁下疼痛者，可选加当归9g，白芍9g，郁金9g，香附12g等以疏肝解郁，行气止痛；恶露不尽，少腹疼痛者，可加蒲黄炭9g，五灵脂9g以活血止痛，或加益母草12g以祛瘀生新；外阴溃烂，可加鱼腥草15g，蒲公英15g以清热解毒。

本方是一首和解少阳的方剂，方中柴胡苦平，轻清升散，疏肝解郁；黄芩苦寒，清热除烦；柴胡、黄芩合用，又能解半表半里之邪；生姜、半夏降逆止呕；人参、大枣、甘草扶正达邪。全方表里两解，清补兼施，是为和剂。也是治疗妇女产后或经期感受外邪，热入血室的常用方，退热效果良好。

方二　黄芩滑石汤（《温病条辨》方）

［组成］黄芩9g　滑石18g　猪苓9g　大腹皮9g　茯苓皮9g　蔻仁6g　通草6g　于方中加竹叶9g，效果更好。

［功效］苦辛化气，淡渗利湿。

［主治］产后由于湿热阻滞三焦而发热，胸闷恶心，肢软身痛，汗出热解，继而复热，脉软滑，舌质红，舌苔淡黄腻。

［加减］本方治产后热，每加淡竹叶9g，鲜芦根30～60g；畏寒发热，偏于表实者，可加炒荆芥9g，薄荷9g以祛风散热；兼腰痛者，加川牛膝9g以祛瘀止痛；胸闷腹胀者，可选加藿香9g，厚朴9g，郁金9g等以除湿消胀散满；兼腹痛、恶露不行或最少者，可选加桃仁9g，红花9g，泽兰9g，益母草15g等以活血利水，祛瘀生新。

本方苦辛化气，淡渗利湿，适用于湿热阻滞中焦，流注下焦。方中黄芩、滑石清湿中之热；猪苓、茯苓皮、通草淡渗利湿；蔻仁芳香化湿开启，气化则湿化，湿去则热减。本方治湿热外袭经络，内阻脾胃的急性发热病，是常用验方。

方三　加减半夏泻心汤（验方）

［组成］半夏9g　黄连6g　黄芩9g　枳实9g　杏仁9g　陈皮9g　郁金9g　川厚朴9g

［功效］清热除湿，和胃降逆，理气开痞。

［主治］产后因湿热痰浊互结中焦而发热，胸脘痞闷，恶心呕吐，脉滑数，舌质红，舌苔黄厚或浊腻。

［加减］发热畏寒，头痛鼻塞兼外感者，可选加柴胡9g，苏叶9g，荆芥9g等以轻宣解表；血瘀经络，舌质紫暗，小腹疼痛者，可选加当归15g，赤芍9g，

蒲黄9g，五灵脂9g；腰疼者，加川牛膝9g以活血止痛；小腹胀者，可加香附12g以行气消胀；恶露不尽者，可加桃仁9g，红花9g，益母草15g以活血祛瘀生新；呕吐痰多，属热甚者，可加竹茹9g，芦根30g以清热涤痰止呕；津液受伤，舌干口渴者，可选加石斛15g，玉竹9g，天花粉9g等以清热生津止渴；心慌气短，舌淡脉虚者，可加党参15g，甘草6g以益气扶正；纳呆食少者，可加山楂炭12g以消食化滞；小便不利者，可加滑石18g，通草6g利膀胱，通小便；大便秘结者，可加大黄9g以泻热通便。

本方清热除湿，和胃降逆，理气开痞。方中半夏辛开散结，和胃降逆止呕；黄芩、黄连苦降，开气分之热结；郁金调理气机；枳实、杏仁、陈皮、厚朴苦辛化气，开气分之湿结。全方苦辛通降，治有形之实邪成痞，适用于产后因湿热痰浊互结中焦的急性发热症。

方四　芩连半夏枳实汤加味（自拟方）

［组成］半夏9g　黄芩9g　黄连6g　枳实9g　杏仁9g　陈皮9g　郁金9g　厚朴9g　当归24g　川芎9g　桃仁9g　蒲黄9g　益母草15g

［功效］清热利湿，活血化瘀。

［主治］产后发热，湿热中阻，邪瘀胞中者。热甚于湿则热型以持续高热，日轻夜重为特点；扰及营血，迫血妄行则热型以壮热不畏寒为特点。

［加减］兼畏寒、头痛鼻塞，可加柴胡9g，苏叶9g，荆芥9g等以轻宣解表；热甚伤津，舌红口渴者，加石斛15g，玉竹12g，天花粉12g以清热生津止渴；心慌气短，舌淡脉弱者，酌减厚朴、陈皮，再加党参15g，甘草6g，以益气扶正；兼食积纳呆者，加焦山楂12g以消食导滞；大便秘结者，加大黄9g以泄热通便；恶露已尽，无腹痛等瘀血证候者，去当归、川芎、桃仁、益母草等。

（刘云鹏．妇科治验．湖北科学技术出版社）

方五　清心凉膈散加味

［组成］连翘15g　黄芩9g　栀子9g　薄荷9g　生石膏30g　桔梗9g　甘草3g　淡竹叶9g

［功效］清热化瘀、安营凉血、固冲止血。

［主治］妊娠、产后发热，卫气同病，邪犯三焦，发热不解者。

［加减］卫分未罢者，加金银花15g以清宣透热；里热甚，加知母9g以清泻里热；大便干结者，加大黄9g以通腑泻火；热甚伤阴，加增液汤以养阴护胎；兼下焦湿热，小便不畅者，加芦根15g，木通9g以育阴通淋；阴道出血多者，酌加益母草9g，生地黄15～30g，丹皮12g，贯众炭9g等，或合犀角地黄汤以凉血散血、固冲止血；热甚伤津，口渴甚者，加麦冬12g，石斛15g，天花粉12g等

以清热生津。

方六 普济消毒饮加减

［组成］金银花15g 连翘15g 荆芥9g 薄荷9g 牛蒡子12g 玄参15g 马勃9g 黄连9g 板蓝根15g 桔梗9g 甘草6g 僵蚕9g 黄芩9g 鲜芦根15g

［功效］疏风清热，泻火解毒以护胎。

［主治］妊娠感时毒邪气，表里俱热之发热。突然畏寒发热头痛，或壮热不畏寒，口渴烦躁。

［加减］大便秘结，加大黄9g以通腑泻火排毒；壮热汗出伤津，去荆芥、黄连、黄芩，加生石膏30g，知母9g以清热泻火；伤阴者，去荆芥、黄连，加生地黄15g，麦冬12g以养阴护胎。

（刘云鹏．中国百年百名中医临床家·刘云鹏．中国中医药出版社）

【精选案例】

案1 陈某，女，26岁。1995年7月10日初诊。患者妊娠4个月，体质一直不好，于7月8日突感发热、恶风寒、头痛，在厂医院诊断为流感，服西药（药名不详），2天未效。

来诊时体温39℃，恶风寒，流清涕，头痛身痛，无汗（服西药时出汗），口渴，大便干，小便短黄。舌红苔灰黄，脉浮滑数（110次/分）。查血象：白细胞 $5.4\times10^9/L$，中性粒细胞0.74，淋巴细胞0.26。

诊断：妊娠发热。证属温邪夹暑，郁于卫分。

治则：发表祛暑，清热解毒。

方药：银翘散加减。

金银花15g 桔梗9g 荆芥9g 薄荷9g 香薷9g 板蓝根15g 黄芩9g 牛蒡子9g 淡竹叶9g 连翘15g 甘草6g 鲜芦根15g

2剂。

7月12日二诊：药服完，昨晚感全身湿润，轻微汗出，体温渐降，头身疼痛除，至今晨体温降至36.2℃，已不怕风，仅感口渴倦怠，微咳。舌红苔薄，脉滑软（70次/分）。证属邪去正虚，宜清养肺胃为治。方用沙参麦冬汤加减。

沙参15g 太子参12g 麦冬9g 杏仁9g 鲜芦根45g 扁豆9g 桔梗9g 桑叶12g 甘草6g 炒谷芽15g

3剂。1周后来院相告，药尽痊愈，休息数天后已正常上班。

案2 陈某，女，25岁，已婚，1990年3月10日初诊。患者妊娠5个月余，平素身体健康，嗜食辛辣。3月8日突然发热畏寒、头痛身痛，在单位医务室用青霉素静脉滴注2天未退。

今日诊时，已不畏寒，发热加重（39.8℃），咽喉疼痛较甚，口渴口臭，烦躁不安，大便2日未解。查咽喉充血，双侧扁桃体Ⅲ°肿大，上有脓栓。舌红苔黄干，脉浮滑数（120次/分）。查血象：白细胞 13×10^9/L，中性粒细胞0.82，淋巴细胞0.18。

诊断：妊娠发热。证属风热上犯郁于肺胃，上攻咽喉。

治则：疏风清热，解毒泻火。

方药：普济消毒饮加减。

牛蒡子12g 黄连9g 黄芩9g 大黄9g 板蓝根15g 荆芥9g 薄荷9g 桔梗9g 鲜芦根15g 马勃9g 僵蚕9g 甘草6g 金银花15g 玄参15g 连翘15g

2剂，水煎服，1剂/日。

3月12日二诊：昨日腑气已通，泻稀糊便2次，咽痛减轻，体温渐降（38.8℃），舌红苔黄，脉浮滑数（92次/分）。原方去大黄、荆芥，2剂。

3月14日三诊：发热已退，咽喉痛除，大便日行1次，口干咽燥，双侧扁桃体肿消，舌红苔薄黄少津，脉滑（85次/分）。证属邪毒已去，阴津未复。治宜养阴清热，用原方加减。

板蓝根15g 生地15g 甘草6g 石斛12g 金银花15g 连翘12g 黄芩9g 麦冬12g 桔梗9g 玄参15g 鲜芦根15g

3剂。随访，药尽而愈。

（刘云鹏等．中国百年百名中医临床家·刘云鹏．中国中医药出版社）

案3 高某，女，24岁，1992年3月27日初诊。患者孕6个月余，尿频、尿痛1周，畏寒发热3天。1992年3月23日收住院。

入院时寒战，高热，头痛，流涕，腰痛，尿频，尿痛，排尿灼热感明显，大便3日未行，舌质红，苔薄黄微腻，脉浮数。体温39.3℃（腋下），咽部充血，右肾区叩击痛。宫底在脐上三指处可及，无宫缩。血象：白细胞 12×10^9/L，中性粒细胞0.78，淋巴细胞0.22。血沉90mm/h。尿蛋白（±），红细胞（++），脓细胞（+）。

诊断为妊娠，急性肾盂肾炎合并上呼吸道感染。经用小柴胡汤、八正散加减，配以支持疗法及抗感染治疗，腰痛、尿急好转，大便已畅，但高热6天不退，每日午后体温高达39.8℃～40℃，汗出热不退。

邀刘师诊之，见高热病容，气粗，口干，轻咳，鼻塞，尿频，尿痛，舌红，苔黄厚干起芒刺，脉数（120次/分）。

师曰热淋未清，复感温邪，肺胃热盛，灼伤津液之候。以凉膈散合增液汤加减。

炒栀子、黄芩、桔梗、木通、薄荷叶、麦冬、生地黄、知母、淡竹叶各9g 连翘、玄参、金银花、菊花各15g 生石膏30g 甘草3g

日2剂，急煎服。次晨体温降至正常（36.8℃），脉象已转缓和（80次/分），仅见咳嗽、口干、舌红、苔薄黄，改投泻白散合沙参麦冬汤加减，继续清热养阴善后，病愈出院。

（胡文金．刘云鹏用凉膈散加减治女科高热．中国中医急症．1993）

案4 曾某某，女，29岁，1977年6月17日初诊。患者于1977年5月31日，足月顺产1婴。数天后，因外出捡收衣服，即感畏寒、发热、口干喜饮，服银翘解毒片，2天未见好转，在该厂医务室查体温为40℃，经西药抗炎治疗仍不收效，体温持续在40℃左右，继而发生呕吐，不能进食，胸闷，头晕重，口淡无味，白天多汗。

最近几天检查，体温每天上午在38℃左右。晚上无汗，体温在39℃以上。脉弦滑数，110次/分。舌质红暗，舌苔黄腻。

查血像：血红蛋白120g/L，红细胞4.12×10^{12}/L，白细胞17.12×10^{9}/L，中性粒细胞0.82，淋巴细胞0.18。

证属产后感受时令之邪，湿热阻滞中焦。治宜清热利湿，表里双解。

方药：黄芩滑石汤合半夏泻心汤加减。

黄芩9g 滑石30g 茯苓皮15g 砂仁6g 淡竹叶9g 厚朴9g 竹茹9g 大腹皮9g 藿香9g 半夏9g 黄连6g 通草6g 姜炭3g

共2剂。嘱其1日内服完，并收住院。

6月18日二诊：患者昨天连续服药2剂，体温开始下降，夜间降到正常。胸闷减轻，呕吐显著好转，能进少许饮食，但有时仍感畏寒多汗，左膝关节处酸软，脉弦软滑，86次/分。舌质红暗，舌苔淡黄。复查血象：白细胞7.82×10^{9}/L，中性粒细胞0.78，淋巴细胞0.22。继守上方去姜炭，加薏苡仁15g。共2剂。

6月20日三诊：患者现体温在37.4℃以下。畏寒发热、胸闷均较前减轻。脉弦软，63次/分。舌质暗红，舌苔淡黄。

证属热势渐退，湿邪未尽。治宜清热利湿和胃为法。黄芩滑石汤合二陈汤加减。

黄芩9g 滑石30g 茯苓皮12g 砂仁6g 大腹皮9g 通草6g 藿香9g 淡竹叶9g 厚朴9g 陈皮9g 半夏9g 薏苡仁15g

共2剂。

6月22日四诊：患者服完上方后，体温已经正常。精神大振，但多食后略感胸闷，脉弦软缓，57次/分。舌质淡红，舌苔淡黄薄。

证属湿邪羁留未净，治宜辛凉淡渗为法。三仁汤加减。

杏仁9g　砂仁6g　薏苡仁15g　半夏9g　滑石18g　通草6g　厚朴9g　淡竹叶9g　藿香6g

共2剂。

6月24日五诊：患者体温正常4天，一般情况好，惟进食后略感胸闷，脉弦软，68次/分。舌质淡红，舌苔淡黄，舌根部较腻。

守上方加石斛12g。共3剂。住院7天，今日带药出院。

［**按**］本例患者因产后感受时令之湿，而致病湿邪困阻中焦，脾失运化之职，胃失和降之功，则见胸闷，食后呕吐；湿郁化热，湿热相蒸，营卫失调，则见发热、畏寒、多汗；病属湿热两伤，表里俱病，治不可偏。用黄芩滑石汤合半夏泻心汤化裁，以清热利湿，表里双解。方中黄连、黄芩苦寒清热燥湿；茯苓皮、大腹皮、通草淡渗利湿，湿去则热得解；藿香、砂仁芳香化浊，除湿醒脾；半夏、竹茹、姜炭和胃降逆止呕；大腹皮和厚朴又可宽肠理气；滑石、淡竹叶清热利尿解表。全方清热利湿，两解表里。服药2剂，湿热缓解，故体温下降，胸闷呕恶减轻，二诊时感右膝关节处酸软，仍是湿阻经络之征象。乃守前方去姜炭加薏苡仁除湿舒筋。三诊时脉已不数，体温在37.4℃以下，热势减轻。故于前方中去黄连。四诊时发热已退，食后仍感胸闷，是湿邪羁留未净，故以辛凉淡渗为法。用三仁汤开其上焦肺气而愈。

案5　蒋某某，女，29岁，1977年7月16日初诊。患者自述于7月2日，足月顺产1婴。现恶露基本干净，昨天半夜突然发热，畏寒，测体温38.6℃，用复方安比1支，银翘散加减1剂后体温不降，仍感畏寒发热。今天体温上升到39.5℃。伴有胸闷、恶心欲吐、口苦等症，脉弦数90次/分。舌质红，舌苔黄色。

证属邪入少阳，病在半表半里。治宜和解少阳，宣通内外为法。小柴胡汤加味。

柴胡9g　半夏9g　党参15g　甘草6g　黄芩9g　大枣12g　生姜9g　薄荷9g　金银花15g　蒲公英15g

共3剂。

1977年7月19日二诊：患者服完上方后，体温逐渐下降，今天测体温为37.3℃，恶心欲吐较前减轻，胸闷阻渐开，现略有咳嗽，略感发热，脉弦软，76次/分。舌质淡红，舌苔薄黄。药已收效，继守前法。小柴胡汤加味。

柴胡9g　半夏9g　党参15g　甘草6g　黄芩9g　生姜9g　大枣9g　薄荷9g　金银花15g　杏仁9g　蒲公英15g

共2剂。患者服上方后，体温降到36.8℃，以上诸症均消失，现身体已恢复健康。

案6 吴某某，女，29岁，1977年4月28日初诊。患者产后3天开始发热，时冷时热，寒热交错，测体温39℃~40℃。自以为患感冒，服银翘解毒片4片，发热不退，又服复方阿司匹林2片，出汗一阵，汗止热不退。现感口苦欲呕，胸闷纳差，恶露量少，小腹有时隐隐疼痛，脉弦数，98次/分。舌质红，舌苔黄。

证属邪入少阳，瘀血阻络。治宜和解少阳，活血祛瘀。小柴胡汤加味。

柴胡9g　半夏9g　党参9g　甘草3g　姜炭3g　黄芩9g　山楂炭12g　蒲黄炭9g　炒荆芥9g

共2剂。

1977年4月30日二诊：患者服药后，体温开始下降，最高时只在38.5℃左右，畏寒减轻，胸阻渐开，略有呕恶感。脉弦数，80次/分。舌质淡红，舌苔黄。诸症减轻，继守上方2剂。

1977年5月3日三诊：患者现体温在37℃~37.2℃之间，口已不苦，呕恶感已消失，但恶露未净，小腹有时仍感隐痛。脉舌同上。

证属少阳之邪已解，而瘀血未去尽，治当养血活血，祛瘀止痛。四物汤加味。

当归9g　川芎9g　白芍9g　地黄9g　炒荆芥9g　山楂炭12g　蒲黄炭9g　黄芩9g

共2剂。患者服完上方后，小腹已不疼痛，体温正常，精神好转。

［**按**］本例患者产后3天即发热，寒热往来，伴胸闷欲呕，纳差，口苦，小腹时隐痛。病属邪入少阳，兼有瘀血之症。治宜和解少阳，活血祛瘀为法，方拟小柴胡汤加减。方中柴胡苦平，轻清升散，疏肝解郁；黄芩苦寒，清热除烦，二药合用以解半表半里之邪；姜炭、半夏降逆止呕；党参、甘草扶正达邪；山楂炭、蒲黄炭活血止痛；荆芥炭入血分，又助柴胡解表祛邪。全方表里双解，活血祛瘀，服药4剂，畏寒发热即止，是少阳之邪得以和解。三诊时小腹仍有时隐痛，为瘀血尚未去净之故。乃用养血活血，祛瘀镇痛法，取四物汤加味，使血有所养，瘀血得去，腹痛自止。

案7 白某某，女，36岁，1979年2月17日初诊。最近3年来，患者每逢经期即畏寒发热，体温在39℃左右，月经干净后发热自止。本次月经2月12日来潮，经量特少，于月经第4天又开始畏寒发热，体温39℃，至今不退。现感畏寒，怕冷，口干，胸闷呕恶，头痛。脉弦软滑数，102次/分。舌质淡红，舌苔黄色。检查血像：白细胞11.6×10^9/L，中性粒细胞0.84，淋巴细胞0.16。

证属邪结少阳，热入血室。治宜和解少阳，侧重表散。小柴胡汤加减。

柴胡9g　半夏9g　党参9g　甘草3g　黄芩9g　生姜9g　大枣9g　淡竹叶9g　丹参15g　防风9g　炒荆芥9g　葛根12g

共2剂。

1979年2月19日二诊：患者服药后，体温下降到37.2℃，已不畏寒。胸闷渐开，呕恶渐止，但感口干。脉弦软，右寸脉大，76次/分，舌质淡红，舌苔薄黄。

证属表证已去，里热来解。继宜清热和胃凉血。半夏泻心汤加减。

半夏9g　黄连4g　黄芩9g　党参12g　生姜9g　大枣9g　甘草6g　生地黄9g　牡丹皮9g

共2剂。

1979年2月21日三诊：患者服药后，现已不感胸闷恶心，口亦不干，发热畏寒已止4天，体温在37℃～37.2℃之间。月经昨天干净。脉弦软，74次/分。舌质淡红，舌苔薄黄。复查血像：白细胞4.8×10^9/L，中性粒细胞0.75，淋巴细胞0.25。

病人一般情况好，要求带药出院，乃于2月17日方中去辛散之品，继续和解表里。小柴胡汤加减。

柴胡9g　半夏9g　党参9g　甘草3g　黄芩9g　生姜9g　大枣9g　淡竹叶9g　丹参15g

共2剂。行经期间，正气相应不足，此时若感受外邪，则易导致疾病发生。

［**按**］本例患者近3年来，每逢经期即畏寒发热，胸闷呕恶，证属邪入少阳。治以表里双解，活血调经为法。方用小柴胡汤宣通内外，加防风、荆芥、葛根以增强辛散解表之力，佐丹参养血活血调经，服药2剂热退，畏寒减轻，是表邪渐去，但仍感口干、胸闷，为热结未解，乃以清热和胃凉血为治，方用半夏泻心汤加减。方中黄连、黄芩苦寒清热；生地黄、牡丹皮凉血活血；半夏、生姜和胃降逆；党参、大枣、甘草扶正祛邪。服药后胸闷恶心止，口亦不干，一般情况好，患者要求出院，故仍以小柴胡汤加味2剂，继续和解表里，使热清血活，以预防复发。

案8　刘某某，女，28岁，1979年1月14日初诊。患者于1周前，足月顺产1男婴。昨天下午开始发热，体温在39℃～39.5℃之间。感胸闷、恶心，昨天呕吐1次，小腹胀，有时疼痛，恶露未净，色暗量少，大便结。询知患者居处低洼，喜食辛辣厚味。今日到我院求治，门诊以“产后热”收入院，脉弦滑数，100次/分。舌质红，舌苔黄腻。

检查血象：白细胞计数 $18\times10^9/L$，中性粒细胞 0.82，淋巴细胞 0.18。

证属湿热兼夹瘀血，治宜清热除湿，活血祛瘀。加减半夏泻心汤化裁。

半夏 9g　黄连 6g　黄芩 9g　枳壳 9g　厚朴 9g　陈皮 9g　杏仁 9g　郁金 9g　当归 15g　白芍 15g　益母草 15g　荆芥 9g

共 2 剂。1 日服完。

1 月 15 日二诊：患者服药后，体温开始下降，今日测体温在 38℃左右，胸闷渐开，呕恶渐平，小腹胀病亦减轻，恶露较前为少，脉弦滑，86 次/分，舌质红，舌苔黄。药已收效，继守前法。守上方 2 剂，1 日服完。

1 月 16 日三诊：患者服药后，体温正常，测体温在 37℃～37.1℃之间，小腹已不胀痛，恶露干净。现仅觉四肢酸软，脉弦软，76 次/分。舌质红，舌苔薄黄。

证属湿热渐清，治宜淡渗利湿，养血活血。黄芩滑石汤加减。

黄芩 9g　滑石 18g　猪苓 9g　茯苓皮 15g　大腹皮 9g　通草 6g　蔻仁 9g　当归 15g　白芍 15g

共 3 剂。

1 月 18 日四诊：患者服上方后，四肢酸软基本痊愈，纳食增加，余无特殊不适。复查血象：白细胞计数 $7\times10^9/L$，中性粒细胞 0.72，淋巴细胞 0.28。脉弦软，76 次/分，舌质淡红，舌苔薄黄。守上方 3 剂。带药出院。

［**按**］本例患者久居湿地，喜食辛辣，以致湿热内蕴，产后阴血骤虚，湿热之邪又作，故发热、胸闷呕吐；小腹胀痛，恶露未净乃是瘀血为患，治宜清热除湿，活血祛瘀。方用加减半夏泻心汤化裁。方中黄连、黄芩苦寒清热燥湿；半夏、陈皮和胃降逆止呕；枳壳、厚朴、郁金调理气机；杏仁宣肺利气，润肠通便；加当归、白芍、益母草活血祛瘀；佐荆芥辛散透表。全方湿热两解，气血并调。因其病势急，故日投药 2 剂，湿热得以渐清，气血得以渐活，体温亦随之下降，胸闷恶心等症均减。二诊时，仍守前方 2 剂，1 日服完，三诊体温已降至正常，胸闷呕恶止，小腹不疼痛，恶露亦干净，仅见四肢酸软。故改用黄芩滑石汤苦辛化气，淡渗利湿；佐当归、白芍养血活血，去病调经两顾。服药 3 剂，湿邪得去，四肢酸软基本痊愈。四诊时无特殊不适，乃守原方 3 剂，以巩固疗效，防其复发。

（刘云鹏．妇科治验．湖北科学技术出版社）

案 9　某，女，32 岁。患者孕 4 个月自然流产，自胎儿娩出完整，因未见胎盘而行清宫术，阴道出血半月方净。近 3 日来发热，自服感冒灵及复方阿司匹林后发热缓解，今晨突感下腹疼痛，阴道大流血，在家昏倒 1 次。门诊以失血性休克、流产不全于1992年5月4日收入院。入院时阴道大流血，周身出汗，四肢冰凉，血压11.0/7.0kPa，血红蛋白60g/L。在严密消毒下妇检：见阴道内大量积血，宫颈口开大，子宫如孕3个月大小。即行钳刮处理，及补液、抗感染治疗，至夜间患者发热，体温在38℃（腋下），次日体温逐渐上升，达39.3℃左右。给予柴胡液滴鼻及安乃近肌内注射后汗出，体温有所下降，但旋即高热，已3天不退，阴道少量出血，仍咳嗽，胸闷痛，口干，听诊左下肺可闻及水泡音，双肺可闻及散在干啰音。小腹压痛，反跳痛存在。X线胸片显示：右下肺感染。5月8日邀刘师会诊，体温39.4℃，舌质深红，苔黄厚略干，脉洪数（114次/分）。

证属邪热壅肺，下扰血室之候，以凉膈散加减治之。

炒栀子、淡竹叶、黄芩、薄荷叶、生地黄、桔梗各9g　连翘15g　赤芍12g　生石膏30g　甘草3g

日2剂，急煎服。

次日热退，尚见咳嗽胸痛，阴道少量出血，舌红，苔薄黄，脉洪数明显减缓（84次/分）。守上方加枇杷叶9g，全瓜蒌12g，浙贝母9g，2剂煎服，咳嗽减轻，胸闷痛消失，继用上法出入调治，阴道出血逐渐干净，住院10余天出院。

（胡文金．刘云鹏用凉膈散加减治女科高热．中国中医急症．1993）

案10　罗某某，女，42岁，1991年11月18日初诊。患者经前1周发热近10年。每于晚上7~8时出现寒战，继而发热，体温在38℃左右，半夜2时许汗出热退，如此直至经潮，伴经前经期腹痛。月经常推迟5~7天，末次月经1991年10月24日。现寒热复作2天，右胁、小腹疼痛，纳差，恶心，咳嗽，面色黧黑生斑，舌暗红有瘀斑，苔黄，脉弦虚。婚后10年未孕。近日体检，未见异常。妇科曾考虑为子宫内膜异位症，妇检和B超检查未发现异常。

诊为瘀血内阻，营卫失和之经前发热、痛经症。治宜和解少阳，理气活血，方用小柴胡汤加味。

柴胡12g　半夏9g　黄芩9g　党参15g　甘草6g　生姜9g　大枣9g　枳实9g　赤芍、白芍各15g　川楝子15g　延胡索12g　杏仁9g　虎杖30g

4剂，水煎服，1日1剂。

11月27日二诊：服药3剂，未再发热，月经如期于11月24日来潮，量少，小腹未痛，但觉腹部冷，经尚未净。舌暗苔薄色灰，脉沉弦。

改拟温阳益气，活血化瘀为治，方用少腹逐瘀汤加味。

小茴香6g　干姜6g　延胡索12g　五灵脂12g　蒲黄9g　没药15g　当归9g　川芎9g　肉桂6g　赤芍15g　黄芪24g　党参15g　巴戟天15g　鹿角霜12g

5剂，水煎服，1日1剂。后又加入附片12g，共服24剂。

1年后随访，发热腹痛均未再作。

案11 郭某某，女，38岁，1990年2月23日初诊。月经停闭15个月，多方治疗无效。周身烧热，日晒后身如针刺，烦躁，小腹胀满疼痛，时窜至全身，胸闷气短，四肢无力，食欲不振，两乳胀痛，小便短黄。患者有长期食用粗制棉油史。舌暗红、苔灰黄腻，脉弦细。

诊为棉酚中毒致烧热、闭经。证属毒邪蕴结胞脉，气血郁滞经络，治宜清热解毒利湿，理气活血调经。方用自拟调经1号方加减。

柴胡9g 当归12g 赤白芍各15g 土茯苓30g 牡丹皮9g 炒栀子9g 滑石30g 通草9g 牛膝9g 川芎9g 香附12g 益母草15g 泽兰9g 卷柏9g 郁金9g 金银花30g 黄芩9g

5剂，水煎服，1日1剂。

3月26日二诊：药后，月经于2月28日来潮，量多色红有块，腹痛，4天净。现小腹略痛，胃脘胀痛，日晒后仍烧热如刺，心烦。纳增便调，乳胀未作。舌暗红苔灰黄，脉弦细。原方去郁金、通草、栀子，加枳实、陈皮各9g，山楂15g以和胃通经。

5剂后月经再潮，诸症均减，又守方5剂，此后经行复常，烧热亦除。

（冯宗文．刘云鹏用活血化瘀法治妇科疑难病的经验．山西中医．1994）

刘奉五

（妇产疾主调肝脾肾，治热入血室重透邪）

【医家简介】

刘奉五（1911~1977），现代著名中医妇科专家，原任职于北京市中医医院妇科。擅长治疗妇产科的常见病及疑难杂症。

相关著作：《刘奉五妇科经验》等。

【主要学术思想和主张】

刘奉五在中医妇科理论上重视肝、脾、肾三脏及冲、任二脉与妇科病的关系；把脾胃升降理论灵活地运用于妇科临床；尝试对肾气、髓海理论与现代内分泌理论进行关联性研究，并结合临床实践取得了一定效果；注重脏腑辨证中肝与他脏的关系，创立了妇科治肝八法；主张“冲、任不能独行经”，其生理功能与病理影响均通过肝、脾、肾而体现，临床通过调理肝、脾、肾的功能来达到治疗冲任的目的。

【临证经验】

所谓“热入血室”，从临床上看，多指妇女感受风寒或风热之邪，如果正值月经来潮或月经将净，甚或产后气血大伤之际，血海空虚，外邪余热乘虚而入，与正气相争，搏结于血室，即称为“热入血室”；从其热型来看，除了书上所描述的“续来寒热”，“如疟状”的常见热型外，也可以表现为不典型的热型，如自觉“时发寒热”等；从经血的情况来看，热入血室后，不但可以见到经水适断、经血不畅等阻于胞宫的情况，或热入血分，迫血妄行，或经血淋漓不断，或血崩下血等，也可以表现为经后血室空虚，邪热内结，不能随经血而解，瘀阻于胞宫的不同情况。因为妇女经期外感，在一般情况下本来可以热随血解，不药而愈。但是在月经期或产后，胞宫空虚之际，热瘀于内，邪热与经血相搏，正邪交争，不得外解，就可以出现瘀阻于胞宫的异常现象。

对于热入血室的治疗原则，因为血海本已空虚，不论是血被热截成邪热瘀阻胞宫，都不能妄用破血之法。即或是热迫血行，也不能单纯清热凉血。因为，清热凉血的药物，虽然能够解热清血，但不能透邪外出。所以给邪热找出路，使之能以透达外出，是当务之急。足厥阴肝经绕阴器（此处可以理解为是环绕胞宫），在血室的外围，从厥阴肝经着手，可透达血室的邪热。又因肝、胆互为表里，所以治厥阴必须治少阳，从少阳以解厥阴之邪热。一方面提透下陷之邪，清解内陷之热，清透兼施。另一方面，也要照顾到正气，使之能够鼓邪外出。

关于“热入血室”的具体治疗，《伤寒论》与《金匮要略》中的条文相同。但是从温病学的观点来看就不同。正如叶天士所说“如经水适来适断，邪将陷血室，少阳伤寒言之详悉，……但数动与伤寒不同，仲景立小柴胡汤……”。说明伤寒虽为寒邪，但逐渐化热入里，且热邪初陷，症见往来寒热如疟状，在治疗上，除有针刺期门外（不用药），可以用小柴胡汤治疗。而温热病，热邪内陷所引起的“热入血室”证，情况就比较复杂。因此，不能拘泥于小柴胡汤一方，必须根据症情辨证施治。他曾经提出用陶氏小柴胡汤加减、桂枝桃花汤加减治疗，以及其他见证的加减原则。可以说是对热入血室治疗的一些发展。根据临床体会对于热入血室的治疗，还是可以小柴胡汤为主。方中柴胡、黄芩是主要药。因为柴胡可以疏解肝气，提举陷入血室之外邪，使之透达而出，黄芩苦寒清热，使半里之热邪得以内彻，人参、姜、枣等调和营卫之品，目在扶正以鼓邪外出。当然，在使用时还要根据具体情况灵活加减。若为月经初来，风寒外感，寒邪化热，热入血室。开始可见畏寒发热，而后则往来寒热如疟状，经血被截而适断。对于其轻证或兼有正虚之体，单纯使用小柴胡汤即可。热去而经水续来，按期而止。若兼有血块或小腹胀痛，说明瘀血内阻，可以加益母草、当归、泽兰、红花以活血调经，疏导化瘀。若外感风热，或邪热较重，兼见冲任失调，肝不藏血，热迫血行，经血反而淋漓不止或崩中下血，延期不断者，就必须加用清热凉血的药物。这一点是根据师传“小柴生地牡丹皮，能治崩漏”的经验，用于治疗热入血室的个人体会。所以常用小柴胡汤加生地、牡丹皮、青蒿、地骨皮等凉血养阴清热的药物。若见冲任不固，出血较多，还可以加升麻炭、地榆炭、莲房炭以固冲任，或加三七面以止血。又若热邪较重，血被热截，阻于胞宫。热邪与瘀血搏结，随冲任二脉上逆，传于阳明。出现口干苦，口渴，头痛，面赤，烦躁者，轻者可加黄连、栀子以清热。若阳明燥结，大便不通则可加大黄或用大柴胡汤加减治疗，而对于月经将净，或产后血海空虚，感受外邪，邪热内结，瘀阻于胞宫的虚证，就应当重视血虚瘀阻的特点，使用柴芩四物汤、逍遥散，或丹栀逍遥散加减治疗。

妇科手术后感染发热是临床上可能遇到的情况。一般西医多采用抗生素控制感染。但是有时由于耐药菌株感染以及病人体质的差异性，单纯使用抗生素又难以控制，就需要采取中西医结合的方去进行治疗。

对于手术后体质特点的看法。除了小手术以外，一般经历大、中手术后的患者，按照中医的观点来看，多属于气阴两伤或气血两伤。因为患者在术前都具有“邪实”的一面，邪实必然伤正，极易耗伤人体的气血津液。有的为产前，而产前多热，也能灼耗阴津。有的为长期慢性病（例如卵巢囊肿、盆腔内肿块等)，属于中医学癥瘕积聚或气滞血瘀等范畴。这些病长期存在，对于人体的正常生理功能均有一定的影响，在手术治疗后正气就更受损伤了。在手术过程中由于失血耗液，以及手术后近期内不能摄食，胃肠功能障碍，整个机体的恢复和组织的修复均需要一定的时间，即或是无感染，患者也多表现为气弱、倦怠、乏力、口渴、纳食不香、尿少、大便不畅。另外出血渗液在吸收过程中有时也会引起一些全身性反应，甚至可以出现低热等等。对于剖腹产的产妇来说，一般产后多虚，阴阳失衡，需要注意调护，而剖腹产后有术后、产后双重致虚因素，因而气血、气阴两伤的情况就表现得更为明显。

对于手术后感染的看法。妇科手术主要是针对盆腔内的脏器，所以细菌感染的部位也多在盆腔，有的形成盆腔脓肿，有的尚可以引起全身性感染。少数是一般感冒（病毒感染）或肠道感染（如细菌性痢疾)。从中医观点来看，除了手术金刃所伤以外，因为术后体质虚弱卫外不固，外邪极易乘虚而入。外邪之中又以风寒、风热、湿热、毒热为多。由于机体防御能力降低，外邪极易由表入里。所以表邪未解里热已盛，表里俱热的情况较为多见。另外风寒化热，风热蕴毒，湿热互结，毒热炽盛，很快由气分深入血分，以致气血两燔。再有产后容易过食肥甘，即或是正常的摄入量，对于产妇的脾胃来说也是负担过重，难以运化、输布和通降。以致食滞积热。若兼外感则内热与外热相搏，多表现为外热内滞，表里俱热的现象。概括来说热毒炽盛是术后感染的外因特点，气阴、气血两伤是术后体质的内因特点。机体的阴阳失衡，热毒又容易伤气伤阴，所以术后感染如不及时控制，则正气虚者更虚，邪实更加猖狂，虚虚实实难以纠正，值得认真对待。

术后感染的中医辨证施治要点。通过实践体会到，对于术后感染，应用中西医结合。在分析上应当把西医的诊断（辨病）和中医的辨证结合起来，合理地使用中西医两套方法，取长补短。从中医的观点来看，既要参考手术情况，化验检查，但又不能受其约束，而是根据中医的体系和中医的基本理论，辨证分析。一般讲术后感染发热，属于温病范畴者居多，所以多采用卫、气、营、血辨证法则。但是由于外因不同（如风寒、风热、暑湿、湿热、毒热等），病位不同，以及术后、产后等体质特点，所以也要从整体观念出发，参考六经、脏腑、气血等辨证法则进行全面分析。辨治要点：抓住毒热炽盛的特点，重用清热解毒，化瘀消痈，兼顾护阴扶正。既要重视西医的诊断又不能受其约束，而是要根据中医的基本理论辨证施治，对于本证，不论感染的程度和病程的长短，若见表证仍须解表；对于表邪的寒热属性更应注意；若见邪居少阳仍需枢转和解；若见热毒内蕴外邪袭表则应清里疏表，内外兼治。正确地处理扶正与祛邪的辨证关系，若见表热里实，气血俱热等实证，虽然要充分地重视术后（产后）气血、气阴两伤的正虚一面，但是由于邪实则应以攻邪为主，邪去才能正安。如果过于姑息或不敢攻邪，则实邪益炽更加伤正。

（北京中医医院．刘奉五妇科经验．人民卫生出版社）

【精选案例】

案1　王某某，女，25岁，1974年11月7日初诊。因月经提前、量多1年余来院就诊。曾服用健脾养血，固冲止血之剂，出血未止。在此期间，突然感冒发烧（体温38℃），头晕，不欲进食，心烦，恶心欲吐，胸满憋闷。舌质淡，脉滑细数。

辨为邪侵少阳，热入血室。治以和解少阳，清热凉血。

方药：柴胡3g　党参6g　黄芩6g　半夏6g　甘草3g　生地12g　丹皮6g　地骨皮6g　青蒿6g　马尾连6g　生姜3片　大枣3枚，三七面2.4g，分冲

11月9日：服上方1剂后，阴道出血已止，体温正常，寒热已退，精神好转，食纳已香，仍感有头晕、憋气，二便自调，上方去三七，继服3剂诸症皆除。

[**按**] 患者原为功能性子宫出血，病程已1年余。10月26日月经适来，量较多，色鲜红，有大血块，持续8天不断。当此胞宫血虚之际感受外邪，热入血室。见有邪入少阳的典型证候。治以和解少阳，清热凉血。方用小柴胡汤加生地

黄、牡丹皮、地骨皮、青蒿养阴清热凉血；马尾连配合黄芩清解上逆之郁热；三七面活血止血。药证相符，收效甚速。

案2 陈某某，女，26岁，1970年8月22日外院会诊。患者因孕过期3周余，自然破水。于1970年8月12日行剖腹产。术后即觉胃胀痛，腹胀（合并肠麻痹）。阴道出血不多，尿少。体温37℃~38℃之间，血查：白细胞$24.9\times10^9/L$，曾用红霉素静脉滴注及服中药，大便次数反而增多。胃痛及两侧腹部疼痛仍在。8月19日开始体温逐渐升高，伴有发冷，躁热，口干、无汗。血查：白细胞$44.3\times10^9/L$，曾使用庆大霉素、四环素、氯霉素、卡那霉素等，体温仍在38℃~40℃之间。目前持续高热已10天之久。

8月22日最高体温40℃，口干，口渴，烦躁，食欲不佳，胃痛，食纳日减，腹胀痛、拒按，大便日解4次黄色黏稠便，小便正常。无恶露，右下腹可触及有包块，有明显压痛。

检查：8月22日体温38.3℃~40℃之间，腹部明显膨隆，两肋下部及腰两旁肌肉紧张，右下腹可触及7cm×4.5cm的包块，压痛明显，有反跳痛。内诊检查：子宫界限不清，无恶露排出，左侧宫旁组织有浸润块，有压痛。白细胞$22.2\times10^9/L$，中性粒细胞0.90，舌质红，苔白稍腻，脉滑数有力。

西医诊断：:术后盆腔腹膜炎；盆腔脓肿。

中医辨证：毒热壅盛，血瘀成脓。

治法：清热解毒，化瘀消痈。

方药：连翘15g　金银花15g　蒲公英21g　败酱草15g　赤芍6g　牡丹皮6g　黄芩9g　马尾连6g　玄参9g　生地黄9g　青蒿9g　地骨皮12g　紫花地丁12g　薏苡仁12g　犀黄丸9g，分服

治疗经过：8月23日，体温逐渐下降（37℃~39℃），合并使用青霉素、庆大霉素。8月24日，晨起体温已正常，复查白细胞$14.35\times10^9/L$。食欲好转，腹痛减轻，腹软，左侧宫旁组织压痛仍较明显，有时阴道有血性分泌物，出汗较多，全身皮肤湿黏。脉沉缓，苔薄白稍腻，拟以清热解毒，佐以养阴为法。

连翘15g　金银花12g　蒲公英12g　败酱草9g　生地黄12g　白芍9g　麦冬9g　玄参9g　甘草9g　牡丹皮3g　黄芩6g　犀黄丸3g，分服

8月27日：近2天来体温正常，午后见有头晕、恶心，出汗仍较多，夜间出汗更多，食纳尚好，右下腹包块较以前缩小，压痛减轻，子宫轮廓清楚，血性恶露极少。拟以育阴敛汗为主，佐以清解余热。

生地黄12g　玄参9g　麦冬9g　甘草6g　地骨皮9g　焦栀子9g　黄芩9g　马尾连6g　赤芍6g　牡丹皮4.5g　生龙骨24g　阿胶12g　浮小麦24g

8月31日：药后一般情况尚好，有时低烧，体温最高37.5℃，心烦急躁，睡眠不佳，汗出仍多。脉滑稍数，苔白，拟以清心化热和胃为法。

生地黄12g　赤芍9g　黄芩9g　马尾连9g　焦栀子9g　地骨皮9g　金银花21g　木通3g　天花粉9g　生石膏15g　蒲公英15g　延胡索6g　枳壳3g

9月4日：药后出汗已大减，胃及下腹部有时疼痛，口干，低热未退。白细胞$16.5\times10^9/L$，中性粒细胞0.88，脉滑数，舌赤苔少。

生鳖甲21g　地骨皮9g　青蒿6g　蒲公英18g　败酱草18g　牡丹皮6g　金银花30g　大青叶9g　连翘9g　黄芩9g

9月9日：左侧下腹仍痛，二便自调，低热仍在，右侧髋窝内侧的包块如鸭蛋大，有轻压痛，活动不明显。化验白细胞：$13.2\times10^9/L$，中性粒细胞0.83，淋巴细胞0.17。

金银花15g　蒲公英15g　败酱草15g　紫花地丁15g　连翘12g　牡丹皮6g　生地黄6g　犀黄丸4.5g，分服

9月11日：症状同前，上方去生地黄，加赤芍4.5g，冬瓜子30g，黄芩9g。

9月14日：体温在37℃左右，伤口缝线感染，有脓汁排出，恶露多，色鲜红，有臭味。拟以清热解毒，凉血化瘀。

连翘15g　金银花15g　蒲公英15g　败酱草15g　天花粉9g　赤小豆9g　紫花地丁9g　赤芍6g　牡丹皮6g　益母草9g　五灵脂6g　犀黄丸6g，分服

9月16日：一般情况尚好，腹痛已减轻，仍有低热、腹胀，创口感染换药。上方去益母草、赤芍、丹皮，加黄芩9g，马尾连6g。以后曾加减使用过土茯苓、生地黄、地骨皮等。一般情况平稳，低热逐渐消退。

10月14日：体温在37℃以下，右侧下腹未触及界线明显的硬块，皮肤伤口缩小。化验白细胞$5\times10^9/L$。

10月22日，体温正常，右下腹包块已消失，伤口尚清洁，一般情况良好，出院。

［**按**］本例系剖腹产术后腹腔感染，形成盆腔脓肿，继发肠麻痹，病情比较复杂。当时症见高烧、口干、腹胀痛而拒按，右下腹部可触及包块且有压痛。白细胞明显增高，脉见滑数有力，舌质红，苔白稍腻。已无表证可言。腹部胀痛，大便次数多，色黄黏稠，也非腑实证，而是毒热壅聚，气血瘀滞，内痈为患。毒热内攻胃肠，腑气不畅则胃痛腹胀，便稀便泄。气滞血瘀则痛有定处，癥块凝聚，恶露不行，停聚于胞宫。毒热壅聚，内炽日久，更加耗伤阴津、气血以致正虚邪实。治疗时以清热解毒化瘀消痈为主。重用连翘、金银花、蒲公英、败酱草、紫花地丁清热解毒，消痈散结；赤芍、牡丹皮凉血活血，但用量不宜过大以

防毒热走散；生地黄、青蒿、地骨皮、玄参养阴清热为佐；薏苡仁配合败酱草解毒排脓消痈；芩、连清理胃肠之毒热；犀黄丸清热解毒、活血化瘀，配合原来使用的抗生素，次日体温开始下降。方中虽然未用行气消胀之品，但是毒热清解之后，腹胀腹痛也明显好转。继用上方之后，热势渐衰，气血已见活运，故腹部包块压痛已减，恶露已行。由于汗出较多，所以二诊时加麦冬、玄参养阴生津；赤芍改为白芍，因为赤芍破血疗腹痛可解烦热，而白芍补虚生新血，尤能退热。但是由于瘀血恶血，毒热蒸腾故汗出最多。三诊时，使用黄芩、马尾连、栀子欲清三焦之热邪以治其本，又加生龙骨、浮小麦养阴敛汗以治其标。药后汗出仍多，低热未除。四诊时，加生石膏、金银花、蒲公英清毒热则汗出减少。本例因病情复杂合并症也多，疗程也长。长期高热虽然已退，但是持续低热仍未除，而且又合并伤口感染，恶露量多、色鲜红有臭味。所以曾加减使用过益母草、五灵脂以活血调经；冬瓜子活血行气，化瘀清热而排脓；赤小豆入血分凉血清热，活血排脓。在中西医配合治疗2个月后，右下腹包块消失，白细胞正常，局部伤口清洁，一般情况尚好，出院。

案3 杨某某，女，29岁，1975年4月20日初诊。患者于4月19日行剖腹产。术后即开始发烧，口渴，全身痛，腹痛拒按，多汗，心跳，下腹部有包块。恶露不多，尿红赤。曾使用过庆大霉素、青霉素静脉滴注及地塞米松，体温持续2天未退，而逐渐升高（最高体温40℃），尿蛋白（++）。

现症：高热、胸闷、口渴。

检查：体温40℃，呼吸32次/分，心率118次/分，肺部清音。胃胀明显，下腹两侧均有压痛，白细胞7.15×10^9/L，血红蛋白95g/L，阴道分泌物培养为大肠杆菌（对庆大霉素、氯霉素等中度敏感，对卡那霉素、链霉素低度敏感，对四环素、新青Ⅱ号、青霉素、红霉素耐药）。舌尖红、苔薄黄。脉沉数。

西医诊断：术后盆腔感染。

中医辨证：毒热内蕴，热盛伤阴。

治法：清热解毒，养阴凉血。

方药：连翘30g　金银花30g　蒲公英30g　败酱草30g　赤芍6g　牡丹皮6g　玄参9g　天花粉9g　麦冬9g　生地黄12g　淡竹叶6g　黄芩9g　犀黄丸9g，分服

治疗经过：4月21日，药后体温逐渐下降（38℃～39.5℃），腹泻7次，大便化验有红细胞20～25，白细胞2～4。

上方去天花粉、玄参、麦冬、生地黄、淡竹叶，加黄连4.5g，青蒿9g，地骨皮9g。

4月24日：体温于22日下降（37℃～38℃），4月25日，体温已恢复正常，

大便化验阴性，苔白黄腻，脉沉弦。

上方再加白芍9g，瓜蒌9g，枳壳3g。继服。

4月26日、4月27日曾2次突然高烧，继服中药3剂，体温趋于正常，5月9日痊愈出院。

案4 贾某某，女，36岁，1975年1月24日初诊。患者因阴道流血10多天，左下腹痛，低烧。入院检查，诊为子宫黏膜下肌瘤继发感染。于1975年1月7日行全子宫切除手术。术后一直发烧（最高达到40.2℃），至今已18天。全腹有压痛。经用青霉素、链霉素、卡那霉素、红霉素、庆大霉素、新青Ⅱ号等治疗，高烧不退。

现症：自觉先畏寒后发热，无汗，头晕，口干，气短，恶心，食欲不佳，腹痛拒按，阴道溢脓。

检查：最高体温39.3℃，面色黄，心率98次/分。查血：白细胞13.8×10^9/L，中性粒细胞0.98，淋巴细胞0.02，血红蛋白91g/L。内诊检查盆腔左侧增厚，有包决8cm×7cm×6cm，压痛明显。检查后有脓自阴道残端溢出，且有异味。舌质暗淡、苔白。脉弦细滑数。

西医诊断：术后感染，盆腔脓肿。

中医辨证：热毒内蕴，外邪袭表。

治法：疏解表邪，清热解毒。

方药：荆芥穗6g　防风6g　柴胡6g　炙甘草6g　半夏9g　黄芩9g　连翘9g　败酱草15g　生姜2片　大枣3枚

1月25日：服上方1剂后，体温逐渐下降（晨36.7℃～晚38℃），食欲好转，稍有汗出，口干。继服上方。

1月28日：药后一直未发烧，今日体温36.7℃，眠食均好，仍有身倦无力，腹痛尚在。改以托里定痛，益气活血为法。

方药：当归12g　川芎4.5g　白芍9g　生地黄9g　乳香3g　没药3g　党参9g　炙甘草6g

1月30日：体温正常，一般情况尚可，上方加生黄芪继服。肛查盆腔左侧脓肿缩小至3cm×4cm×3cm，压痛已消失。阴道仍有黄脓流出。

2月7日：复查白细胞6.25×10^9/L。

2月15日：自服中药以来体温正常，阴道仅有少量脓液流出。肛查盆腔脓肿缩小至3cm×2cm×3cm，压之阴道脓液不见增多。2月18日出院继续治疗。

案5 白某某，女，28岁，1976年3月6日初诊。患者于1976年2月14日因卵巢囊肿入院。2月27日行左侧附件，卵巢囊肿摘除术。术后第2天开始发烧

（上午38℃以上，下午39℃），持续8天未退。曾使用过红霉素、卡那霉素、庆大霉素及中药清热解毒凉血剂、紫雪、犀黄丸等，体温仍未退。查血：白细胞 16×10^9/L，中性粒细胞0.87，淋巴细胞0.13。胸透（-），腹部透视肠曲未见充气。

现症：仍有发烧（体温38.3℃），往来寒热，日行数次，口干，口淡无味，头晕恶心，耳聋，胸憋气短，两胁胀满，视物模糊。舌尖红，舌苔薄黄。脉象弦细。

西医诊断：术后感染发烧。

中医辨证：少阳蕴热，津液灼耗。

治法：和解少阳，佐以益阴清热。

方药：柴胡9g 黄芩9g 半夏9g 枳壳6g 白芍9g 生地黄12g 石斛12g 生姜3片 甘草6g 大枣3枚

3月8日二诊：服上方1剂后，有微汗出。昨日（3月7日）晨起体温37.1℃，下午仍为38.3℃，鼻涕及痰中有少量血丝。烧时仍感头晕耳鸣。再进1剂，今日体温正常，畏寒已减，胸胁发胀好转。上方加丹皮9g继服。

3月11日三诊：体温一直正常，其他症状均消失。3月12日痊愈出院。

案6 刘某某，女，30岁，1972年7月17日初诊。患者于7月12日行中期引产、绝育术后，突然发烧，寒热交作，胸胁满闷，头目眩晕，耳聋，不思饮食，寒热有定时，每日1发（一般在下午4~8点左右），发烧前畏寒战栗，烧时大渴引饮，而后汗出热退。曾查血：白细胞 8×10^9/L，疟原虫阴性。舌质红，苔白腻，脉弦滑。

西医诊断：术后感染（败血症）。

中医辨证：暑湿夹感，邪伏少阳。

治法：和解少阳，清暑祛湿。

方药：柴胡6g 半夏9g 黄芩6g 枳壳6g 大黄4.5g 白芍9g 香薷9g 葛根6g 杏仁9g 蔻仁6g 生薏苡仁15g 生姜3片 大枣3枚 焦六曲9g 生石膏15g

治疗经过：7月20日来寒热未作，一般情况良好。偶有头晕、恶心，出汗较多。予下方以巩固疗效，药后痊愈出院。

柴胡6g 葛根6g 扁豆衣9g 半夏6g 黄芩9g 草蔻6g 陈皮6g 炒白芍6g 炙甘草6g 生姜3片 大枣3枚 当归9g

（北京中医医院．刘奉五妇科经验．人民卫生出版社）

哈荔田

（调脏腑畅气血，经产热宜辨虚实深浅）

【医家简介】

哈荔田（1912～1989），天津中医学院教授，著名中医学家。对中医理论研究和诊治有很深的造诣，临床尤擅长妇科。

相关著作：《哈荔田妇科医案医话选》、《中医妇科验方选》、《扶正固本与临床》等。

【主要学术思想和主张】

哈荔田辨治脏腑尤重脾胃，且强调调理脾胃须温补、清养相得益彰；而对调治妇女疾病时，则重视补肾、调肝、健脾和胃；注重气机的条畅，临证在疾病治疗大法确立的基础上，常适当佐用气分药，调气的重点在肝，疏肝、调肝、理气解郁，斡旋气机，运行气血，调和脏腑；善用活血化瘀药，常用而不滥用，告诫不可峻利攻损正气。

【医论医话】

热入血室的发病因素，仲景谓系妇女因伤寒或中风，恰值经水适来适断，邪热乘虚陷入所致。个人体会，妇女在热病期中，经水适来适断者颇不少见，但不一定都成为热入血室的证候，日人丹波元简说："气所虚处，邪必凑之。"所以，热入血室之能否形成，主要与患者素日经气的盈虚有关，如《寒温条辨》说："妇人经气所虚，邪得乘虚而入，故病热入血室为多。"一般说来，素体不足，经气虚弱，加之劳役过度、情志过极，而导致冲任不调，或肝失疏泄，或胞宫功能紊乱，即构成了热入血室的先决条件，在此基础上，如因经行之时，或新产之后，感受风寒、风热之邪，或外感期间月经适来适断，即可导致外邪余热乘虚陷入，与正气相争，搏结于血室，形成热入血室的证候。

素患崩漏，冲任空虚的妇女，感受外邪之后，由于邪热内传，里热熏蒸虽不值经期，热邪亦可内陷，出现迫血妄行，下血谵语，但头汗出等症状。也即《金匮要略》所说："阳明病，下血谵语者，此为热入血室，但头汗出者，刺期门，随其实而泻之，濈然汗出则愈。"后世医家曾据此条载于《伤寒论·阳明》，而认为热入血室"为男女皆有之证"。个人认为，此条载于阳明篇，其未明言月经适来适断的因素，意在说明热入血室证，虽不值期也可由阳明病转变而成。如尤在泾说："阳明之热，从气从血，袭入胞宫，即下血而谵语。盖冲任之脉并阳明之经，不必乘经水之来而后热得入，故彼为血去而热入，此为热入而血下也。"说明此条仍是指妇女病而言，征之临床，热入血室证候也多见于女子，未尝见有男子患此者。

根据仲景所述内容，结合临床体会，热入血室的症状表现可归纳为以下几个方面。

（1）月经情况。外感期间月经适来，或经行未止，外邪乘陷，或产后恶露未净，骤感风邪，以致热邪乘虚陷入，临床可表现为月经猝止，热与血搏，瘀阻胞宫的情况。

（2）发热情况。热入血室总属外感范畴，故发热为临床所必见，至其发热类型，则因热邪陷入部位之深浅不同而不同。浅者留于少阳，则表现为往来寒热如疟，深者结于厥阴，则现热深厥深。也可因热蕴血分，而表现为日晡或夜间潮热者。

（3）神志情况。可见有谵语如狂，或昼明夜作，或烦躁不安，夜寐呓语，或神识忽清忽昧等神志异常的表现。

（4）胁腹症状。可见有胸胁胀满如结胸之症；小腹胀痛拒按之症。

综上所述，热入血室证虽然临床表现纷纭复杂，但主要症状不外以上四个方面，四者中又以（2）、（3）两项为必见症。

热入血室的治疗，仲景依据邪入深浅及病势轻重之不同，分立两法。邪入较浅，病势较轻，症见寒热如疟者，用小柴胡汤从少阳胆治。如"妇人中风，七八日，续得寒热，发作有时，经水适断者，此为热入血室……小柴胡汤主之。"因寒热往来是少阳病主症，故用小柴胡和解少阳热入较深，病势较重，症见胸胁下满如结胸状，谵语者，则刺期门以泻其邪，从厥明肝治。如"妇人中风，发热畏寒，经水适来，得之七八日，热除而脉迟身凉，胸胁下满，如结胸状，谵语，此为热入血室，当刺期门，随其实而取之。""阳明病，下血谵语者，此为热入血室。但头汗出者，刺期门……"。章虚谷说："肝胆为表里，故深则从肝，浅者从胆，以导泻血室之邪也。"可谓深得仲景之旨。

至于仲景所说："妇人伤寒，发热，经水适来，昼日明了，暮则谵语如见鬼状者此为热入血室无犯胃气及上二焦，必自愈"一条，多数注家都认为是指热随血去，可以不治自愈但病到谵语如见鬼状的程度，较之寒热如疟者已自深入，不治自愈，殊难凭信。沈尧封说："论言勿犯胃气及上二焦者，谓不可攻下，并不可吐汗也。"说明热入血室与胃肠无涉，不可用下，病不在表也不可汗。胸膈无邪，尤不可吐，倘不妄用汗、吐、下法以败胃伤阳则自能痊愈，并非不治自愈。庞安常指出"先宜小柴胡汤，不瘥，可刺期门"可见本证的治法仍不外乎两者的范围。

后世医家对热入血室的治疗，在仲景的基础上有所发展，辩论日详，治法日备，而不拘于小柴胡汤一方。如张景岳提出五种不同证候的治法，即“热因外邪由表而入者，宜一柴胡饮或三柴胡饮，或四柴胡饮，或良方黄龙汤加生地酌而用之，若或怒，或劳，火由内生，其人多汗而无表证者，宜保阴煎、清化饮、六黄汤之类加减主之；若病虽渐愈，但元气素弱，而热有未退血未止者，宜补阴益气煎，或补中益气汤；若脾气素弱宜归脾汤；血气俱弱者宜十全大补汤。庶无误矣，若血热多带者，宜小柴胡汤加丹皮、红花、当归，温病学家则强调温热之邪与伤寒来路不同，故对热入血室证的治法也各异。

个人体会，对于热入血室证的治疗，无须强分伤寒、温病，总须依据热势之轻重，邪陷之浅深，病机之虚实以辨证施治。其治疗精神，总以透邪彻热，使不与血结为原则。

热入血室的临床表现复杂不一，而以邪陷肝胆两经的症状为多，应用小柴胡汤加减，确有一定效果。一般说来，正气较虚，经水适断，热陷较深，寒热如疟者，可用小柴胡汤解半表半里之邪，稍加行血之品，如刘寄奴、紫丹参等；若热多寒少，蒸热口渴者，则小柴胡去参、枣，加生石膏、麦冬、生地黄、玄参等以清热养阴；若便秘腹胀，则为少阳阳明合病者，可用小柴胡与调胃承气汤化裁。或以大柴胡汤加减；若热重陷深，热与血结，胁下苦满，小腹胀痛不欲按，谵语如狂者，可用小柴胡与桃仁承气扬，或合用《金鉴》清热行血汤化裁；若热邪伤阴，热迫血行，午后潮热，心烦神昧，则以小柴胡加青蒿、地骨皮、杭芍、玄参等；月经过多或淋漓不止，则加丹皮、生地等清热凉血，并酌加炭类药；产后气血大伤，恶露未尽之热入血室证，则宜考虑产后多瘀多虚的特点，可用小柴胡合芩连四物汤类。以上仅是一般治疗情况。

产后发热为临床所常见，其发病原因非只一端。个人体会，产后多虚固是，但卫外之阳不固，最易感邪内传，由虚转实，若专持产后概属诸虚不足，而不分寒热皆投温补滋腻之剂，则无异于闭门留寇，使邪无出路，以致变生他证。程钟龄说：“凡产后用药，不宜轻投凉剂，又不宜过用辛热，产后气血亏虚，用凉剂恐生脏寒，然桂、附、干姜气味辛热，若脏腑无寒，何处消受？理用和平调治，方为合法。若或偏寒偏热之证，又须活方治之，不可谬执也。”这种意见我认为是比较妥当的。

（哈荔田．哈荔田妇科医案医话选．天津科学技术出版社）

【精选案例】

案1 张某某，女，24岁，未婚，1972年9月13日初诊。素体尚健，于10

数天前，因劳动之后汗出受风，入夜即觉周身酸痛，凛然畏寒，时值月经正行而骤止，自服姜糖水一碗，覆被取汗。得汗后，身疼虽减，而热势反炽，体温腋下39.8℃，经某卫生院诊为感冒，予肌内注射复方氨林巴比妥，口服解热镇痛类药物。之后，体温虽降，但仍午后阵发寒热，体温腋下37.4℃，且心烦易怒，幻觉幻听，耳边常闻戏谑谩骂之语，因之或暴怒骂，或嘻笑不禁，昼轻夜剧，睡卧不宁，某医院诊为神经官能症，予盐酸氯丙嗪等镇静药不效。询之，胁腹胀痛不欲按，口苦泛恶不思食，舌红、苔薄黄，脉弦细而数。

诊为热入血室，治拟清热透邪，和解肝胆，凉血化瘀，镇静安神法。

处方：软柴胡6g　嫩青蒿、条黄芩、清半夏各9g　淡竹茹、粉丹皮、细生地各9g　赤芍药9g　生龙齿24g　合欢皮12g　淮木通4.5g　地骨皮12g

2剂，水煎服。

9月17日二诊：服上方2剂，寒热发作已减，神识转清，幻听消失，夜寐转佳，继又自服2剂，阴道见有少量出血，黑紫色，胁腹疼痛顿除，体温正常，诸恙悉定。惟觉乏力咽干，食思不振，脉弦细，苔薄白少津。再以前方加减。

处方：软柴胡6g　条黄芩9g　淡竹茹9g　太子参12g　肥玉竹、润玄参各9g　炒稻芽15g　干佛手9g　粉甘草3g

3剂，水前服。上方服后，此病霍然痊愈，嘱食物调养数日可恢复工作。

［**按**］本例汗出被风，经行骤止，寒热往来，发于午后，口苦心烦，泛恶纳少，乃邪热内陷，少阳枢机不利之故。肝与胆相表里开脉绕阴器、抵少腹、布两胁，胆热不泄，浸及于肝，搏结于血，故见胁腹胀痛不欲按，肝热及心，神明被扰，故幻觉幻听，喜怒无状，又因病在血而不在气，故昼轻夜剧，本病病机系由外邪化热，内陷血室，胆热及肝，热搏于血扰动神明所致，故治以和解肝胆，清热凉血，安神镇静为法。方用小柴胡汤加青蒿、牡丹皮、生地黄、赤芍等和解少阳，凉血化瘀，使邪从厥阴透达；加合欢皮、木通、龙齿等清心热，镇静安神。不用参、枣者，以其邪势未艾，恐有闭门留寇之虞。4剂后诸症已解，邪去正衰，见有乏力、纳少、咽干等症，始予和解少阳以利枢机，益气养阴鼓荡余邪，斯为善后之计。

案2　张某，女，26岁，教员。时值季秋，于产后第4天，因不慎寒暖，将息失宜。初觉形寒不适，体温不高，翌日即畏寒高热，无汗身楚，恶露减少，小腹切痛，自服姜糖水一大碗，并西药解热镇痛片，汗出热不解，晚间体温达40.6℃（腋下），家属急邀往视，情词恳切。

诊其体肤，炕熯蒸热，而不畏寒，颜面潮红，身半以上汗出如洗，口干频饮，便秘溲黄，舌质红，苔干黄，脉浮数有力。

此风寒化热，内传气分，已成阳明经证，亟宜辛凉泻热，沃焚救涸。

处方：金银花21g 生石膏先煎，30g 淡竹叶6g 荆芥穗6g 天花粉15g 白薇12g 党参9g 鲜石斛12g 当归9g 南红花9g 粉甘草6g

粳米一撮煎汤代水。服1剂后，遍体透汗，形困神疲，沉沉入睡。次晨体温降至38.2℃，又1剂则府行2次，恶露增多，体温续降，大渴已减，腹痛顿除。惟头晕神疲，纳少口干，自汗低热，脉见细数。此余热不解，阴液为伤，再进清热滋阴，养血益胃法。

处方：菊花后下、白薇、沙参、麦冬、玉竹、秦当归各9g 金银花15g 竹叶3g 红花6g 炒神曲15g 佛手片4.5g 太子参、生牡蛎先煎，各15g

予服2剂而愈，嘱进糜粥，"食养尽之"。

（哈荔田．哈荔田妇科医案医话选．天津科学技术出版社）

班秀文

（灵活变通精通各科，滋补疏解疗经产发热）

【医家简介】

班秀文（1920～），男，字壮，别名苦瓜滩。广西中医学院主任医师、教授，广西名老中医，2009年获"国医大师"称号。内、妇、儿科，针灸均有所擅长，对妇科造诣尤深。

相关著作：《班秀文妇科医论医案选》、《妇科奇难病论治》、《班秀文临床经验辑要》等及《壮族医药特点》、《壮族通史（壮医药部分）》等。

【主要学术思想和主张】

班秀文认为妇女病既要着眼于阴血的濡养，又要考虑阳气的温煦，务必做到"治血不忘气，调气须及血"，立法遣方，以甘平或甘温之剂为宜；重视脾胃、肝肾、气血与妇科病的发病与治疗调养的关系，治疗注重健脾升阳、养肝疏肝、固肾滋肾及养血活血等法在妇科疾病中的运用，创制多张经验方养血调经。

【精选案例】

案1 梁某某，女，20岁，1983年4月25日初诊。16岁月经初潮，经行前后不定，量多，色暗红。现经中第2天发热（37.5℃～38℃），右少腹胀疼，头晕而痛，咽喉疼痛，平时带下量多，色白或黄，无特殊气味。胃纳一般，大便难解，小便淡黄。脉细数，苔薄白，舌尖红。

诊断：经行发热。

辨证：肝肾阴虚，相火内动。

治则：滋养肝肾，甘润清热。

处方：太子参20g　玄参15g　生地黄15g　地骨皮15g　白芍9g　麦冬9g　茺蔚子9g　淮山药15g　白薇5g　牡丹皮5g　甘草5g

每日水煎服1剂，连服3剂。

5月2日二诊：服上方之后，发热已退，头晕、咽痛消失，经行停止。精神好，但昨天月经又来，量少，色暗红，脉虚细，苔薄白，舌尖红。仍守上法出入。

药用：鸡血藤15g　地骨皮9g　牡丹皮9g　丹参9g　白芍9g　生地黄15g　墨旱莲15g　女贞子9g　益母草9g　白薇5g　甘草5g

每天水煎服1剂，连服3剂。

5月9日三诊：本次经行6天干净，全过程无发热，精神好。脉沉细，苔薄白，舌质淡。拟温养善后。

药用：菟丝子15g　归身5g　白芍5g　覆盆子9g　党参15g　白术9g　茺蔚子9g　淫羊藿15g　淮山药15g　莲肉15g　大枣9g

每日水煎服1剂，连服3剂。

7月1日四诊：6月6日经行，量少，色暗红，淋漓不尽，迄今未净。伴头晕、低热（37.3℃），阴道胀疼。脉细数（90次/分），苔少，舌质淡红。证属阴亏火动，仍宜养阴清热。

药用：鸡血藤15g　地骨皮9g　丹参9g　牡丹皮6g　白芍9g　生地黄15g　墨旱莲20g　女贞子9g　益母草9g

每日水煎服1剂，连服3剂。

7月5日五诊：药已，发热消退，阴道出血停止，胃纳可以，大便干结。脉虚细，苔薄白，舌质淡红，仍守养阴法以善后。

墨旱莲15g　女贞子9g　玄参15g　生地黄12g　麦冬12g　益母草9g　甘草5g

每日水煎服1剂，连服6剂。

以后观察半年，病不再发，经行正常。

案2　燕某某，女，26岁，1982年2月5日初诊。剖腹产后第10天，腰痛，肢节烦疼，牙龈肿痛，发热（39℃），汗出，下肢微肿，乳少，纳差。脉浮虚数，苔薄白，舌质淡嫩。

诊断：产后发热。

辨证：新产之后，气血亏损，外邪侵袭，为正虚标实之体。

治则：养血疏解，扶正祛邪。

处方：归身12g　川芎5g　柴胡5g　羌活5g　独活5g　荆芥5g　防风5g　金银花6g　连翘6g　党参15g　甘草5g

每日水煎服1剂，连服3剂。

2月28日二诊：药已，发热消失，肢节不疼，但乳汁仍少，下肢微肿。脉虚，苔薄白，舌淡微。拟补益气血，佐以引通。

药用：炙北芪30g　当归身20g　川芎5g　柴胡3g　王不留行9g　通草5g　路路通10g　炙甘草5g

每日水煎服1剂，连服3剂。

［**按**］产后气血亏损，抗病力弱，风热之邪得乘虚而入，故发热、肢节烦疼，牙龈肿痛。症属本虚标实，故药用党参、当归身、川芎、炙甘草益气补血以扶正；金银花、连翘、荆芥、独活疏解以祛邪。方中温清并用，补散兼施，旨在凉而不滞瘀，温而不过燥，从而达到扶正祛邪的目的。

（班秀文．班秀文妇科医论医案选．人民卫生出版社）

案3　蒙某，女，33岁，1991年6月25日初诊。经前感冒半年余。近半年来每于经前则发热头痛，鼻塞咳嗽，经净诸症自解。月经尚规则，末次月经为1991年6月3日。现正值经前，近日相继出现发热、畏寒、鼻塞流涕、喷嚏、腰痛，经服复方感冒灵、氯芬黄敏等药，发热已退，余症未减，大便干结。面色淡黄，舌淡红，苔薄微黄，脉细略数。

诊断：经行感冒。

辨证：血虚外感风邪。

治则：养血疏解。

处方：熟地黄12g　当归10g　川芎6g　白芍10g　柴胡6g　前胡6g　苏叶后下，6g　荆芥后下，6g　甘草5g

每日1剂。水煎服，连服3剂。

1991年7月23日二诊：药已，诸症消失。7月2日经行，量多，色暗红，夹块；经前腰腹隐痛，经后腰痛未减，舌淡红，苔薄白，脉细略数。继守上法。

处方：鸡血藤20g　丹参15g　生地黄15g　当归10g　川芎6g　白芍10g　续断10g　益母草10g　防风10g　荆芥后下，6g　甘草6g

每日1剂，水煎服，连服3剂。

1991年9月13日三诊：8月10日经行，感冒未发，9月6日月经来潮，经前咽痛，迄今未减，咳少，腰酸，便结，舌淡红，苔薄白，脉细滑。证属外感风热所致，仍宗养血疏解法。

处方：鸡血藤20g　丹参15g　生地黄15g　当归10g　白芍10g　桑叶10g　连翘10g　木蝴蝶6g　甘草5g

每日1剂，水煎服，连服4剂。

1992年2月随访，经前感冒已痊。

［**按**］经者血也，妇人以血为本，其感冒随月经周期而作，与血虚有关。血为气之母，经前营血趋于下，卫气虚于外，风邪乘虚而入，经前感冒由此而作。初诊用四物汤补血调经；加荆芥祛风解表；苏叶发表散寒；柴胡透表泄热；前胡散风邪；炙甘草调和诸药。二诊月经已行，感冒未作，用经验方养血调经汤加防风、荆芥以祛风解表，防患于未然。三诊再次出现经前感冒，但此次为感受风热之邪，症见咽痛、咳嗽、便结等症，用养血调经和辛凉解表法，以桑叶疏风清热，金银花轻宣疏散清热，木蝴蝶润肺利咽喉，使正复邪去。经前感冒可瘳。

体会：经前感冒是每逢经期或行经前后出现鼻塞、流涕、喷嚏、咳嗽、头痛、畏寒、发热、全身不适等症状者。行经期气血下注，若素体血虚，或气血不足，卫气不能固表卫外，六淫之邪便可乘虚而入。风邪为六淫之首，可合其他邪气致病，如风寒、风热等。对经行感冒的治疗，一方面要养血调经、益气固表以扶正；另一方面要根据外邪的性质，辛温解表或辛凉解表。辛温解表常选荆芥、苏叶、防风；辛凉解表常选桑叶、连翘、金银花、柴胡、前胡以疏解表邪，使邪去正安。不可过用辛散，单纯祛邪，以免损伤正气。

（班秀文．班秀文临床经验辑要．中国医药科技出版社）

徐志华

（妇人重理气血调周期，辨阴血邪热治女科发热）

【医家简介】

徐志华（1925～），安徽中医学院第一附属医院妇科教授、主任医师，著名中医妇科专家，安徽省名老中医。

相关著作：《中医临床手册（妇科）》、《中医妇科》、《中医妇科学》等。

【主要学术思想和主张】

徐志华认为妇女以血为本、以流畅为贵，妇女各种内外致病因素均可导致气血郁结而出现月经期或量的改变；临证用药无不首重气血，喜用桃红四物逐瘀，花类理气活血，二丹清热化瘀，肉桂温经化瘀；活血化瘀同时不忘攻补兼施，补益气血、理中助运；重视妇科疾病行经期、经后期（卵泡期）、经前期（黄体期）的周期治疗，以调整脏腑、冲任、胞宫的阴阳相对平衡。

【常用效方】

方一　蒿芩地丹四物汤（经行发热，自拟方）

［组成］青蒿10g　黄芩10g　地骨皮10g　牡丹皮10g　当归10g　白芍10g　川

芎 10g　生地黄 10g

［功效］养阴清热调经。

［主治］阴虚血热而引起的经行发热。

［加减］若月经量多者去川芎，加仙鹤草、墨旱莲；若阴虚内热较重者加鳖甲、知母。

［方解］方中青蒿芳香，清热透络，合地骨皮、黄芩退虚热，热清则阴自充；四物汤养阴补血调经，阴不虚则火不旺。

方二　热入血室方（自拟方）

［组成］柴胡 10g　黄芩 10g　法半夏 10g　党参 12g　炙甘草 6g　生姜 3 片　大枣 3 枚　当归 10g　白芍 10g　生地黄 10g　山栀 10g

［功效］清热透邪，和解肝胆，凉血化瘀。

［主治］经行寒热，神志异常，胸胁胀满。

［方解］方中小柴胡汤和解少阳；加四物凉血化瘀，逐陷入血室之热；一味栀子，泻肝胆郁火，疗胸胁胀满。

方三　蒿芩地丹四物汤（产后阴虚发热，自拟方）

［组成］青蒿 10g　黄芩 10g　地骨皮 10g　牡丹皮 10g　当归 10g　白芍 10g　川芎 5g　生地黄 15g　白薇 10g　银柴胡 10g

［功用］清虚热，滋阴血。

［主治］产后阴虚发热。

［加减］若兼盗汗，加糯稻根 30g，五味子 10g 滋阴敛汗；若兼气短乏力，加黄芪 15g，麦冬 10g，北沙参 10g 益气养阴退热；大便干结者，加生首乌 20g，胡桃仁 12g 滋肾养血，润肠通便。

［方解］此方为阴虚发热而创，阴血亏虚是本，虚火内灼为标。方中四物汤滋养阴血，用生地黄，且量大，以滋养阴血兼清热；与当归、川芎尚可活血行血，调畅恶露；青蒿、地骨皮、白薇、银柴胡或甘寒，或苦寒，均长于凉血、清虚热，兼可退骨蒸，地骨皮尚兼生津止渴；黄芩配合牡丹皮清热凉血，即清气分又凉血分，牡丹皮又兼活血散瘀，调畅恶露。诸药合用以清虚热为主，兼滋阴血，凉中有温，补中有行，标本同治。

方四　荆防苏羌四物汤（自拟方）

［组成］荆芥 10g　防风 10g　苏叶 10g　羌活 10g　当归 10g　川芎 5g　生地黄 10g

［功效］养血疏风解表。

［主治］外感风寒之产后发热。

［加减］若咳甚痰多，加杏仁10g，前胡10g宣肺化痰止咳；兼气短，倦怠乏力者，加党参10g，炙黄芪12g，炒白术6g，益气扶正解表。

［方解］荆防羌苏四物汤为产后气血亏虚之风寒感冒而立。以荆芥、苏叶为主药，均辛温，归肺经，辛温散寒，祛风解表。配合防风、羌活解表散寒，祛风胜湿止痛。此四味虽辛温解表，但非辛温发汗之品，无耗散阳气、劫伤阴津之弊，产后体虚者用之无过汗伤正之虑。再合四物汤养血和血扶正，使热解而不伤正。

方五　红败三黄解毒汤（自拟方）

［组成］大血藤15g　败酱草15g　黄连5g　黄柏10g　连翘10g　金银花10g　紫花地丁10g　赤芍10g　牡丹皮10g　薏苡仁20g　生甘草5g

［功效］清热解毒，利湿化瘀。

［主治］感受邪毒之产后发热。

［加减］大便干结者，视体质情况酌加生大黄10g；若下腹痛甚，加生蒲黄（包煎）10g；小溲短赤，加车前子（包煎）10g。

［方解］此方以大血藤、败酱草清热解毒，活血祛瘀，利湿排脓为君，此两味属清热解毒之品，且均具有凉血活血祛瘀之力，败酱草尚可利湿排脓消痈，在热与湿互结之时徐老最善此两味合用；三黄、金银花、连翘、紫花地丁助大血藤、败酱草清热解毒，泻火为臣；牡丹皮、赤芍清热凉血，祛瘀止痛，薏苡仁清热排脓共为佐；生甘草清热解毒，和中为使。

方六　清暑生脉饮（自拟方）

［组成］西瓜翠衣60g　党参15g　麦冬10g　五味子5g　北沙参10g　黄连5g　黄芩10g　当归10g　白芍10g　生地黄15g　茯苓10g　炙甘草3g

［功效］清暑益气，养阴和血。

［主治］产后伤暑发热，兼气阴两虚者。

［加减］兼小溲短赤者，加滑石（包煎）10g清热解暑利水；恶露多者，加益母草清热凉血，祛瘀止血。

此方重用西瓜翠衣为主，其甘淡寒，清热解暑，生津止渴，尚兼利尿，为清暑之佳品；合麦冬、党参、五味子乃生脉散，益气生津，敛阴止汗；黄芩、黄连可泻火清热除烦；北沙参长于滋阴，助麦冬养阴生津止渴；茯苓、甘草助党参益气健脾，辅而用之使益气养阴之效更强；再配合当归、白芍、生地黄养血和血凉血，调理冲任，以防暑热动血。

（梁文珍．中国百年百名中医临床家·徐志华．中国中医药出版社）

【精选案例】

案1 倪某，女，30岁，已婚，1973年8月7日初诊。近2年来，每逢经临时开始发热，经净则退，伴有头晕目眩，心悸心烦，手足心热。月经5～7/24天，经量偏少，色红。舌红，脉细数。此为阴虚血热。

治法：滋阴养血清热。方用蒿芩地丹四物汤加减。

当归10g　白芍10g　生地黄15g　麦冬10g　青蒿10g　黄芩10g　地骨皮10g　牡丹皮10g　玄参10g　墨旱莲10g　女贞子10g

12剂。

二诊（8月28日）：服上方12剂，月经于8月20日来潮，来潮时未出现发热，经量中等，行经5天净，经后感到头晕乏力，腰酸膝软。虚热虽平，但肝肾亏损未复，予以原方配杞菊地黄丸合二至丸，交替服用月余，后热退经调而愈。

案2 秦某，女，28岁，已婚，1990年10月20日初诊。患者3日前，因经行第2天淋雨受凉，即高热，畏寒，体温40℃左右，神昏谵语，口渴欲饮，月经量少，色暗，少腹疼痛拒按，舌红苔黄，脉数有力。

证属外邪内侵，热入血室。方用热入血室方。

柴胡10g　黄芩10g　法半夏10g　党参12g　炙甘草6g　生姜3片　大枣3枚　当归10g　杭芍10g　川芎5g　生地黄10g　山栀10g

每日1剂。服2剂后，排出黑色瘀块，腹痛消失，神清而愈。

案3 尚某，女，26岁，已婚，1984年8月13日初诊。产后发热25天。患者1984年7月20日第2胎足月分娩，胎盘自娩，自诉产时出血较多。产后一直低热，以午后、夜间为甚，骨蒸潮热，心烦盗汗，口干喜饮，大便干结，乳少，恶露干净6天。当地卫生院曾给予肌内注射青霉素3天无效。诊之两颧红赤，舌红少津，无苔，脉细数。为失血过多，血虚阴亏之发热。

治法：清虚热，滋阴血。处方拟用蒿芩地丹四物汤加糯稻根、五味子。

青蒿10g　黄芩10g　地骨皮10g　牡丹皮10g　当归10g　白芍10g　川芎5g　生地黄15g　白薇10g　银柴胡10g　糯稻根30g　五味子10g

5剂。

8月18日二诊：拟蒿芩地丹四物汤加生首乌20g，胡桃仁12g，3剂。

8月22日三诊：服上药2剂后发热已除，大便通畅，乳汁略增。改治法为益气养血通乳。

处方：八珍汤加炙黄芪15g，穿山甲10g，王不留行10g。5剂。

案4 吴某，女，36岁，已婚，1992年10月5日初诊。产后27天，反复畏寒发热半月。患者系第1胎，1992年9月8日因产程延长诊断为高直位而行剖宫产，产后未哺乳，一直感体虚乏力，动则汗出。就诊前半月开始出现畏寒发热，头痛鼻塞，咳嗽痰白，在我院诊断为感冒，连服速效感冒胶囊及头孢唑林钠5天，症状稍有缓解，但一直未愈。

畏寒高热，时轻时重，肢体酸楚，咳嗽痰白，伴神疲乏力，气短懒言，动则汗出。体温37.5℃，神情倦怠，语言低微，面色萎黄，舌淡苔白，脉浮无力。诊断为产后发热，为气血亏虚外感风寒，风寒束表。

治法：益气养血，疏风解表。

处方：荆芥10g　防风10g　苏叶10g　羌活10g　当归10g　白芍10g　川芎5g　党参10g　炙黄芪12g　炒白术6g

3剂。

10月8日二诊：药后畏寒症除，偶感低热，余症均减，舌脉如前。原方继进3剂。

10月11日三诊：热退咳止，尚有酸软乏力，舌淡，脉细弱。风寒表证已解，气血犹未充盛。治以益气养血扶正，防止复感。拟方四物汤合玉屏风散加党参10g。5剂。

案5　罗某，女，32岁，已婚，1998年7月30日初诊。产后15天，反复发热。1998年7月16日第1胎，足月分娩。因瘢痕体质及会阴静脉曲张而未行会阴侧切助产，产后会阴Ⅱ°撕裂，予以缝合，产后第3天出现发热，体温38.7℃，应用抗生素后体温降至正常，第6天温又升至38.3℃，伴阴部灼痛。经妇幼保健人员检查，会阴伤口有感染，予头孢唑林钠口服及P.P坐浴，用药期间时有低热，停药后热势复盛，就诊前夜，寒战高热（39.4℃），伴阴部灼痛，头痛烦躁，溲赤便结。唇红面赤，舌红苔黄腻，脉数有力。体温38.9℃，检查会阴、阴道伤口已部分裂开，周围红肿，触痛明显。

辨为产后发热，邪毒型，为产创未愈，邪毒乘虚侵入，湿热毒邪蕴结，壅滞气血。

治法：清热解毒，化瘀利湿排脓。

处方：大血藤15g　败酱草15g　黄连5g　黄芩10g　黄柏10g　连翘10g　金银花5g　紫花地丁10g　赤芍10g　牡丹皮10g　薏苡仁20g　生大黄后下，10g　车前子包煎，10g　生甘草5g

3剂。同时嘱外阴伤口清洗后用一块消毒纱布浸透上述药汁湿敷，1日2次，每次20分钟。

8月3日二诊：2剂服后转为低热（37.4℃～37.6℃），阴部疼痛顿减，大便日1行，余症均消。检阴部伤口变浅渐愈，红肿消退，仍有黄色渗出物。仍治以清热解毒，化瘀利湿排脓。处红败三黄解毒汤3剂。仍取少许药汁外治同前。

8月6日三诊：发热已退，外阴疼痛消失，但外阴伤口尚有一浅口未愈，少许渗出。继拟上方2剂，每日2次外洗湿敷。以后随访未再发热，外阴伤口愈合。

案6 赵某，女，23岁，已婚，1985年8月6日初诊。产后33天，发热3天。3天前满月，在家用艾叶水熏蒸洗浴达半小时之久，当即晕倒一次，当天即发热口渴，胸闷心烦，纳少乏力，小溲短赤，恶露已净，无腹痛，乳汁减少，在家自服复方阿司匹林2次，汗出热不解，着衣较多，头裹毛巾，汗多溲臭，精神倦怠，舌红少津，脉虚数。体温38.9℃，妇检未发现异常，血象化验正常。辨为伤暑之产后发热。暑热内侵，耗伤气阴。

治法：清暑益气，养阴和血。处方用清暑生脉饮加味。

西瓜翠衣60g　党参15g　麦冬10g　五味子25g　北沙参10g　黄连5g　黄芩10g　当归10g　白芍10g　茯苓10g　滑石包煎，10g　炙甘草3g

3剂。嘱减少衣着，居室通风。

8月9日二诊：述1剂服后热减，3剂后热退，尚余口渴，体倦乏力，他症皆除，乳汁增加，舌淡红少津，脉虚细。为暑热已退，气阴未复。治以益气养阴生津，拟生脉散合四物汤加减5剂善后。

（梁文珍．中国百年百名中医临床家·徐志华．中国中医药出版社）